DÉPÔT LÉGAL
Eure-et-Loir.
N° 16
1904

5532-94

E. CAUSTIER

BIBLIOTHÈQUE NATIONALE
R.F.

La Vie et la Santé

VUIBERT & NONY, ÉDITEURS

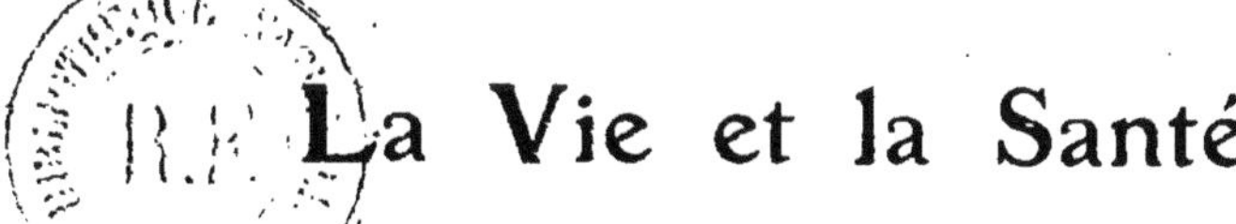

La Vie et la Santé

DU MÊME AUTEUR

A LA MÊME LIBRAIRIE

Les Entrailles de la Terre *(couronné par l'Académie française et la Société de Géographie commerciale)*. — Vol 31/21^{cm}, de 486 pages, illustré de 409 gravures. Broché. . . . **10** fr. »
Relié toile, fers spéciaux, tranches dorées. . . . . **14** fr. »
Relié dos et coins maroquin, tête dorée. . . . . **18** fr. »

L'Homme et les Animaux. — Un très beau volume 19/13^{cm}, illustré de nombreuses gravures, titre rouge et noir, broché. **2** fr. **25**
Relié toile, fers spéciaux, tranches dorées. . . . . **3** fr. »

Les Pierres et les Plantes. — Vol. 19/13^{cm}, illustré de nombreuses gravures, titre rouge et noir, broché. . . . . . . **2** fr. **50**
Relié toile, fers spéciaux, tranches dorées. . . . . **3** fr. **25**

E. CAUSTIER

BIBLIOTHÈQUE NATIONALE R.F.

La Vie et la Santé

VUIBERT & NONY, EDITEURS

LA VIE ET LA SANTÉ

L'ORGANISME HUMAIN

On sait depuis la plus haute antiquité que le corps de l'homme est une machine complexe formée d'un grand nombre de parties distinctes appelées *organes*. Ces organes, tels que l'estomac, le cœur, les poumons, le foie, peuvent être observés et étudiés à l'aide d'instruments grossiers, couteaux et ciseaux, par exemple. Ce fut d'ailleurs l'unique procédé employé par les médecins et les artistes de l'époque de la Renaissance pour disséquer le corps humain. Il est intéressant de remarquer qu'à cette époque, au nom d'un médecin ou d'un anatomiste est toujours associé le nom d'un grand artiste : tels Léonard de Vinci et Colombo, le Titien et André Vésale. Grâce à cette collaboration, on posséda des notions assez précises sur la forme et sur la situation des organes, mais jusqu'au XVIIe siècle on ne sut rien de la structure intime de ces organes. Les savants de cette époque, « les curieux de la nature » comme ils s'appelaient, s'apercevant que les meilleurs yeux du monde n'étaient pas suffisants pour distinguer la structure des organes, songèrent, afin de voir mieux et plus, à utiliser le microscope, qui venait d'être inventé. La puissance de cet appareil fit découvrir dans la structure des organes, des détails qui échappaient à l'œil nu : on vit alors, avec la plus grande netteté, que les organes étaient formés par une agglomération de petits corps de formes variées et qui se juxtaposaient comme les pierres d'un édifice. A ces petites masses de dimensions microscopiques, on a donné le nom de *cellules;* et à la matière vivante qui les constitue, le nom de *protoplasma*.

La division du travail physiologique. Organisme et société. — L'être vivant le plus simple, le Protozoaire par exemple, est formé d'une seule cellule, tandis que l'être vivant le plus compliqué, l'Homme, résulte d'une agglomération de cellules. Mais toutes ces cellules ne se ressemblent pas. Sans doute, au début, elles sont toutes semblables, mais de bonne heure chaque cellule va s'adapter à une besogne spéciale et prendre par suite une forme spéciale. La *division du travail physiologique* va donc produire la différenciation des cellules; et l'on peut dire que dans l'organisme, comme dans les industries, comme dans les sociétés humaines, cette division du travail marque un progrès, un perfectionnement. Ainsi la cellule unique du Protozoaire accomplit toutes les besognes qui doivent assurer la vie de l'animal, mais elle les accomplit grossièrement, tandis qu'à mesure qu'on s'élève dans la série animale, les cellules se spécialisent; chacune d'elles ne fait qu'une seule besogne, mais elle la fait avec plus d'habileté. On pourrait comparer le Protozoaire au modeste ouvrier de village qui fait plusieurs métiers, mais avec une inégale habileté : il nous montre tout ce que la nature peut faire avec une cellule. Au contraire, le corps de l'Homme pourrait être comparé à une usine dans laquelle chaque ouvrier, c'est-à-dire chaque cellule différenciée, chargé d'un travail spécial acquiert une habileté spéciale.

Les cellules qui accomplissent les mêmes besognes et qui ont la même forme se groupent pour former un *tissu*, et plusieurs tissus peuvent concourir à la formation d'un *organe*. Enfin plusieurs organes travaillant dans un même but peuvent aussi s'associer pour donner un *appareil*. Exemple : l'estomac, l'intestin, le foie, le pancréas, etc., sont des organes qui forment dans leur ensemble l'appareil digestif, dont le rôle est de transformer les aliments afin qu'ils puissent servir à l'entretien de l'organisme tout entier. C'est au travail d'un tel appareil qu'on a donné le nom de *fonction*.

Cette complication dans la structure de l'organisme et la

division du travail qu'on y observe ont permis de comparer l'organisme à une société dont les individus seraient les cellules, et dont les associations ou corporations seraient représentées par les tissus et les organes. Les cellules nerveuses seraient les « intellectuels » de la société ; les muscles, les travailleurs manuels ; les vaisseaux, artères et veines, en seraient les routes et les canaux par lesquels se font les échanges commerciaux ; le cœur qui régularise la circulation du sang serait la Bourse ; les nerfs et leurs nombreuses ramifications formeraient un réseau télégraphique qui mettrait en communication toutes les régions avec l'administration centrale représentée par le cerveau. On a même remarqué que « la voie ferrée est longée par le fil télégraphique comme le vaisseau sanguin par le filet nerveux ». Enfin, l'appareil excréteur (les reins et les glandes de la sueur), qui élimine l'urine et la sueur devenues inutiles et même nuisibles, représente la police qui expulse les individus nuisibles à l'ensemble. Ces analogies pourraient être poussées plus loin, mais elles sont suffisantes pour donner une idée de l'état complexe de l'organisme humain, et pour faire bien comprendre que la vie humaine dépend de l'harmonie qui existe entre toutes les parties de cet organisme.

L'organisme humain est donc comme une vaste société dans laquelle chaque citoyen, c'est-à-dire chaque cellule, travaille pour soi et pour la prospérité de l'ensemble, et c'est la collaboration pacifique de ces milliers de citoyens qui constitue la *vie* de l'organisme tout entier.

Les principales fonctions. — Les principales fonctions accomplies par les divers appareils de l'organisme humain sont de deux sortes :

1° Les fonctions de *nutrition*, qui ont pour rôle de nourrir le corps, afin de lui donner de l'énergie et de lui conserver sa forme et sa structure ;

2° Les fonctions de *relation*, destinées à mettre l'homme en rapport, en relation avec tout ce qui l'entoure.

Les différentes fonctions sont solidaires, c'est-à-dire qu'elles peuvent se prêter un mutuel secours : c'est ainsi que l'homme primitif, pour capturer la proie dont il a besoin, utilise sa vue, son odorat, son agilité, mettant de cette façon ses fonctions de relation au service de ses fonctions de nutrition.

Dès maintenant nous pouvons préciser la signification de deux mots que nous emploierons souvent dans cet ouvrage : *anatomie* et *physiologie*.

L'*anatomie* est l'étude de la structure des organes.

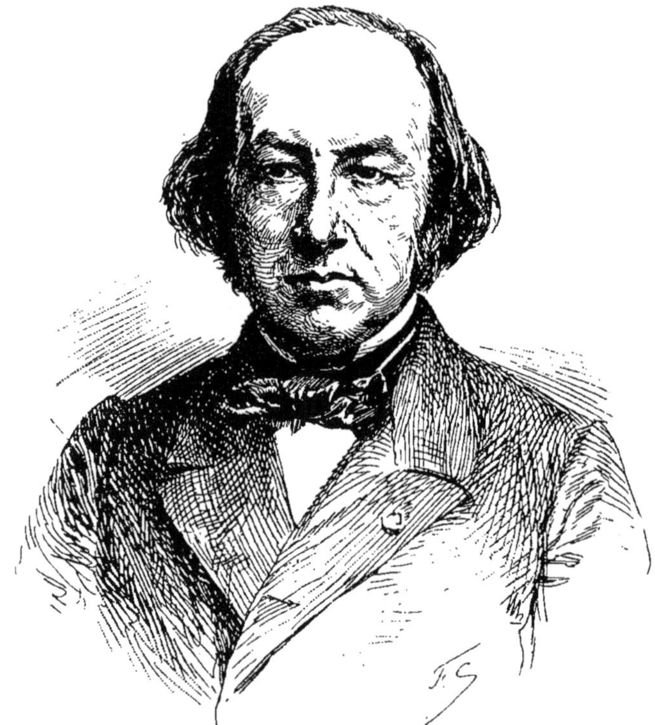

FIG. 1. — Claude Bernard, physiologiste français (1813-1878).

La *physiologie* est l'étude des fonctions de ces organes.

Ainsi, quand nous décrirons la situation, la forme et la structure de l'estomac, nous ferons de l'anatomie ; quand nous dirons à quoi sert cet organe, quels sont les aliments qu'il digère et comment il les digère, nous ferons de la physiologie.

Pour connaître la physiologie d'un organe, il faut : 1° l'*observer* pendant qu'il agit, pendant qu'il fonctionne ; 2° *expé-*

rimenter sur lui, c'est-à-dire le supprimer ou le modifier et, constater ensuite les troubles qui surviennent dans l'organisme. C'est cette méthode de l'*observation* contrôlée par l'*expérimentation* qui, sous l'heureuse impulsion de l'illustre savant Claude Bernard (*fig.* 1), a fait faire à la physiologie des progrès considérables dans la dernière moitié du XIXe siècle. Le nom de ce savant reviendra souvent dans ce livre, car Claude Bernard est le créateur de la physiologie moderne, à tel point qu'on a pu dire : « Claude Bernard n'est pas un physiologiste, c'est la physiologie même. »

Les régions du corps. — Le corps de l'homme présente trois régions bien distinctes : la *tête*, le *tronc* et les *membres*.

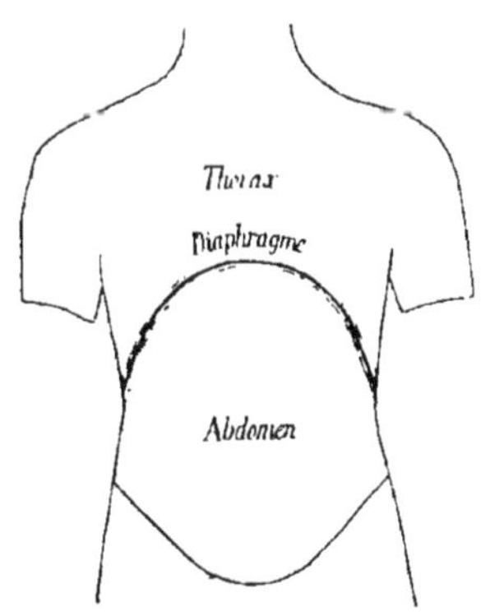

Fig. 2. — Le tronc : thorax et abdomen.

La **tête** comprend le *crâne*, qui contient le cerveau, et la *face* qui porte les principaux organes des sens (yeux, oreilles, nez, bouche).

Le **tronc** (*fig.* 2) est creusé d'une cavité qui renferme les principaux viscères. Cette cavité est partagée en deux parties par une cloison musculaire appelée *diaphragme*: au-dessus de cette cloison se trouve la *poitrine* ou *thorax*, qui contient le cœur et les poumons ; au-dessous, c'est le *ventre* ou *abdomen*, qui renferme l'estomac, l'intestin, le foie, les foie, les reins, etc.

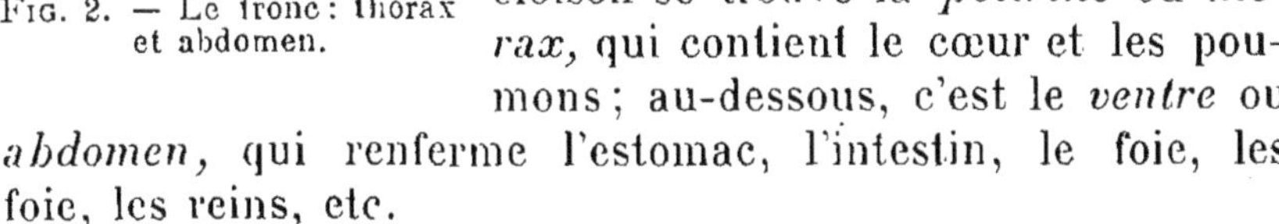

Les **membres** sont au nombre de deux paires : les membres *supérieurs* ou *thoraciques*, qui se rattachent au tronc par l'épaule ; les membres *inférieurs* ou *abdominaux*, qui se relient à l'abdomen par le bassin.

PREMIÈRE PARTIE

LES FONCTIONS DE NUTRITION

Les fonctions de nutrition sont indispensables à l'entretien de la vie. Elles comprennent : la *digestion,* la *circulation,* la *respiration* et l'*excrétion*.

CHAPITRE PREMIER

LA DIGESTION

La digestion est la transformation des *aliments* en matières liquides qui pourront ensuite passer dans le sang et servir à la nourriture des organes en s'incorporant à la matière vivante. C'est l'*appareil digestif* qui opère cette transformation. Nous allons donc étudier successivement : les *aliments,* les transformations qu'ils subissent dans l'*appareil digestif,* les *sources principales* de ces aliments, et enfin les précautions à prendre pour assurer le bon fonctionnement de l'appareil digestif, c'est-à-dire l'*hygiène de l'alimentation*.

I. — Les aliments.

Nécessité de l'alimentation. — Plaçons un animal sur le plateau d'une balance, et faisons la tare, c'est-à-dire établissons l'équilibre. Au bout d'un instant l'équilibre est rompu, le plateau qui porte l'animal se soulève : l'animal a donc perdu de son poids. Il faut alors conclure qu'à chaque instant de leur vie, les animaux et l'homme lui-même perdent quelque chose de leur substance. Leur organisme subit une usure, une perte de poids incessante, due à l'élimination d'eau et de gaz carbonique par la transpiration et la respiration ; et c'est pour réparer ces pertes que l'homme est dans la nécessité de prendre des aliments.

Ce besoin se manifeste par les sensations bien connues de la *faim* et de la *soif*.

La faim et la soif. — La faim et la soif sont des besoins qui, chez l'homme et la plupart des animaux, apparaissent à des intervalles réguliers. Elle sont comme une sorte de signal d'alarme avertissant l'organisme de son appauvrissement. Certains animaux, comme les Lapins et les Cobayes, dont l'usure est rapide et les aliments peu nutritifs, mangent continuellement, et leur estomac est toujours plein d'aliments.

La faim. — A son début, la faim procure une sensation qui n'est pas désagréable : c'est l'*appétit*. Mais si elle se continue, elle devient douloureuse. Elle est due à ce que le sang ne contient plus suffisamment de matières nutritives. Il est difficile de dire où l'on a faim ; pourtant cette sensation, bien que vague, semble située dans l'estomac : ce qui explique pourquoi on peut la calmer en introduisant dans l'estomac des matières inertes, comme la terre glaise par exemple. Certains poisons, comme le tabac et l'opium, peuvent aussi faire disparaître la sensation de faim. De même, certaines maladies produisent le même effet : par exemple, l'appétit fait défaut dans la fièvre. Au contraire, d'autres maladies, le diabète, par exemple, produisent un effet inverse : l'appétit est exagéré et la faim permanente ; c'est ce qu'on appelle la *boulimie,* et dans ce cas, à peine le malade a-t-il fini son repas, qu'il éprouve le besoin de recommencer.

Un caractère de la faim est d'être périodique : l'heure du repas arrivée, vous avez faim ; mais si le repas est retardé d'une heure ou plus, la faim s'atténue et l'on se met à table sans grand appétit. La faim est donc une sorte d'habitude en même temps qu'un besoin. La preuve est qu'en voyageant dans des pays d'usages différents on s'accoutume à avoir faim à des heures différentes, et même à avoir faim plus ou moins souvent qu'auparavant.

Il existe d'ailleurs des exemples plus probants qui viennent appuyer cette observation commune. On cite le cas d'un soldat qui, pendant la campagne de 1870, dut rester deux jours pleins sans manger. Pendant ce temps, il eut évidemment faim; mais au moment où il put se procurer des vivres, sa faim avait disparu : il n'éprouvait plus que de la fatigue, et il mangea d'un médiocre appétit.

Autre observation : Un Chien qu'on a fait jeûner pendant trente jours est mis en présence d'une appétissante soupe, et au lieu de se jeter dessus avec avidité, il mange sans précipitation et modérément.

Enfin, nous devons citer l'histoire classique d'Antonio Viterbi, ce magistrat qui, compromis dans une affaire de vendetta, fut condamné à mort en 1821 par la Cour de Bastia. Pour s'épargner l'échafaud, il résolut de se laisser mourir de faim, et au cours de sa longue agonie il prit des notes qui ont été conservées et dans lesquelles il inscrivit ses sensations. Voici quelques-unes de ces notes : « Le 2 décembre, dernier repas avec appétit. Le 3, aucune nourriture; je ne souffre pas de cette privation... Le 5, je ne sens aucun malaise : l'estomac et les intestins sont dans un repos parfait; la tête est libre, mon imagination active et ardente, ma vue extrêmement claire. Nulle envie de boire ou de manger. Pourtant la soif se fait sentir le 6, le 7 et le 8... Le 10, je ne me sens aucun désir de manger. Le 11, mes forces décroissent : soif horrible, nul désir de manger. Le 18, j'arrive au terme de mon existence... La faim ne me tourmente plus; la soif a entièrement cessé... La lampe va s'éteindre faute d'huile. » La mort, en effet, arriva deux jours plus tard : il était resté dix-sept jours sans manger et sans boire.

Ces faits montrent que l'intensité de la faim n'est pas toujours en rapport avec le besoin d'aliments de l'organisme.

La soif. — La soif est caractérisée par la sécheresse de la bouche et de la gorge et par l'absence de salive ; mais, en réalité, elle est due à ce que les organes et surtout le sang ont perdu de l'eau. La preuve en est dans ce fait que la sensation de soif est intense si l'organisme perd de l'eau par une hémorragie importante ou par une simple diarrhée ; par contre, la soif est apaisée si l'on rend à l'organisme l'eau qu'il a perdue. C'est pour cette raison que les boissons les plus rafraîchissantes sont celles qui, comme le thé et les boissons gazeuses, passent rapidement dans le sang. On a même réussi, après avoir fait courir des Chiens jusqu'à production d'une soif ardente, à faire disparaître cette sensation chez ces animaux en leur injectant de l'eau dans les veines. Au contraire, le simple passage d'une boisson dans la bouche ne suffit pas à calmer la soif : on l'a montré en expérimentant d'une façon cruelle, sur un animal dont on coupe en travers l'œsophage, tube qui conduit de la bouche à l'estomac ; l'animal, véritable tonneau des Danaïdes, boit alors indéfiniment sans se désaltérer.

La soif exagérée est une souffrance plus grande que celle de la faim, car elle énerve et finit par obséder et affoler.

La résistance au jeûne. — L'organisme ne peut résister longtemps à la privation complète d'aliments, c'est-à-dire à l'*inanition*. Car non seulement les aliments lui sont nécessaires pour réparer les pertes qu'il a subies, mais ils sont pour la machine humaine ce que le charbon est pour la machine à vapeur : ils lui donnent l'énergie dont elle a besoin pour produire du travail. Aussi les hommes et les animaux qui ont une grande activité ne peuvent-ils résister longtemps au jeûne. On cite pourtant des jeûneurs célèbres qui se sont privés d'aliments (sauf d'eau) pendant quarante et même cinquante jours. Au contraire, les animaux, comme la Marmotte et le Hérisson, qui s'endorment à l'approche de l'hiver pour ne se réveiller qu'au printemps, peuvent rester tout ce temps sans prendre de nourriture. C'est que leur vie est très ralentie : leur corps est soumis à un repos complet et leurs mouvements respiratoires sont à peine appréciables ; par suite ils usent peu, et la faible quantité de graisse mise en réserve dans leurs organes pendant la belle saison suffit à entretenir la vie pendant ces longs mois d'hiver. C'est ainsi que l'on doit expliquer la longue durée du jeûne chez certains malades nerveux et aussi chez les fakirs indiens qui demeurent ensevelis pendant plusieurs mois sans prendre de nourriture.

Il semble que d'ordinaire la mort soit plus lente chez le jeûneur volontaire que chez le jeûneur involontaire, comme le naufragé ou le mineur enseveli. C'est que le jeûneur volontaire et le malade n'ont pas faim : ils meurent d'inanition ; tandis que le jeûneur malgré lui est tourmenté cruellement par la faim : il meurt de faim. La faim tue avant l'inanition.

Les animaux à sang froid présentent une résistance au jeûne plus considérable : ils peuvent vivre plusieurs mois et même plusieurs années sans manger. Le physiologiste français Claude Bernard a montré que des Crapauds peuvent vivre pendant deux ou trois années enfermés dans un bloc de plâtre et privés par conséquent de tout aliment.

Le premier effet du jeûne est l'amaigrissement : c'est d'abord la graisse qui disparaît complètement, puis le foie et la rate, qui perdent 50 pour 100 de leur poids, puis les muscles. Le cœur et le système nerveux ne perdent pour ainsi dire rien, et c'est pour cela que la vie se maintient ; mais dès qu'ils participent à la déchéance, l'animal meurt. On remarque que les Mammifères succombent lorsqu'ils ont perdu environ 40 pour 100 de leur poids.

Les aliments. — Les aliments sont des matériaux destinés à réparer les pertes subies par notre organisme. Le plus utile parmi eux serait évidemment celui dont la composition se rapprocherait le plus de celle de nos organes. Un aliment parfait serait celui qui contiendrait tous les éléments qui entrent dans la composition du corps, tels que l'eau, les sels minéraux (carbonates, phosphates, sulfates, chlorures de sodium, de potassium, de magnésium, de calcium, etc.), les sucres, les graisses, les corps albuminoïdes, et bien d'autres encore. En réalité, cet aliment parfait n'existe pas, et c'est par le mélange des divers aliments, tels qu'ils se trouvent dans la nature, par une *ali-*

mentation mixte, que l'on peut fournir à tous les organes les éléments réparateurs dont ils ont besoin.

Les principaux aliments peuvent être rangés en trois groupes :

1° **Les aliments minéraux,** dont les plus importants sont : l'eau, le sel ordinaire ou chlorure de sodium, les sels calcaires et le fer.

L'*eau* doit être placée en première ligne, car elle entre pour les 2/3 dans la composition de l'organisme. Elle est de toute nécessité pour la formation des liquides organiques.

Le *sel* ou *chlorure de sodium* est indispensable à la nutrition des organes et au bon fonctionnement de l'estomac. On ne saurait s'en priver sans causer des troubles graves. D'autre part, on sait que les éleveurs placent dans les étables des blocs de sel que les animaux viennent lécher avec avidité. Il semble que le sel excite leur appétit, en même temps qu'il leur donne plus de vigueur et un certain embonpoint. On cite aussi le cas d'un Chimpanzé du Jardin zoologique de Londres qui, privé de sel par l'ignorance de son gardien, se mit à boire son urine qui contenait du sel ; mais dès qu'un bloc de sel fut placé dans sa cage, l'animal reprit des allures plus correctes, et il tenait tant à son bloc de sel qu'il dormait en le serrant dans ses bras.

Les *sels calcaires* (phosphate et carbonate de calcium) sont nécessaires surtout à l'enfant au moment de la formation des os.

Le *fer* est un élément qui entre dans la composition du sang.

2° **Les aliments hydrocarbonés :** FÉCULENTS, SUCRES ET GRAISSES. — Ces aliments sont essentiellement formés d'hydrogène, d'oxygène et de carbone. Les plus importants sont les *féculents* et les *sucres,* qui ont surtout une origine végétale, et les *graisses,* qui sont fournies par les animaux et les végétaux.

Les *féculents* ont la composition chimique de l'amidon ou de la fécule qu'on trouve en abondance dans le Blé ou la Pomme de terre.

Les *sucres* comprennent : le sucre ordinaire ou *saccharose* qu'on extrait de la Betterave ou de la Canne à sucre et le sucre du raisin et des fruits ou *glucose.*

Les *graisses* résultent du mélange de plusieurs substances telles que la stéarine, la margarine et l'oléine, lesquelles sont des combinaisons d'un *acide gras* (acide stéarique, margarique, oléique) avec la *glycérine.* Les différents corps gras (*graisse, beurre, huile*) existent chez les animaux et les végétaux.

3° **Les aliments albuminoïdes ou azotés.** — Ces aliments, dont le type est le blanc d'œuf ou *albumine,* contiennent comme éléments essentiels : du carbone, de l'hydrogène, de l'oxygène et de l'azote ; et comme éléments accessoires : du soufre, du phosphore et de la lécithine. Parmi ceux qui sont d'origine animale, citons avec l'albumine de l'œuf, la *caséine* du fromage, la *myosine* de la viande, la *gélatine* des os et des cartilages. Parmi ceux d'origine végétale, se placent le *gluten* de la farine de Blé, la *légumine* des Haricots et des Pois.

Nous parlerons plus loin, à propos de l'hygiène de l'alimentation, de tout un groupe d'aliments qu'on désigne ordinairement sous le nom de *boissons,* et qui agissent surtout comme des excitants, des stimulants du système nerveux. Pendant longtemps on a désigné ces aliments sous le nom d'*aliments d'épargne,* parce qu'on croyait que par leur simple présence ils favorisaient la transformation de la chaleur en force, qu'ils donnaient par suite plus d'énergie à l'organisme. En réalité, ils sont plutôt la cause d'affaiblissement des forces physiques et des facultés intellectuelles, et par leur action ils mériteraient mieux le nom d'*aliments de gaspillage* qu'on est en droit de leur accorder.

L'alimentation doit être mixte. — Aucun des aliments simples que nous venons d'énumérer, pris seul, ne peut entretenir la vie. On ne saurait supporter longtemps un régime exclusif de féculents, de graisses ou d'albuminoïdes. Un Chien, par exemple, nourri exclusivement avec de la viande, succombe au bout de trois mois ; mis au régime exclusif de féculents ou de graisses, il meurt au bout d'un mois. *L'alimentation mixte est donc nécessaire.*

D'ailleurs les aliments ordinaires résultent toujours du mélange d'aliments simples. Ainsi le pain est composé de gluten (matière albuminoïde), d'amidon (matière féculente) et de phosphate et carbonate de calcium (matières minérales). On peut séparer l'amidon du gluten en pétrissant de la farine sous un filet d'eau (*fig.* 3) : l'amidon est dissous et entraîné par l'eau dans le vase placé au-dessous, et il reste entre les doigts une matière grise : c'est le gluten, qui est une sorte de viande végétale.

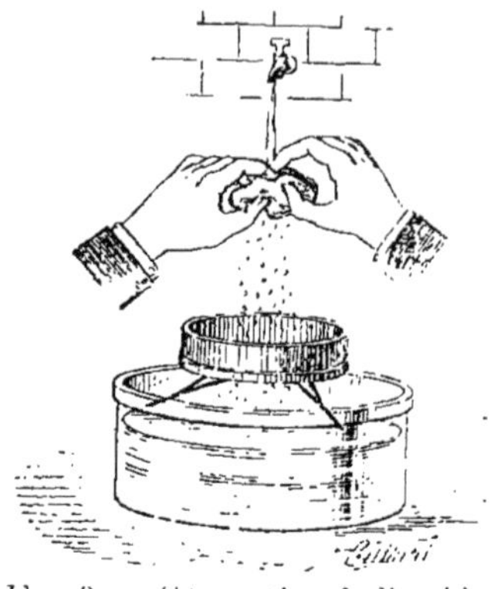

FIG. 3. — Séparation de l'amidon et du gluten de la farine.

Certains aliments ont été appelés *complets*, parce qu'ils contiennent divers aliments simples dans une heureuse proportion. Mais au sens rigoureux, on peut dire qu'il n'y a pas d'aliments complets, sauf le lait, qui contient à la fois de la caséine (albuminoïde), du sucre, de la crème (graisse), des sels et de l'eau. Aussi bien le lait est, pour les jeunes enfants, un aliment complet ; de même l'œuf, pour le petit Oiseau qui se développe à l'intérieur de la coquille. L'œuf, en effet, est composé du jaune (graisse et lécithine) et du blanc (albuminoïde). Voici d'ailleurs un tableau qui donne, en nombres ronds, la composition pour 100 de quelques aliments :

	LAIT	ŒUFS	VIANDE	PAIN
Eau.	87	71	77	40
Albuminoïdes.	4	16	20	8
Graisses.	4	12	2	1
Sucres ou féculents. . . .	4	traces	traces	50
Sels.	1	1	1	1

On voit par ce tableau que le pain contient peu de graisses, que la viande et les œufs ne contiennent pas assez de sucres ou de féculents. Pour que la nutrition se fasse dans de bonnes conditions, il est donc nécessaire d'associer les aliments : pain et viande, pain et œufs, lait et châtaignes, etc.

Il existe cependant des animaux qui sont exclusivement herbivores ou exclusivement carnivores. Chez les hommes, on rencontre aussi des *végétariens* et des *carnivores*. Mais on ne peut se soumettre à ces régimes extrêmes sans s'exposer à de graves inconvénients.

Régime carnivore et régime végétarien. — Déjà les disciples de Pythagore réprouvaient le régime carnivore, tout comme aujourd'hui les végétariens modernes. Le meilleur argument contre une alimentation trop carnivore est qu'elle contribue à développer de nombreux maux dont les plus communs sont l'arthritisme, la goutte, le rhumatisme, la migraine et bien d'autres maux. Elle a encore d'autres inconvénients : elle constipe ou produit des inflammations du tube digestif, et de plus elle diminue la force musculaire.

Les arguments en faveur du régime végétarien sont nombreux. En voici un d'ordre sentimental : beaucoup de végétariens excluent la chair de leur alimentation par horreur du sang ; parce qu'il leur répugne de provoquer la souffrance et la mort des bêtes. On sait d'ailleurs que dans l'Inde les classes supérieures ne mangent jamais de viande, sous peine de déchéance.

D'autres faits sont plus probants : c'est d'abord qu'il existe des millions d'êtres humains, même en France, ne vivant que de ce régime, ou tout au moins ne mangeant de la viande que rarement. D'autre part, les végétariens n'interdisent que la viande : le lait, le beurre, le fromage, les œufs, quoique d'origine animale, font partie de leurs menus. Or, s'il est certain que la viande est riche en azote, utile à la réparation des organes et surtout des muscles, il est non moins certain que le fromage en contient davantage, et que certains légumes comme les lentilles et les pois sont aussi très azotés. En somme, il est possible d'obtenir l'azote à meilleur compte qu'avec la viande, en usant d'aliments végétaux ou d'aliments animaux autres que la viande.

Enfin, il est démontré que les aliments hydrocarbonés (sucres et féculents) permettent à l'homme et aux animaux de fournir un travail musculaire considérable ; car si la viande fournit à la machine l'azote dont elle a besoin pour réparer ses organes, les aliments hydrocarbonés, eux, sont les combustibles avec lesquels la machine produira le travail. On cite des ouvriers américains qui sont végétariens et qui, dans les chantiers, se font remarquer par leur bonne santé, la quantité de travail qu'ils fournissent et leurs qualités morales. Nous pourrions encore citer pour corroborer ce fait, les records du club athlétique végétarien d'Angleterre.

Un dernier fait qui a son importance, surtout à notre époque et dans notre pays où l'alcoolisme fait tant de victimes, c'est le dégoût du végétarien pour l'alcool. On a même été jusqu'à dire, ce qui nous semble exagéré, que développer le végétarisme, c'était combattre l'alcoolisme. Ce qui est certain, c'est que la suppression de la viande et de l'alcool dans l'alimentation des jeunes enfants ne donne que d'excellents résultats.

Les végétariens satisfont à ce principe de morale et d'hygiène : « Il faut manger pour vivre et non vivre pour manger. » N'empêche pourtant qu'ils établissent parfois des menus fort acceptables, même pour des gourmets. Voici d'ailleurs, à titre de curiosité, le menu du déjeuner offert par le Congrès des végétariens lors de l'Exposition universelle de 1900 : radis et beurre, petits pois à la française, œufs brouillés aux champignons, asperges en branches, salade de laitue, soufflé de céravène (farine d'avoine), fraises à la crème, fruits variés, café de malt.

Quoi qu'il en soit, il y aurait inconvénient à s'en tenir à une seule catégorie d'aliments, surtout si ces aliments étaient pris dans le règne végétal. Les matières albuminoïdes végétales sont, en effet, plus difficiles à digérer que les albumines d'origine animale ; de plus elles fournissent un déchet plus considérable et ont l'inconvénient de développer l'abdomen.

La ration alimentaire : d'entretien, d'accroissement, de travail. Suralimentation. — La quantité d'aliments que nous devons consommer en une journée pour compenser les pertes subies par l'organisme a reçu le nom de *ration d'entretien*. Or, en 24 heures, un homme adulte perd environ :

310	grammes	de carbone ;
20	—	d'azote ;
30	—	de sels ;
2 000	—	d'eau.

On estime donc que la ration d'entretien de l'homme, en laissant de côté l'eau, devra être de :

1 000	grammes	de pain ;
300	—	de viande ;
150	—	de légumes.

Mais chez l'enfant qui grandit les aliments doivent jouer un double rôle : ils doivent réparer les pertes et de plus servir à l'accroissement du corps. Aussi l'enfant a besoin de manger sans cesse et la *ration d'accroissement* doit être un peu plus forte que la ration d'entretien.

D'autre part, si l'organisme travaille, les pertes sont plus grandes et la ration d'entretien devient insuffisante. Il est certain qu'un ouvrier qui travaille mange davantage que lorsqu'il est au repos. Les athlètes anciens avaient des appétits féroces et mangeaient avec une gloutonnerie contre laquelle d'ailleurs s'élevaient les médecins de l'antiquité. La dépense de travail explique ces appétits démesurés.

La *ration de travail* ou *ration de campagne* utilisée dans l'armée française est fixée ainsi :

1 000	grammes	de pain ;
300	—	de viande ;
100	—	de légumes frais ;
30	—	de légumes secs.

Lorsque la ration tombe au-dessous de ces chiffres, la faim se fait sentir, et l'amaigrissement survient.

C'est alors que l'organisme affaibli, débilité, se laisse facilement envahir par toutes les maladies. Aussi, dans les cas d'épidémie, ce sont surtout les populations pauvres qui sont frappées les premières et qui présentent la plus grande mortalité.

Au contraire, si l'on augmente la ration dans de fortes proportions à l'aide d'aliments qui sont facilement digérés, on donne plus de vigueur à l'organisme, on augmente sa résistance aux maladies : c'est ce qu'on appelle faire de la *suralimentation*.

Le régime alimentaire des individus, des familles et des collectivités. — Depuis une trentaine d'années, les chimistes et les physiologistes se sont préoccupés de déterminer d'une façon scientifique quel devait être le régime alimentaire de l'homme au double point de vue hygiénique et économique. Dans presque tous les pays, notamment en Angleterre, en Allemagne, et principalement aux États-Unis, ce problème, dont l'importance sociale est évidente, a été mis à l'étude. Depuis plus de 25 ans, le savant américain Atwater, qui dirige les services de l'alimentation au Ministère de l'agriculture de Washington, fait des recherches expérimentales pour fixer le régime alimentaire le meilleur et le plus économique pour les citoyens des différentes classes, considérés isolément, ou par familles, ou par collectivités, telles que collèges, hospices, asiles d'aliénés, prisons, etc.

Voici sur quelles bases le biologiste américain a établi ses recherches :

1° L'alimentation consiste dans les matériaux qui, introduits dans le corps, constituent et réparent les tissus ou engendrent l'énergie ;

2° L'aliment le plus *favorable*, c'est-à-dire le plus sain, est celui qui est le mieux approprié aux exigences de l'organisme ;

3° L'aliment le plus *économique*, le meilleur marché, est celui qui fournit à l'organisme, avec la moindre dépense, la somme la plus élevée de principes nutritifs ;

4° L'aliment préférable à tous est celui qui est à la fois le plus *nutritif* et le moins *coûteux*.

Les recherches d'Atwater ont porté sur plus de 4 000 denrées alimentaires d'origine animale et végétale et sur 4 300 individus, hommes, femmes et enfants, d'âge, de profession et d'état social divers. Les résultats obtenus ont été contrôlés par divers observateurs et sont adoptés par les savants et les économistes qui font autorité dans les questions d'alimentation publique. Un des cas que nous voulons retenir est celui d'une famille d'ouvriers américains composée du père, de la mère et d'un certain nombre d'enfants d'âges et de sexes différents. Prenant comme *unité* la quantité d'aliments nécessaire à l'entretien d'un homme adulte, de poids moyen, se livrant à un travail modéré, on en déduit les rapports suivants pour les principaux cas qui se présentent :

	QUANTITÉ D'ALIMENTS
Homme au travail modéré.	1
— au travail intense.	1,2
— au travail très modéré.	0,9
Garçons de 15 à 16 ans.	0,9
Homme au repos, sédentaire.	0,8
Femme au travail modéré.	0,8
Garçons de 13 à 14 ans.	0,8
Fillettes de 15 à 16 ans.	0,8
Garçons de 12 ans.	0,7
Fillettes de 13 à 14 ans.	0,7
Enfants de 6 à 9 ans.	0,5

Les expériences faites dans les asiles d'aliénés de New-York sur 1 726 hommes et 2 110 femmes ont abouti à améliorer le régime alimentaire tout en faisant réaliser une économie de 20 pour 100.

On comprend facilement l'intérêt de ces chiffres pour les classes laborieuses et pour les grands établissements d'assistance, et il est regrettable qu'ils ne soient connus en France que d'un petit nombre de médecins, de physiologistes et d'administrateurs.

Matières de réserves. — Sous l'influence de la suralimentation, il se forme, dans certains organes, des matières qui ne sont pas immédiatement employées, qui seront mises de côté pour être utilisées plus tard selon les besoins de l'organisme : ce sont les *matières de réserve*.

Dans l'intervalle plus ou moins long qui sépare deux repas, l'Homme, au repos ou au travail, vit aux dépens de ces réserves. Il consomme la graisse de ses tissus, le suc fabriqué par le foie ou la chair de ses muscles.

Parmi les substances mises en réserve, la *graisse* est la

plus importante. Elle peut s'accumuler sous la peau ou autour des principaux viscères. C'est bien une réserve alimentaire, car au cours d'une maladie, par exemple, le corps s'amaigrit, parce que cette graisse est reprise par l'organisme dès que l'alimentation devient insuffisante. Un exemple du rôle de la graisse nous est aussi donné par les animaux *hibernants* (Marmotte, Hérisson), c'est-à-dire par les animaux qui passent l'hiver dans une sorte de sommeil léthargique : la graisse qu'ils ont accumulée dans leurs organes pendant la belle saison, sert à les nourrir pendant l'hiver ; aussi à leur réveil, au printemps suivant, ils sont amaigris.

Un autre exemple bien curieux est celui d'une espèce de Maki, le Chirogale, qui vit à Madagascar et qui pendant la saison sèche risquerait de mourir de faim s'il ne s'endormait comme les Loirs et les Marmottes ; pendant ce temps, cet animal, qui est un peu plus gros qu'un Rat, se nourrit aux dépens d'une provision de graisse accumulée dans sa queue, qui est grosse comme un saucisson. Au réveil de la bête, la queue a repris ses dimensions ordinaires.

Enfin, la bosse du Chameau est due à un amas de graisse qui sert de réserve à l'animal lorsqu'il est soumis au jeûne ; c'est alors que cette bosse diminue et devient flasque, tandis qu'une alimentation abondante lui fait reprendre ses dimensions ordinaires.

La graisse provient surtout de la transformation des aliments hydrocarbonés, et en particulier des féculents. Ainsi on engraisse rapidement les animaux herbivores en les soumettant à un régime féculent. Une Oie maigre, par exemple, mise au régime de la farine de maïs, augmente de $2^{kgr},500$ en cinq semaines. De même, dans la suralimentation, les purées de haricots, de pois ou de lentilles, contribuent au développement rapide de la graisse ; aussi l'homme soumis à ce régime, surtout s'il ne travaille pas suffisamment, devient vite obèse.

II. — Appareil digestif.

L'appareil digestif, formé par un ensemble d'organes dont le rôle est de digérer les aliments, comprend deux parties :

1° Le *tube digestif* (*fig. 4*), sorte de canal commençant par la *bouche* et se continuant par le *pharynx*, l'*œsophage*, l'*estomac*, l'*intestin* et se terminant par l'*anus* ;

2° Les *glandes annexes*, produisant les sucs digestifs nécessaires à la digestion ; ce sont les *glandes salivaires*, le *pancréas* et le *foie*.

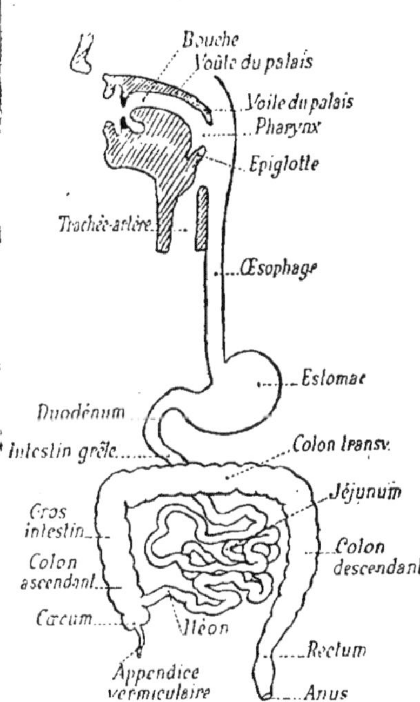

FIG. 4. — Tube digestif.

1° Le tube digestif. — Le tube digestif est recouvert intérieurement d'une membrane appelée *muqueuse*, qui continue l'épiderme de la peau et fournit un liquide visqueux destiné à faciliter la marche des aliments dans le tube digestif.

Nous allons étudier successivement les différentes parties du tube digestif et suivre les aliments dans leur parcours à travers ces parties.

Bouche. — La bouche est une cavité limitée en avant par les lèvres et les dents, sur les côtés par les joues, en haut par la voûte du palais, en bas par la langue, en arrière par le voile du palais qui se prolonge par la luette.

A l'intérieur de la bouche se trouvent les deux *mâchoires* ou *maxillaires*, qui portent les *dents*. La mâchoire supérieure, soudée aux os de la tête, est immobile ; la mâchoire inférieure, au contraire, est articulée avec le crâne et peut alors s'élever, s'abaisser et se déplacer latéralement. Ces mouvements s'accomplissent à l'aide de muscles appelés *muscles masticateurs* et dont les plus importants sont le *masséter* et le *temporal* (*fig.* 5) qui relèvent la mâchoire et le *digastrique* qui l'abaisse.

La muqueuse qui recouvre les mâchoires a reçu le nom de *gencive*.

Dents et mastication. — Les *dents* sont des organes très durs implantés sur le bord des mâchoires, dans des cavités

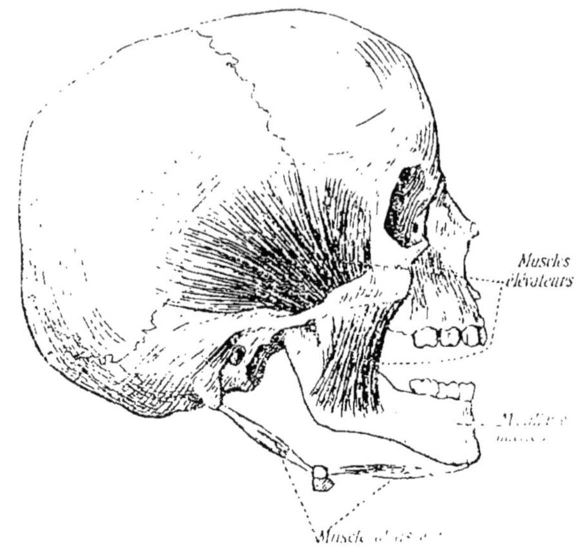

FIG. 5. — Muscles masticateurs : élévateurs et abaisseurs.

appelées *alvéoles*. Une dent (*fig.* 6) présente : une partie visible, la *couronne* ; une partie enfoncée dans l'alvéole, la *racine* ; et entre les deux, une partie rétrécie, le *collet*.

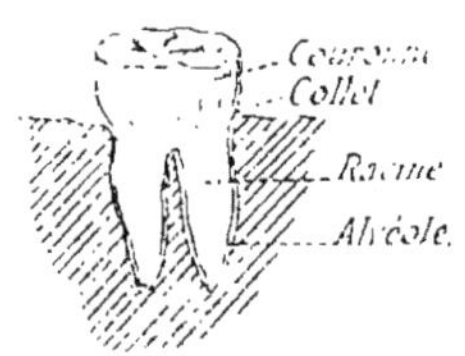

FIG. 6. — Extérieur d'une dent molaire.

L'homme adulte a 32 dents, 16 à chaque mâchoire. Ces dents n'ont pas toutes la même forme (*fig.* 7) ; elles sont de trois sortes :

Les *incisives*, à couronne plate et tranchante, et qui sont placées en avant ; il y en a 4 à chaque mâchoire ;

Les *canines*, coniques et pointues, qui sont situées de chaque côté des incisives ; il y en a 2 à chaque mâchoire ;

Les *molaires*, situées en arrière et dont la couronne aplatie est hérissée de petites bosses : il y en a 10 à chaque mâchoire ; les deux molaires les plus proches des canines sont plus petites, ce sont les *prémolaires* ; les trois autres sont plus grosses, ce sont les *grosses molaires* dont la dernière, au fond, est souvent appelée la *dent de sagesse*.

En somme, les incisives servent à *couper*, les canines à *déchirer*, et les molaires à *écraser* les aliments.

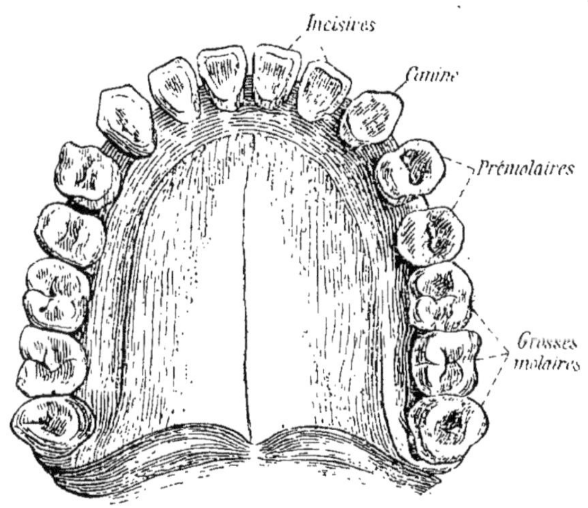

Fig. 7. — Mâchoire supérieure vue en dessous.

Chez l'enfant la dentition n'est pas la même. Au moment de la naissance, l'enfant n'a pas de dents. Pourtant, il paraît que Louis XIV et Mirabeau sont venus au monde avec leurs incisives déjà développées. Ordinairement les incisives apparaissent vers le sixième mois, puis viennent les molaires, et enfin les canines seulement vers la troisième année. Les dents sont alors au nombre de 20, 10 à chaque mâchoire : 4 incisives, 2 canines et 4 molaires. Ces dents, encore appelées *dents de lait*, persistent jusque vers l'âge de 7 ans, puis elles tombent en suivant l'ordre de leur apparition et sont remplacées par les dents définitives. Les quatre dernières molaires ou dents de sagesse peuvent n'apparaître que fort tard, vers 25 ou 30 ans ; elles peuvent même manquer complètement, surtout dans les races civilisées, dont l'art culinaire a diminué considérablement le travail des dents, de sorte que ces dernières semblent avoir une tendance à s'atrophier.

Une dent coupée en long (*fig*. 8) montre qu'elle est formée de quatre parties :

a) *L'émail*, qui recouvre complètement la couronne et qui est une substance dure, blanche et brillante ; il est formé de sels calcaires, de sorte qu'il serait facilement attaquable par les acides de nos aliments s'il n'était protégé par un mince revêtement appelé *cuticule* qui résiste aux acides et aux nombreux microbes de la bouche ; mais, dès que la cuticule disparaît en un certain point, les microbes accomplissent leur œuvre de destruction, rongent l'émail et l'ivoire qui est au-dessous, et causent ce qu'on appelle la *carie* dentaire (*fig*. 9) ; cette carie peut mettre à découvert les nerfs de la dent et causer par suite des douleurs très vives (maux de dents) ; aussi lorsque le nerf est atteint par le mal, faut-il l'enlever ou le détruire par des cautérisations. Une grande propreté de la bouche s'impose donc si l'on veut éviter ces accidents ;

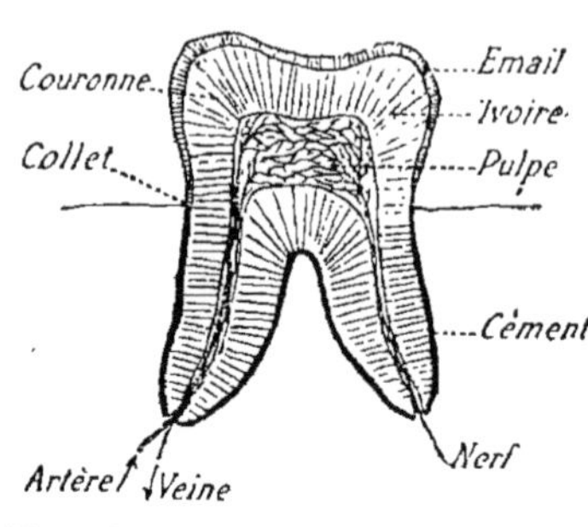

Fig. 8. — Coupe longitudinale d'une dent.

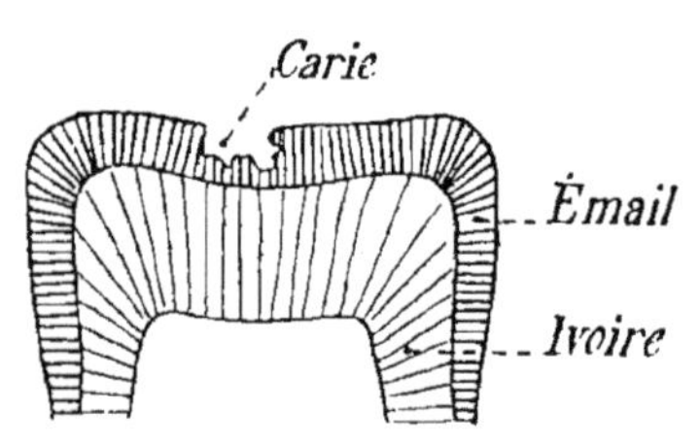

Fig. 9. — Coupe d'une dent cariée dont l'émail est entamé.

b) *L'ivoire*, qui est la partie fondamentale de la dent et qui a la composition de l'os ;

c) Le *cément* qui enveloppe la racine et a une couleur jaunâtre ;

d) La *pulpe dentaire*, qui est une substance molle remplissant la cavité creusée dans l'ivoire et où viennent se ramifier les vaisseaux et les nerfs qui donnent la sensibilité à la dent et qui ont pénétré par l'extrémité des racines.

Les aliments introduits dans la bouche doivent être bien écrasés, de façon à former une sorte de bouillie qui se laissera facilement imprégner par la salive et les autres sucs digestifs. Alors la digestion se fera vite et bien. Au contraire de nombreux troubles (*dyspepsie*) se produiront chez les personnes mâchant incomplètement leurs aliments. Il importe donc de ne pas avaler gloutonnement les aliments, sous peine d'avoir des digestions pénibles. On comprend pourquoi la chute des dents est si nuisible ; mais quand elle s'est produite, les dents artificielles sont d'une utilité certaine, notamment aux personnes âgées qui peuvent de nouveau mastiquer leurs aliments, par suite s'alimenter suffisamment et prolonger leur vie.

Soins de la bouche et des dents. — La bouche communiquant avec l'extérieur, reçoit facilement les poussières et les germes des maladies infectieuses. D'autre part, les aliments que nous y introduisons, les particules alimentaires qui restent entre les dents et qui vont s'y décomposer, s'y putréfier, nous imposent l'obligation de prendre des soins particuliers de la bouche et des dents. Ce sont là malheureusement des précautions souvent négligées, et les jeunes gens, en particulier, ne prennent pas toujours un souci suffisant de ces organes. Pourtant il leur serait facile, par des soins de propreté journaliers, d'éviter la carie dentaire et ses accidents, d'y remédier lorsqu'elle apparaît, et de se conserver ainsi plus longtemps les dents saines. Plus tard ils regretteront beaucoup leur négligence.

Des observations récentes ont d'ailleurs montré que la carie dentaire n'était pas étrangère au développement de certaines maladies du cuir chevelu et en particulier de la *pelade*, dont nous parlerons plus loin.

Nous recommandons donc énergiquement de se rincer la bouche, de préférence avec de l'eau bouillie : 1° après les repas, afin d'enlever les particules alimentaires qui pourraient y séjourner et s'y décomposer en altérant la pureté de l'haleine ; 2° avant les repas et le soir avant le coucher, afin d'enlever les poussières et les microbes qui s'y trouvent toujours, surtout chez les habitants des grandes villes.

Pharynx et déglutition. — A la suite de la bouche vient le *pharynx* ou arrière-bouche (*fig.* 10), qui communique, en haut, avec la bouche et les fosses nasales, en bas, avec l'œsophage et la trachée-artère, laquelle est surmontée d'une petite lamelle appelée *épiglotte*. De chaque côté du pharynx le voile du palais se prolonge par deux replis, les *piliers*, entre lesquels se trouve une petite glande appelée *amygdale*. Toutes ces parties peuvent s'observer facilement en ouvrant fortement la bouche devant une glace.

Les aliments une fois mâchés et imprégnés de salive forment une sorte de boule appelée *bol alimentaire*, qui va passer de la bouche dans l'œsophage à travers le pharynx : c'est ce qu'on appelle la *déglutition*. La déglutition se fait en deux temps : 1° la pointe de la langue s'appuie contre la voûte du palais (*fig.* 11) et pousse les aliments en arrière contre le voile du palais, qui se relève et vient fermer l'orifice des fosses nasales ; 2° la trachée-artère se soulève, ainsi qu'on peut s'en assurer en mettant le doigt sur la pomme d'Adam, et se place sous l'épiglotte, qui se rabat et ferme l'entrée de ce conduit.

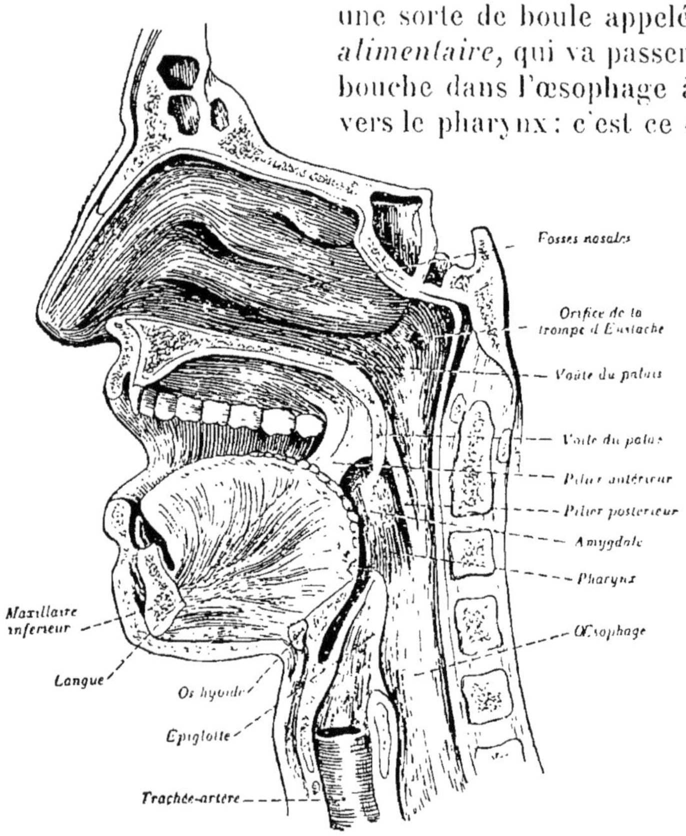

Fosses nasales
Orifice de la trompe d'Eustache
Voûte du palais
Voile du palais
Pilier antérieur
Pilier postérieur
Amygdale
Pharynx
Œsophage
Maxillaire inférieur
Langue
Os hyoïde
Épiglotte
Trachée-artère

FIG. 10. — Coupe verticale et médiane de la face et du cou.

L'œsophage seul reste donc ouvert et le bol alimentaire s'y introduit.

Il peut arriver cependant que les aliments soient rejetés par les fosses nasales lorsqu'on rit ou tousse au moment de la déglutition. Ou bien une particule alimentaire peut pénétrer dans la trachée-artère et provoquer une toux très pénible : c'est ce que tout le monde a éprouvé en *avalant de travers*.

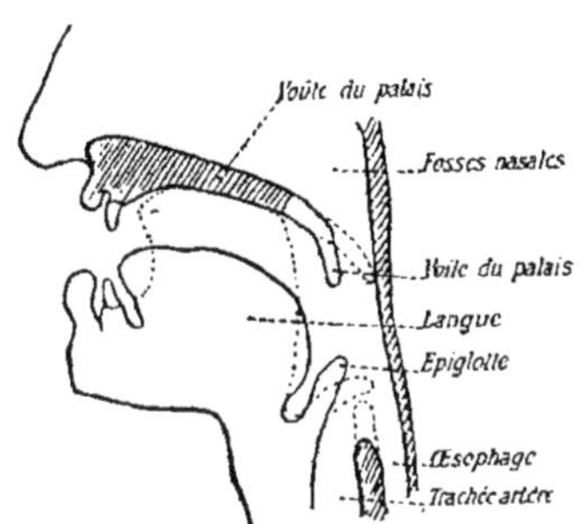

FIG. 11. — La bouche au moment de la déglutition (le pointillé indique la position des organes pendant la déglutition).

Œsophage. — L'œsophage (*fig.* 4), est un long tube qui fait suite au pharynx et descend verticalement dans la poitrine, le long de la colonne vertébrale, et en arrière de la trachée-artère (*fig.* 10). Il traverse le diaphragme, pénètre dans l'abdomen et vient déboucher dans l'estomac.

Les aliments vont progresser vers l'estomac, poussés par les contractions des parois de l'œsophage, contractions qui commencent vers le haut pour se diriger vers le bas. Si les contractions se propagent en sens inverse, c'est-à-dire de l'estomac vers la bouche, elles produisent le vomissement.

Estomac. — L'estomac est une large poche (*fig.* 12) située

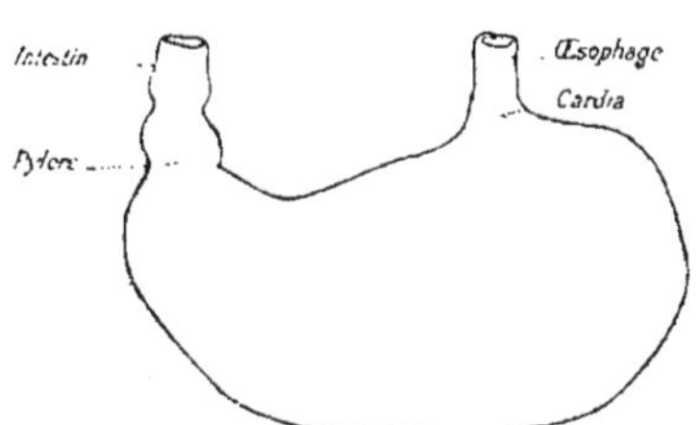

FIG. 12. — Estomac.

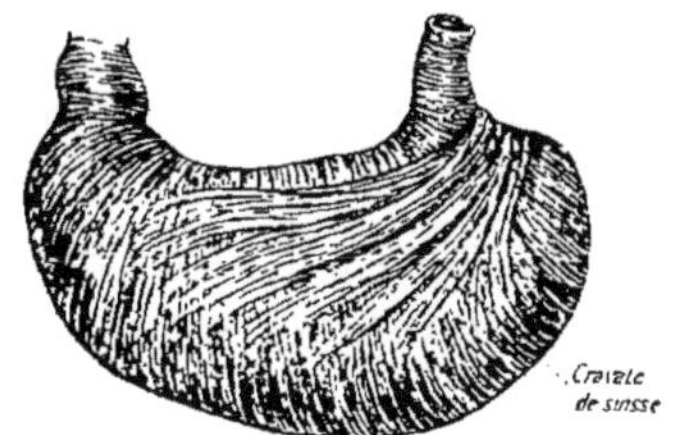

FIG. 13. — Muscles de l'estomac.

dans l'abdomen, au-dessous du diaphragme et un peu à gauche. L'entrée de l'œsophage dans l'estomac est appelée *cardia*, et la sortie de l'estomac dans l'intestin est le *pylore*.

Les parois de l'estomac contiennent de nombreuses glandes qui produisent un liquide appelé *suc gastrique*. Ces parois sont très musculeuses (*fig.* 13) et peuvent se contracter énergiquement de façon à brasser les aliments pour bien les mélanger avec le suc gastrique. Ce n'est qu'après avoir subi l'action de ce suc qu'ils peuvent passer dans l'intestin.

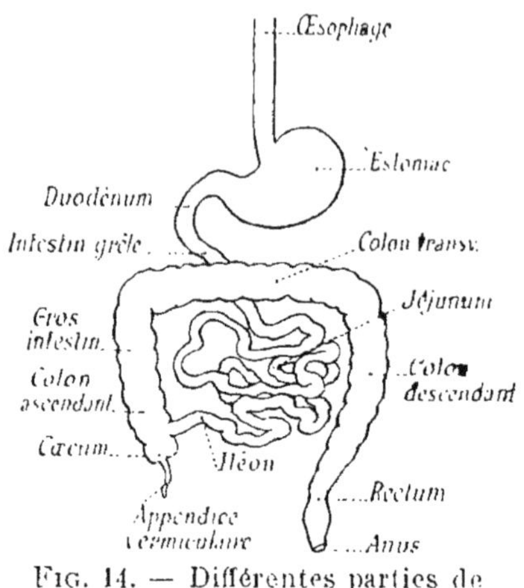

Fig. 14. — Différentes parties de l'intestin.

Intestin. — L'intestin est un tube long de 10 mètres et qui, pour se loger dans l'abdomen, se contourne un grand nombre de fois. Il présente deux parties bien distinctes (*fig.* 14) :

1° L'*intestin grêle*, qui a 8 mètres de longueur et 3 centimètres de diamètre ; il contient dans l'épaisseur de ses parois un grand nombre de petites glandes qui fournissent : les unes, un liquide utile dans la digestion, le *suc intestinal* ; les autres, un mucus destiné à faciliter le glissement des aliments et qui, sécrété en excès sous l'influence d'un purgatif ou d'un excitant nerveux, comme une émotion, par exemple, peut déterminer un flux liquide ; à sa surface interne, l'intestin présente de nombreuses petites saillies appelées *villosités*, dont le rôle est d'absorber les substances nutritives provenant de la digestion ; il peut être subdivisé en trois parties (*fig.* 14) : le *duodénum*, le *jéjunum* et l'*iléon* ;

2° Le *gros intestin*, qui a 2 mètres de longueur et 10 centimètres de diamètre ; il comprend trois régions : le *cæcum*, le *colon* et le *rectum*.

L'intestin grêle communique avec le gros intestin par une sorte de boutonnière appelée *valvule iléo-cæcale* (*fig.* 15). Cette valvule laisse bien passer les matières de l'intestin grêle dans le gros intestin, mais elle empêche les matières du gros intestin de rétrograder dans l'intestin grêle.

C'est pourquoi les anciens anatomistes lui donnaient le nom significatif de *barrière des apothicaires,* nom qui rappelle les pratiques que Molière a immortalisées.

Le cæcum est pourvu d'un prolongement en forme de ver appelé *appendice vermiculaire,* dont la maladie est bien connue sous le nom d'*appendicite.*

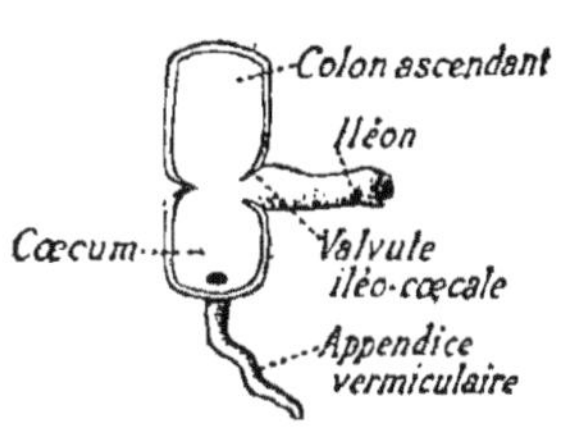

FIG. 15. — Valvule iléo-cæcale.

Les contractions de l'intestin poussent les matières qui ont résisté à la digestion vers le gros intestin jusqu'au rectum, où elles sont maintenues pendant un certain temps par le *sphincter* ou muscle circulaire de l'anus.

Remarquons que tous les mouvements du tube digestif, sauf ceux de la bouche, du pharynx et du sphincter anal, sont involontaires.

Péritoine. — Tous les organes ou *viscères* contenus dans l'abdomen sont reliés les uns aux autres et maintenus en place par une membrane *séreuse* appelée *péritoine.* Une membrane séreuse est une sorte de sac aplati sur lui-même et dont les deux parois ou *feuillets* sont accolés, l'un à l'organe *(feuillet viscéral),* et l'autre à la paroi du corps *(feuillet pariétal).* Entre les deux se trouve une cavité qui, dans l'abdomen, prend le nom de *cavité péritonéale* ; elle est remplie d'un liquide destiné à faciliter les mouvements de l'intestin. De cette façon, les divers replis de l'intestin peuvent jouer librement les uns sur les autres sans se mêler, se nouer, ni se froisser. Pourtant quand ces mouvements sont trop violents ils provoquent les douleurs connues sous le nom de *coliques.* En certains points les deux feuillets peuvent s'accoler et aller s'attacher le long de la colonne vertébrale pour suspendre l'intestin : ils forment alors ce qu'on appelle le *mésentère* (*fig.* 16).

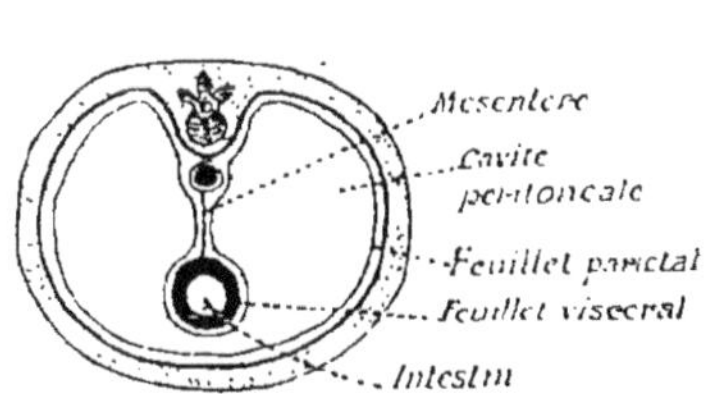

FIG. 16. — Coupe transversale de l'abdomen.

En avant de l'abdomen, le péritoine forme un vaste repli, le *grand épiploon* (*fig.* 17), qui se charge souvent de graisse, surtout chez les personnes obèses : c'est, chez les animaux, le *tablier* ou *toilette* que les bouchers étalent sur la viande pour la parer.

L'inflammation du péritoine, dans la *péritonite*, est une des maladies les plus graves qui puissent atteindre l'organisme. Parfois il peut se produire une accumulation exagérée de liquide dans la cavité péritonéale : c'est ce que les médecins appellent *hydropisie* ou *ascite*. La quantité de ce liquide peut atteindre 20 et même 30 litres. Dans ce cas les mouvements respiratoires sont gênés et la circulation aussi : une intervention chirurgicale est alors nécessaire pour enlever ce liquide de l'organisme.

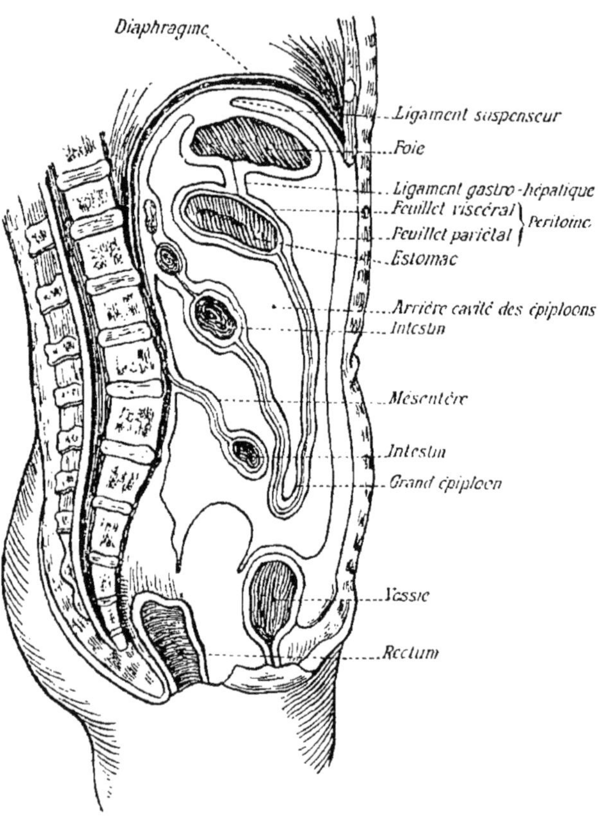

FIG. 17. — Section verticale de l'abdomen.

2° **Les glandes annexes.** — Ces glandes, qui sont rattachées au tube digestif, sont : les *glandes salivaires*, le *pancréas* et le *foie*.

Glandes salivaires. — Les glandes salivaires (*fig.* 18) dont le produit, la *salive*, vient se déverser dans la bouche, sont au nombre de trois paires :

1° Les *glandes parotides*, qui sont les plus grosses et

sont situées un peu au-dessous de l'oreille ; la salive qu'elles fournissent s'écoule par le *canal de Sténon,* qui vient s'ouvrir

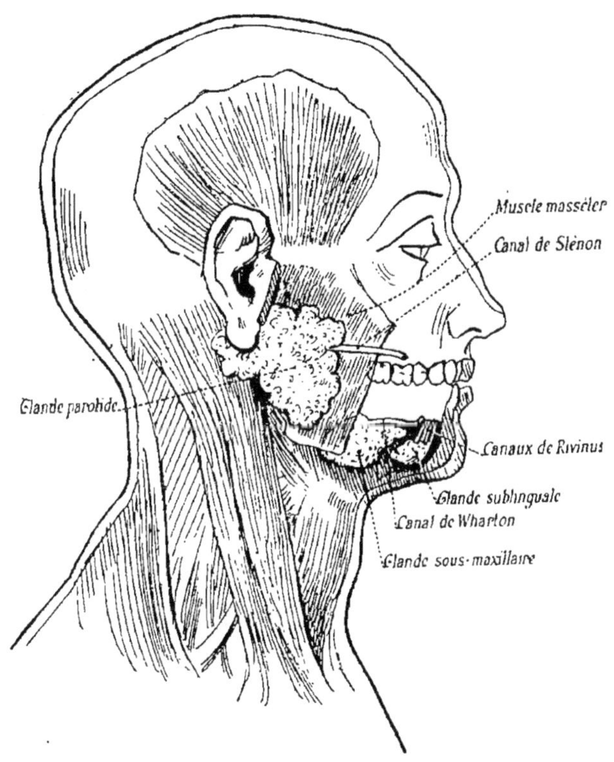

FIG. 18. — Les glandes salivaires.

dans la bouche au niveau de la deuxième molaire supérieure ; ce sont elles qui se gonflent dans la maladie connue sous le nom d'*oreillons ;*

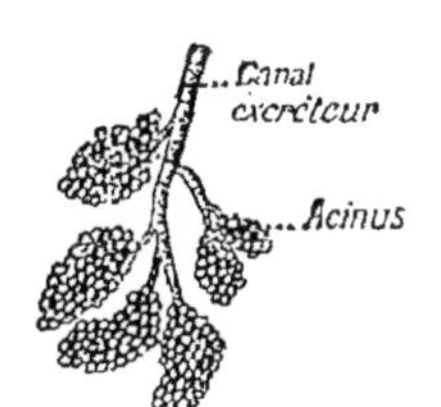

FIG. 19. — Portion de glandes salivaires.

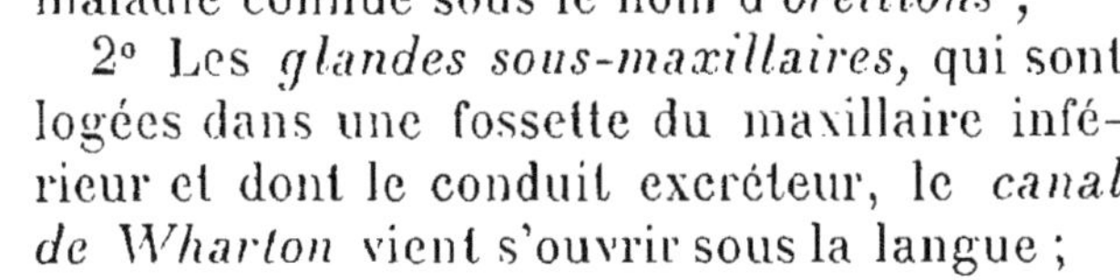

2° Les *glandes sous-maxillaires,* qui sont logées dans une fossette du maxillaire inférieur et dont le conduit excréteur, le *canal de Wharton* vient s'ouvrir sous la langue ;

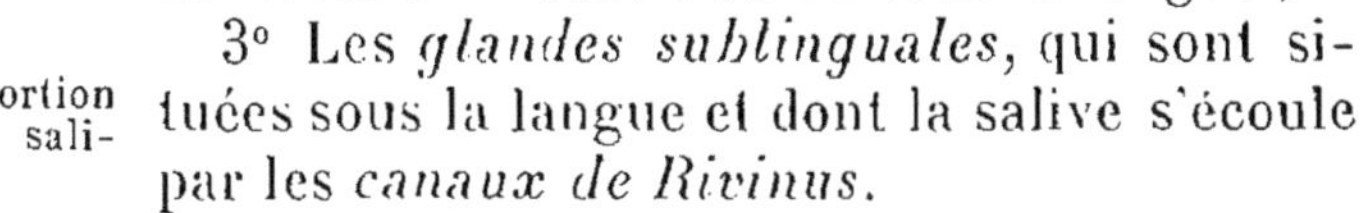

3° Les *glandes sublinguales,* qui sont situées sous la langue et dont la salive s'écoule par les *canaux de Rivinus.*

Ces glandes (*fig.* 19) ont la forme d'une grappe de raisin dont les grains seraient serrés les uns contre les autres. Chaque grain ou *acinus* produit de la salive, qui s'écoule dans la bouche par le *canal excréteur* de la glande.

Pancréas. — Le pancréas (*fig.* 20) est une grosse glande située derrière l'estomac. Il produit un liquide appelé *suc pancréatique,* qui s'écoule par un canal excréteur dans l'intestin à côté du *canal cholédoque,* qui vient du foie.

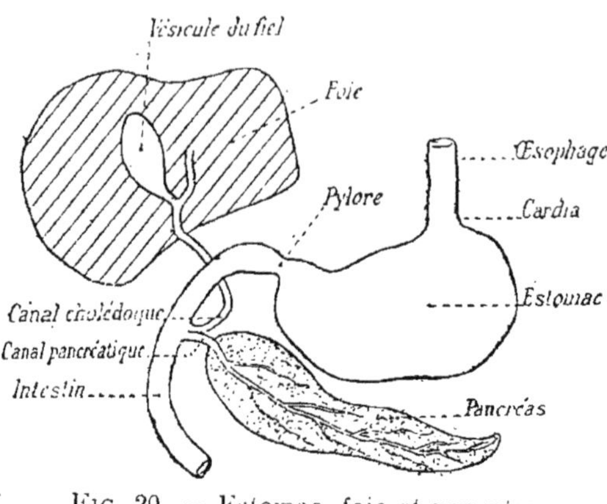

Fig. 20. — Estomac, foie et pancréas.

Foie. — Le foie est la glande la plus volumineuse de l'organisme ; il pèse environ 2 kilogrammes. Il est situé sous le diaphragme, dans la partie droite de l'abdomen et un peu au-dessus de l'estomac, ce qui explique pourquoi certaines personnes, couchées sur le côté gauche, éprouvent un malaise causé par la pression du foie sur l'estomac. Le foie fournit un liquide de couleur jaune verdâtre appelé *bile* ou *fiel.* La bile en sortant du foie vient se rassembler dans une petite poche appelée *vésicule du fiel* (*fig.* 20). Au moment de la digestion, la bile s'écoule par le *canal cholédoque,* qui vient déboucher dans l'intestin grêle au voisinage de l'estomac, et à côté du canal pancréatique. La bile et le suc pancréatique viennent donc se déverser au même point de l'intestin.

Sucs digestifs. — Les sucs digestifs sont des liquides sécrétés par les différentes glandes de l'appareil digestif. Les principaux sont : la *salive,* le *suc gastrique,* le *suc pancréatique,* le *suc intestinal* et la *bile.* Chacun de ces sucs contient une substance particulière, appelée *diastase,* qui agit sur tel ou tel aliment en le transformant pour le rendre soluble et assimilable.

Dès qu'un aliment est en vue, et surtout dès qu'il est placé dans la bouche, toutes les glandes entrent en activité et sécrètent les sucs digestifs. Toutes les puissances digestives, comme l'a dit justement Brillat-Savarin, se mettent sous les armes.

Salive et salivation. — La salive résulte du mélange des trois liquides provenant des trois paires de glandes salivaires. La *salive parotidienne* est très fluide et sert surtout à la mastication ; aussi est-elle développée chez les animaux qui mangent des aliments secs, comme le Mouton ; elle contient du phosphate de calcium qui forme sur les dents ce dépôt jaunâtre connu sous le nom de *tartre dentaire*. La *salive sous-maxillaire* est visqueuse et sert surtout à apprécier le goût des aliments ; aussi la vue seule d'un aliment suffit-elle parfois pour faire sécréter une grande quantité de cette salive. Enfin, la *salive sublinguale* est encore plus visqueuse et recouvre comme d'un vernis les aliments dont elle facilite le glissement.

La salive digère les aliments *féculents* en les transformant en sucre ou *glucose* qui peut être assimilé.

On peut d'ailleurs se convaincre de cette transformation en conservant pendant quelques minutes dans la bouche de la mie de pain : on sent alors une saveur sucrée. C'est que la fécule de la farine s'est transformée en sucre.

Il ne faut pas avaler trop vite les aliments, car il est nécessaire que la salive ait le temps de bien les imprégner. Un exercice violent dessèche la bouche et tarit la salive : il est donc mauvais de manger à ce moment. Une habitude déplorable est celle qu'ont certaines personnes, surtout les fumeurs, de cracher sans raison et de perdre ainsi la salive. Après le repas on peut utilement exciter la sécrétion salivaire en suçant du sucre d'orge ou quelques bonbons parfumés au jus de fruit : la salive devient alors abondante, et avalée elle produit encore son effet sur les aliments ingérés.

Suc gastrique. — Le suc gastrique est produit dès que les aliments arrivent dans l'estomac. On a constaté que sous l'influence du jus de viande ou du bouillon, le suc gastrique était sécrété en abondance. Ce fait justifie l'absorption du bouillon au début du repas, puisque ce liquide prépare l'estomac à la digestion, et l'on peut dire que le bouillon est le meilleur des apéritifs.

Le suc gastrique est un liquide clair qui a une réaction acide, car il contient de l'acide chlorhydrique. Sa diastase, appelée *pepsine*, digère les aliments *albuminoïdes* en les transformant en matières qui pourront être assimilées et appelées *peptones*.

Jusqu'en 1750, on croyait que la digestion consistait simplement en une trituration des aliments par l'estomac. Mais vers cette époque, Réaumur fit avaler à des Oiseaux des tubes de verre percés de trous et contenant de la viande ; celle-ci, quoique étant à l'abri de l'action mécanique de l'estomac, fut digérée, ainsi qu'on pût s'en assurer quand l'Oiseau rejeta le tube de verre intact, mais vide de viande. Spallanzani, vers 1780, fut le premier physiologiste qui réussit à faire des *digestions artificielles*, c'est-à-dire des digestions en dehors de l'organisme, à l'aide du suc gastrique recueilli de la façon suivante : utilisant la voracité de certains Oiseaux, il leur faisait avaler de petites éponges sèches retenues par une ficelle qui servait à les retirer quand elles étaient imprégnées de liquide. Il pouvait alors voir, dans un verre, le suc gastrique ainsi obtenu digérer la viande.

Au commencement du XIXe siècle, le médecin américain Beaumont eut l'occasion de soigner un chasseur canadien qui avait reçu un coup de fusil dans le ventre. La blessure guérit, mais en laissant une ouverture qui faisait communiquer l'estomac avec l'extérieur. On pouvait alors, par cet orifice, observer ce qui se passait dans l'estomac et voir le suc gastrique perler en fines gouttelettes dès que l'on présentait à cette personne un mets savoureux : l'*eau lui venait à l'estomac*, comme à la bouche.

Actuellement, pour obtenir du suc gastrique, on fait ce qu'on appelle une *fistule gastrique* sur un Chien : pour cela, on incise la paroi de l'abdomen en face de l'estomac, puis celle de l'estomac, et l'on introduit par cet orifice un tube à l'extrémité duquel on attache un petit ballon dans lequel vient s'écouler le suc gastrique, dont on peut ensuite étudier la composition et l'action sur les divers aliments.

Suc pancréatique. — Le suc pancréatique est un liquide alcalin qui a une action importante dans la digestion, car les diastases qu'il renferme agissent à la fois sur les aliments *féculents* et *albuminoïdes* en continuant l'action de la salive et du suc gastrique, mais de plus elles digèrent les *graisses*. Les graisses, qui n'avaient pas encore été attaquées par les autres sucs digestifs sont *émulsionnées*, c'est-à-dire réduites en fines gouttelettes restant en suspension dans le liquide qui prend ainsi un aspect laiteux. Le lait, en effet, est une émulsion de petites gouttelettes de graisse qui forment la crème et le beurre. De plus le suc pancréatique *saponifie* les graisses, c'est-à-dire qu'il les dédouble en glycérine et en acides gras.

Suc intestinal. — Le suc intestinal digère les *sucres*. La diastase qu'il contient transforme le sucre ordinaire ou *saccharose* en un *glucose* assimilable appelé *sucre interverti*. Le saccharose, en effet, est bien soluble et pourrait être absorbé, mais il ne pourrait pas servir à la nutrition des organes, car il n'est pas assimilable comme le glucose.

Bile. — La bile est un liquide jaune à l'état frais et qui devient vert au contact de l'air. Elle digère les corps gras, ce qui explique pourquoi les ménagères se servent parfois du fiel de Bœuf pour enlever les taches de graisse, sur les parquets par exemple. Elle empêche aussi la putréfaction des matières contenues dans l'intestin. Mais elle renferme surtout des produits inutiles à l'organisme qui sont rejetés à l'extérieur par l'intestin. Aussi lorsque, par suite de l'obstruction du canal cholédoque, la bile ne s'écoule pas dans l'intestin, elle s'accumule dans le foie et finit par se répandre dans le sang qui la transporte dans tous les organes, ce qui ocasionne la maladie connue sous le nom de *jaunisse* ou *ictère hépatique*.

La bile contient une matière peu soluble, la *cholestérine*, qui, en se précipitant avec des sels de calcium, forme des corps solides appelés *calculs biliaires*. Ces calculs, dont la dimension varie depuis celle d'un grain de sable jusqu'à celle d'une noix et même d'un œuf, se déposent surtout dans la vésicule biliaire ; leur expulsion peut produire des déchirures dans les conduits biliaires et par suite de violentes douleurs connues sous le nom de *coliques hépatiques*.

Absorption. — Les aliments, après avoir subi l'action des différents sucs digestifs, sont transformés en une bouillie claire appelée *chyle*. Les parties qui ont résisté à la digestion vont dans le gros intestin, où elles séjournent un certain temps avant d'être rejetées au dehors. Quant au chyle, il va être absorbé par les villosités intestinales, en filtrant à travers leurs parois, pour arriver dans le sang et être transporté ensuite dans toutes les parties de l'organisme par la *circulation*, ainsi que nous le verrons plus loin.

Les matières absorbées ne font pas que passer à travers la membrane de la villosité intestinale, elles sont aussi transformées. C'est ainsi que certains poisons, tels que le *venin* des Serpents et le *curare* des indigènes de l'Amérique du Sud, causent des effets mortels lorsqu'ils sont introduits sous la peau et qu'ils passent dans le sang sans avoir subi de modification, tandis qu'ils ne produisent pas d'accident lorsqu'ils sont ingérés dans le tube digestif. A tel point qu'on peut sucer impunément la piqûre d'un Serpent venimeux, à la condition que la bouche ne présente aucune écorchure par laquelle le venin pourrait pénétrer.

CHAPITRE II

LES SOURCES PRINCIPALES DES ALIMENTS

L'homme trouve ses aliments dans la nature : l'homme primitif devient pasteur, puis agriculteur. — Tandis que les végétaux trouvent leur nourriture sur place, par leurs racines dans le sol et par leurs feuilles dans l'air, les animaux, au contraire, sont obligés d'aller à la recherche de leurs aliments et de les emprunter au monde minéral, au monde végétal ou même au monde animal. Aussi bien l'une des plus grandes préoccupations de l'homme est-elle la recherche de ses aliments dans la nature. La faim semble être le plus puissant excitant de l'activité et du travail, sans lesquels il n'est pas de progrès réel pour l'Homme considéré isolément ou collectivement. A tel point que tout progrès matériel ou moral de l'humanité est lié aux moyens d'existence des peuples.

Le sauvage trouve ses aliments dans la chasse, la pêche et la cueillette, et les premiers explorateurs européens disent avoir vu des peuplades qui ignoraient encore l'art de les accommoder au moyen du feu. Puis de bonne heure, l'homme primitif cherche à approprier la nature à ses besoins : il réussit à *domestiquer* des animaux herbivores qui lui procurent une nourriture abondante et variée ; il élève des troupeaux, il devient donc *pasteur*. C'est une première étape vers un sort meilleur.

Mais pour trouver sa nourriture dans la forêt ou dans le sol qu'il ne cultive pas encore, aussi bien que pour procurer de nouveaux herbages à ses troupeaux, l'homme doit se déplacer sans cesse. Le pasteur est forcément nomade. Les pâturages où les tribus conduisent leurs troupeaux gouvernent la vie nomade et pastorale. Enfin l'agriculture prend bientôt naissance. L'homme *cultive* le Blé et *élève* des animaux qui seront ses auxiliaires dans le travail de la terre : il se fait *agriculteur*. Les végétaux cultivés et les animaux domestiques ont remplacé peu à peu les produits de la chasse et de la pêche. Dès lors les tribus deviennent sédentaires, et l'industrie des instruments de travail apparaît en même temps que le commerce par lequel s'échangent les produits du sol. L'agriculture a donc été le point de départ du commerce et de l'industrie dont elle est encore aujourd'hui le plus ferme soutien.

C'est alors une lutte de tous les instants avec la nature : l'homme, en effet, défriche les forêts, dessèche les marais, endigue les fleuves et, par un labeur incessant, ensemence le sol et entretient sa fertilité. Mais pour ensemencer, l'homme, afin d'augmenter le rendement de son travail, a dû choisir les graines qu'il confiait au sol ; il a voulu aussi perfectionner, par la greffe et des soins multiples, les arbres et les plantes nutritives, afin d'obtenir les fruits les plus gros et les plus savoureux ; enfin, pour conserver au sol sa fertilité, il a fallu non seulement le défendre contre les « mauvaises herbes », mais encore l'étudier méthodiquement par l'analyse chimique et le traiter par les engrais. C'est à ce prix que l'agriculture subvient aux besoins des nations modernes : elle est devenue l'art d'augmenter les ressources alimentaires de l'humanité.

Le travail humain, qui fut aidé depuis les temps les plus anciens par l'effort des animaux, a donc singulièrement accru sa puissance par les découvertes récentes de la mécanique et de la chimie : les machines et les engrais ont, en effet, multiplié les rendements agricoles de toute nature. Peut-être même la chimie, continuant ses découvertes, saura-t-elle un jour fabriquer tous les aliments nécessaires à l'organisme. Déjà elle sait faire, de toutes pièces, en partant des éléments, les graisses et les sucres. Pour résoudre ce problème, la science moderne dispose d'énergies naturelles inconnues des civilisations d'autrefois. On peut même entrevoir le jour où grâce à l'électricité, cette merveilleuse transformatrice des forces naturelles, la science pourra utiliser l'énergie mise en réserve dans la chaleur centrale du globe terrestre et l'appliquer à la préparation chimique des aliments. « Par là même que l'énergie, dit Berthelot, sera partout présente, la fabrication des aliments pourra être entreprise, sur tous les points du globe, et dans tous les climats, même les plus déshérités, au lieu d'être localisée comme aujourd'hui dans les localités favorables à notre agriculture naturelle. La terre deviendra ainsi partout utilisable et peuplée ; l'inégalité dans la distribution des avantages et des agréments de la vie entre tous les hommes tendra à diminuer sans cesse, suivant la loi invariable des progrès réalisés depuis quelques siècles, par suite des créations incessantes de la science. » Mais en attendant ce jour où les usines succéderaient aux fermes et les ingénieurs-chimistes aux laboureurs, il nous faut reconnaître que c'est surtout chez les êtres vivants, bêtes et plantes, que se trouvent les principales sources de nos aliments.

La vie de l'homme est donc étroitement liée à celle des végétaux et des animaux. Et l'on pourrait dire que la forme de chaque civilisation dépend en grande partie des productions naturelles du pays où elle s'établit : l'Égypte, par exemple, n'aurait pas été l'Égypte sans la richesse agricole qui en avait fait le grenier de l'Orient ; la société de l'Inde ne s'expliquerait pas sans le riz, facile à cultiver et qui nourrit l'homme à peu de frais ; de même les vastes forêts de la Gaule et de la Germanie ont modelé la vie des peuples qui les habitaient.

Enfin, par ses voyages à travers le monde, l'homme a appris à connaître les végétaux et les animaux des pays étrangers ; il en importe les semences et les espèces les plus profitables, et en enrichit son pays, faisant ce qu'on appelle de l'*acclimatation*.

Nous allons indiquer sommairement les principales sources des aliments suivant leur origine : *minérale, végétale, animale*.

1° Aliments d'origine minérale.

Les principaux aliments d'origine minérale sont l'*eau* et le *sel*.

L'eau. — Son utilité. — L'eau est non seulement la boisson par excellence, elle est aussi un aliment puisqu'elle entre pour les trois quarts de leur poids dans la constitution de nos organes, et puisqu'elle apporte à ces derniers les sels de chaux (carbonate et phosphate) dont ils ont besoin. L'eau est tellement indispensable à l'existence humaine que les peuplades sauvages, avant de faire une halte ou de fonder un village, s'assurent d'abord de l'*eau potable*. On sait aussi le soin apporté par les Romains aux adductions d'eaux partout où ils s'installaient. D'ailleurs l'eau suffit comme boisson aux peuples les plus divers : Arabes mahométans, Turcs, Indiens, Chinois, Japonais ne boivent que de l'eau ou des infusions aqueuses. En effet, rien n'est plus sain et n'étanche mieux la soif qu'un verre d'eau *fraîche* et *pure* ; mais rien n'est plus dangereux qu'un verre d'eau malsaine qui peut renfermer les germes de certaines maladies. Nous laisserons de côté pour les étudier, à propos de l'hygiène de l'alimentation, les *eaux contaminées*, c'est-à-dire les eaux qui contiennent des germes dangereux pour la santé.

Sa pureté. — Nous n'insisterons pas non plus sur les qualités physiques et chimiques que doit présenter une eau potable, cette question ayant été traitée dans le cours de chimie. Rappelons seulement qu'une bonne eau potable doit être *fraîche, limpide, sans odeur, agréable au goût, aérée, légère à l'estomac, imputrescible, propre aux principaux usages domestiques.*

Une eau est *fraîche* si sa température est de 8 à 15 degrés ; au delà elle ne désaltère plus ; au-dessous de 5 degrés, elle est trop froide et produit souvent des accidents qui ont l'aspect cholériforme.

Une eau est *limpide* lorsqu'elle permet de distinguer, même sous une grande épaisseur, les formes et les arêtes des objets. Ainsi l'eau de la Vanne, à Paris, est limpide ; celle de la Seine ne l'est jamais. On peut apprécier la limpidité d'une eau par l'expérience suivante : on enduit d'un vernis noir la moitié droite par exemple d'un ballon de verre : au centre de cet hémisphère on ménage une ouverture de 1 centimètre de diamètre qu'on éclaire à l'aide d'une lampe ; on remplit le ballon d'eau et l'on constate que le faisceau lumineux qui traverse l'eau a une teinte variable avec la limpidité du liquide : il est d'autant plus visible que les poussières sont plus nombreuses. Nous verrons plus loin que la limpidité de l'eau n'est pas une preuve de l'absence de ces germes dangereux dont nous avons parlé en Botanique et que vous connaissez sous le nom de *microbes*. *La limpidité peut être parfaite alors que l'eau contient des millions de germes.*

Enfin l'eau doit être *propre au savonnage* et *cuire parfaitement les légumes*. Si, en effet, l'eau forme des grumeaux avec le savon et durcit les légumes, c'est qu'elle contient trop de matières minérales, c'est qu'elle est plâtreuse, saumâtre ou magnésienne. Pour la rendre potable, il suffirait d'ajouter par litre 3 grammes de carbonate de soude cristallisé et de laisser déposer.

Lorsque l'eau présente les différentes qualités que nous venons d'énumérer, et surtout lorsqu'elle ne contient aucun germe vivant, on dit qu'elle est *pure* : c'est cette eau que l'homme doit rechercher pour son alimentation. Au contraire, toute eau impure est suspecte et dangereuse, puisqu'elle peut communiquer des maladies ; elle ne doit donc pas servir dans l'alimentation sans avoir été corrigée, purifiée.

Ses origines. — Les eaux utilisées par l'homme ont diverses origines, dont les principales sont : les *sources*, les *rivières*, les *puits*, les *citernes* et les *eaux minérales*.

I. L'eau de source. — C'est la seule qui soit pure, car c'est la seule qui, dans les conditions ordinaires, ne renferme pas de microbes. L'eau de source, en effet, provient de l'eau de pluie qui s'est infiltrée à travers les couches du sol et qui s'est purifiée en laissant en route toutes les impuretés qu'elle contenait. Les couches de terre, si elles sont assez épaisses (3 mètres par exemple), ont fonctionné comme un filtre parfait en laissant passer l'eau seulement et en retenant les germes.

Pour que cette eau reste pure, il faut éviter de placer dans le voisinage de la source des tas de fumier ou des lavoirs, car la terre qui recouvre la nappe d'eau à cet endroit étant peu épaisse laisserait facilement passer les souillures répandues à la surface. Donc lorsqu'une source est dans le voisinage d'une ville ou d'un village, il est nécessaire de capter l'eau avec un grand soin et de la conduire jusqu'à l'endroit où elle doit être consommée, au moyen de tuyaux rigoureusement étanches. On cite, en effet, de nombreux exemples d'eaux pures qui ont été contaminées dans le trajet de la source à l'endroit de l'utilisation.

Il importe aussi de remarquer qu'il existe de *fausses sources*, fournissant une eau très suspecte. Ainsi dans certaines régions calcaires du Jura, et surtout dans le pays des Causses, le sol est crevassé, fissuré, et par ces fissures les cours d'eau de la surface peuvent disparaître dans la profondeur, circuler sous terre et réapparaître à une certaine distance, sans avoir subi de filtration ; ils contiennent par conséquent toutes les impuretés de la surface. Ces sources sont encore désignées sous le nom de *sources vauclusiennes*.

II. L'eau de rivière. — Cette eau est toujours impure, car la rivière est le déversoir habituel des résidus de toutes sortes. Des lavoirs s'installent sur ses bords ; des égouts y déversent des flots de matières infectes ; des usines y rejettent leurs résidus souvent toxiques. De telle sorte que souvent, surtout dans la traversée des grandes villes, cette eau présente un tel degré d'infection que son aspect repoussant inspire le plus profond dégoût.

L'exemple de la Seine nous montre combien la souillure est grande pendant la traversée d'une grande ville : en amont de Paris, à Choisy, l'eau de Seine contient 500 microbes par centimètre cube ; à Villejuif, elle en a déjà 5000 : c'est que les approches de la grande ville commencent à se faire sentir ; après la traversée de Paris, à Clichy, c'est 116 000 microbes par centimètre cube qu'elle contient. Environ 26 millions de microbes par verre d'eau ! Certes, ces microbes ne sont pas tous malfaisants pour l'homme, mais dans ce grand nombre il peut bien en exister quelques-uns qui, introduits dans notre organisme, nous causent des maladies graves et souvent mortelles, telles que la fièvre typhoïde, la dysenterie et le choléra.

Dans une certaine mesure on est renseigné sur les qualités d'une eau par les animaux et les végétaux qui y vivent : ainsi une eau que les Poissons n'habitent pas doit être suspecte ; au contraire, le Cresson et la Véronique ne vivent que dans les eaux de bonne qualité ; enfin le Jonc, le Nénuphar, la Menthe, le Roseau à balais, etc., recherchent les eaux stagnantes et suspectes. Mais il faut bien retenir que ces qualités apparentes ne sont pas probantes, attendu que la présence des microbes ou autres parasites ne peut être révélée que par le microscope.

III. L'eau de puits. — Les puits qui sont creusés à une grande profondeur (*fig.* 21) atteignent une nappe souterraine profonde qui peut donner de l'eau pure, car c'est en somme de l'eau de source. Mais le plus souvent il n'en est pas ainsi, surtout si le puits est peu profond, ce qui rend plus faciles les souillures produites par les eaux superficielles. La plupart des fermes et des maisons de la campagne sont alimentées par des puits creusés au voisinage des bâtiments d'exploitation,

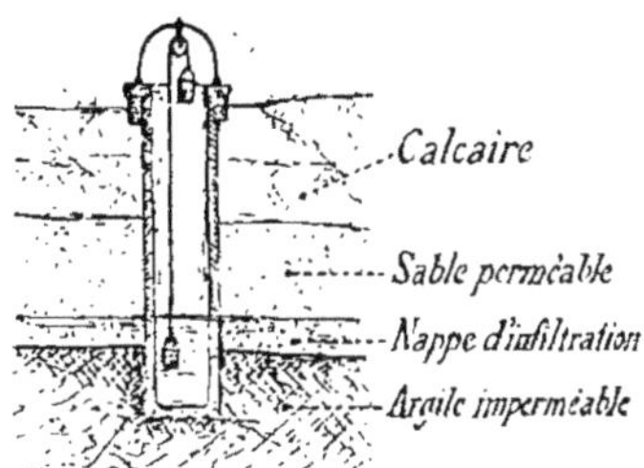

Fig. 21. — Puits ordinaire.

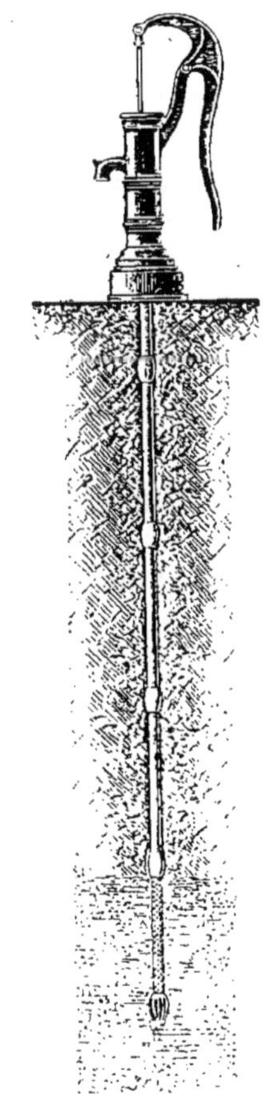
Fig. 22. — Puits tubulaire.

des fumiers, des écuries; ces puits sont donc exposés à toutes les infiltrations possibles, d'autant plus dangereuses que les fosses d'aisance sont souvent inconnues et que, si elles existent, leurs parois plus ou moins bien maçonnées laissent passer les matières excrémentitielles dans la terre. On comprend que dans ces conditions l'eau des puits n'échappe pas aux souillures, même les plus dangereuses.

Il serait bon pour éviter de tels dangers d'utiliser les *puits tubulaires* (*fig.* 22) encore appelés *abyssiniens*, à cause des services qu'ils ont rendus aux Anglais dans l'expédition d'Abyssinie. Si, par exemple, une nappe d'eau existe à 10 mètres de profondeur, on enfonce dans le sol un tube de fer de petit diamètre et muni à sa partie inférieure d'une pointe d'acier, au-dessus de laquelle se trouvent de petits trous qui laisseront passer l'eau. Dès que cette partie est arrivée dans la nappe aquifère, on adapte à la partie supérieure une pompe à balancier, et l'on obtient ainsi en quelques heures une eau fraiche et limpide. C'est un procédé qui devrait être répandu davantage dans les campagnes ne possédant pas d'eau de source, car l'eau de ces puits a la pureté de l'eau de source, et les parois métalliques empêchent les souillures dues à l'eau superficielle.

Dans le Nord de l'Afrique, surtout en Algérie et en Tunisie, les *puits artésiens,* que nous avons étudiés en Géologie, rendent de grands services. Leur eau est relativement pure.

IV. L'eau de pluie ou de citerne. — L'eau de pluie n'est jamais pure lorsqu'elle est recueillie dans les villes, car elle a balayé l'atmosphère et lavé les toits. Elle peut ainsi renfermer de l'acide sulfureux, de l'acide nitrique, des gaz ammoniacaux, qui existent dans l'air impur des villes ; de plus, en coulant sur les toits, elle se charge de poussières, de microbes qui peuvent être dangereux, et elle dissout le plomb utilisé pour les toitures et les gouttières. Le plomb reste en dissolution dans l'eau, à l'état d'hydrocarbonate, et peut causer des empoisonnements, comme on l'a souvent constaté.

A la campagne l'eau de pluie est moins impure. Mais dans tous les cas cette eau ne devrait pénétrer dans les citernes qu'après avoir traversé un filtre de sable ou de charbon : c'est ainsi qu'on procède à Venise, à Cette et à Vannes, où l'eau, paraît-il, est estimée.

V. Eaux minérales. — Depuis que l'on sait que les eaux de source ne sont pas impeccables, on consomme beaucoup d'eaux minérales qui passent pour être pures et surtout privées de microbes. Elles ont, en effet, de grandes chances d'être pures, mais pour qu'elles le soient réellement, il faut que la source ait été bien captée et la mise en bouteilles proprement faite. On doit surtout éviter que l'eau minérale venue de la profondeur et qui est pure ne se mélange avec celle qui suinte des terres voisines et qui peut renfermer des microbes. Si l'eau jaillit des profondeurs, rien n'est à craindre ; mais si l'émergence de la nappe souterraine se fait en contre-bas, le captage devra être particulièrement surveillé.

Enfin c'est une véritable falsification que l'opération qui se pratique parfois et qui consiste à charger artificiellement l'eau de gaz carbonique au moment de l'embouteillage. L'eau mise en bouteilles n'est plus identique à l'eau prise à la source, et dès lors elle peut ne plus posséder les qualités médicinales qui la font rechercher.

Les eaux minérales peuvent aussi s'altérer à la longue. C'est ainsi que certaines eaux sulfatées deviennent impropres à la consommation à cause de l'hydrogène sulfuré qui apparaît et qui se manifeste nettement par une odeur d'œufs pourris.

Enfin, il est évident que les eaux gazeuses artificielles comme l'eau de Seltz, par exemple, ne présentent aucune garantie de pureté. Leurs qualités dépendent de celles de l'eau qui a servi à leur fabrication, et nous avons de bonnes raisons de croire que cette eau est souvent suspecte. Lorsqu'on met les microbes en bouteilles, ils n'en sont pas moins dangereux.

Alimentation en eau des villes. — Ce que nous venons de dire montre combien sont grandes les difficultés que l'on rencontre quand il s'agit de fournir à une ville l'eau potable dont elle a besoin. Les hygiénistes s'accordent à considérer comme eaux potables les eaux de source, à la condition qu'elles soient captées au moment où elles sortent du sol et canalisées ensuite dans des conduites métalliques parfaitement étanches. Mais il est bien difficile de trouver des eaux de source de bonne qualité et en assez grande quantité, de sorte que l'on est souvent obligé d'avoir recours aux eaux courantes, que l'on purifie par des procédés indiqués plus loin. D'ailleurs les hygiénistes semblent d'accord aujourd'hui pour reconnaître qu'une eau de source offre moins de garantie que l'eau de rivière filtrée avec de bons systèmes bien surveillés.

Prenons l'exemple de la ville de Paris pour montrer combien est difficile à résoudre la question des eaux d'alimentation. Jusqu'à l'époque de la Révolution, Paris, pour une population de 600 000 habitants, n'avait que 8 000 mètres cubes d'eau, soit 15 litres par habitant et par jour. Et dans ces 8 000 mètres cubes, 1 200 seulement provenaient de sources et étaient amenés par l'aqueduc d'Arcueil, reconstruit d'après les ordres de Henri IV sur l'ancien viaduc de Julien, qui alimentait les Thermes : ce sont les plus anciennes sources amenées à Paris. La plus grande partie de l'eau nécessaire à Paris était alors fournie par la Seine et les puits.

En 1856, l'alimentation d'eau de la ville de Paris, était de 80 000 mètres cubes par jour pour une population de 1 100 000 habitants soit 72 litres par habitant. Dans ces chiffres sont comprises : l'eau du *service public* destinée à la voirie, à l'arrosage, aux industries, et celle du *service privé* destinée aux usages domestiques. Mais quelle eau ! De l'eau du canal de l'Ourcq, de l'eau de Seine et un peu d'eau de source. C'était l'époque où florissait le porteur d'eau « à bretelle » ou « à tonneau », qui se fournissait aux fontaines et montait l'eau chez les particuliers. C'était aussi l'époque où florissaient la fièvre typhoïde, qui atteignait la majeure partie de la population parisienne, et le choléra qui, en six mois, tuait 18000 personnes en 1832, 16000 en 1849 et 9000 en 1854.

A partir de 1856, des travaux considérables furent entrepris pour amener des eaux potables. En 1865, la Dhuys, dont les sources sont près de Château-Thierry, amenait par un aqueduc de 131 kilomètres de long, 22000 mètres cubes d'eau fraîche et limpide. En 1874, la Vanne, dont les sources sont dans l'Aube, amenait par un aqueduc de 173 kilomètres, 120000 mètres cubes d'eau. En 1893, l'Avre, venant de l'Eure par un aqueduc de 100 kilomètres, apportait 80000 mètres cubes d'eau. Enfin, en 1900, l'arrivée des eaux du Loing et du Lunain provenant de Seine-et-Marne par un aqueduc de 73 kilomètres, augmentait de 50000 mètres cubes la provision d'eau potable.

Actuellement donc le service privé des eaux de Paris est alimenté journellement par un peu plus de 250000 mètres cubes d'eau de source, ce qui fait, approximativement, 100 litres par habitant et par jour. Ce serait largement suffisant si cette eau ne servait qu'aux usages domestiques (toilette et cuisine); mais il n'en est pas ainsi, car elle sert fréquemment aux usages publics. C'est pourquoi on avait songé à la captation des eaux de certains lacs suisses ou du bassin de la Loire. Mais ces projets trop coûteux sont abandonnés et l'on utilise l'eau de rivière purifiée par des filtres à sable.

En cas de sécheresse, pendant les grandes chaleurs de l'été, on aide à l'alimentation du service privé par des eaux que des usines puisent dans la Seine à Ivry et dans la Marne à Saint-Maur. Ces eaux, quoique filtrées, ne sont certainement pas satisfaisantes, et quand l'administration nous prévient que c'est notre arrondissement qui va les recevoir, cela équivaut à nous dire que c'est à notre tour d'avoir la fièvre typhoïde. Et vraiment quand on songe aux soins apportés par les Romains aux adductions d'eaux partout où ils s'installaient, on se demande comment nous, qui avons été colonisés par Rome, nous avons pu laisser perdre ces notions d'hygiène si précieuses. Nous n'en sommes que plus coupables, surtout aujourd'hui que la science a précisé et agrandi nos connaissances sur la nature et le développement des maladies transmises par les eaux impures.

A l'étranger il semble y avoir eu moins d'hésitation : à Vienne, la fièvre typhoïde a presque disparu depuis que les eaux du Danube ont été remplacées par celles des belles sources qui coulent des montagnes ; Londres a généralement de bonnes eaux potables ; Berlin filtre toutes les siennes ; et Paris attend encore la séparation absolue du service public (eau de rivière) et du service privé (eau de source).

Heureusement il existe des moyens de priver l'eau des germes qu'elle contient et de la rendre aussi pure que celle de la source la plus parfaite. Ces moyens, nous les indiquerons plus loin.

Le sel. — Le sel, nous l'avons vu, est indispensable à l'alimentation de l'homme, à tel point qu'on l'a mis sur le même rang que le pain, puisque l'on dit « offrir le pain et le sel » pour faire allusion à l'hospitalité que l'on accorde. Les Juifs l'offrent à Jéhovah avec les prémices des moissons ; Homère le qualifie de divin ; et Tacite parle des guerres que se livrent les tribus germaniques pour la possession des sources salées.

A l'état naturel, on peut le trouver, à certains endroits, dans les profondeurs du sol ; mais ce sont les eaux de la mer qui constituent le grand et inépuisable réservoir de sel.

Le besoin de sel pour l'alimentation est si impérieux, que le sauvage de l'intérieur des terres est obligé, en Afrique par exemple, de franchir des distances souvent considérables pour venir s'approvisionner de sel à la côte : c'est là que les Européens l'attendent pour troquer contre des produits précieux du sel et d'autres marchandises. Ou bien encore lorsque le sel manque à ces peuplades africaines, elles le remplacent par une matière saline contenue dans les cendres de certaines plantes. En France, le sel, produit de première nécessité, a toujours été une source de revenus pour l'État, et si l'impôt des *gabelles* a perdu son nom, il n'a pas disparu, car il rapporte encore 32 millions de francs par an. Pour qu'il rende le plus possible, on interdit aux habitants des côtes de puiser de l'eau dans la mer pour l'emporter chez eux.

Au point de vue chimique, le sel est du *chlorure de sodium*. Pur, il est incolore et cristallise en beaux cubes. L'eau de la mer en renferme environ 30 grammes par litre.

Sur les bords de l'Atlantique et de la Méditerranée on extrait le sel marin en faisant évaporer l'eau de mer dans de vastes bassins peu profonds, appelés *marais salants* (*fig.* 23). C'est dans ces réservoirs que le sel cristallise et que des ouvriers appelés *paludiers* viennent le recueillir à l'aide d'un râteau de bois à long manche.

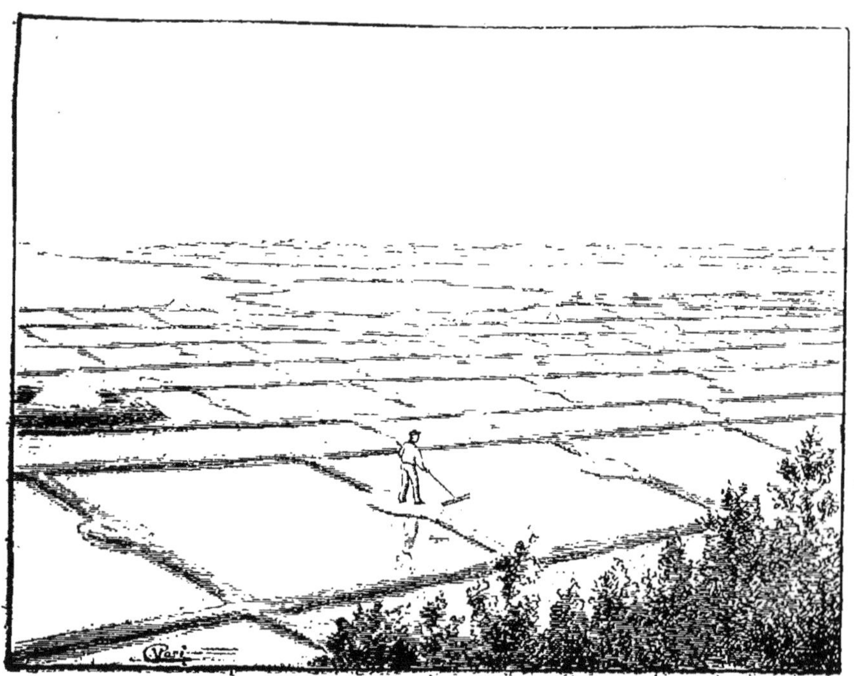

Fig. 23. — Marais salants.

Le sel qui est dans la terre est appelé *sel gemme*. Il forme des amas considérables situés entre des couches imperméables d'argile ou de marne. Ce sel a la même origine que le sel marin, car il provient de l'évaporation des mers anciennes. Les plus importants gisements sont ceux de Varangéville, de Dieuze, de Vic, en Lorraine ; de Salins et de Lons-le-Saulnier dans le Jura ; de Cardona en Espagne et de Wieliczka en Pologne. Sous la ville de Berlin des sondages ont traversé 1 200 mètres d'épaisseur de sel. Les mines de Wieliczka, qui sont les plus célèbres du monde, ont 700 kilomètres de galeries et sont situées à une profondeur de 300 mètres.

On extrait le sel soit par les procédés miniers ordinaires quand le gisement est superficiel, soit, quand le gisement est profond, par dissolution en introduisant de l'eau dans la mine et en l'enlevant ensuite quand elle est saturée.

La production du sel dans le monde est d'environ 10 millions de tonnes, dont 1 million pour la France, représentant une valeur d'environ 12 millions de francs. Le sel livré à la consommation est soumis à une taxe fixe de 10 francs par 100 kilogrammes. Mais les sels destinés à la pêche maritime, à la nourriture des bestiaux et aux usages industriels, sont exemptés de toute taxe.

La consommation du sel par habitant, à Paris, est en moyenne de 4kgr,500 par an ; mais elle est plus élevée dans les campagnes, où l'alimentation est surtout végétale.

De nombreuses observations faites dans toutes les régions ont montré, en effet, que le sel était un complément obligatoire du régime végétarien. Ainsi, parmi les animaux, ce sont les herbivores qui le recherchent, tandis que les carnassiers n'ont pour lui que de l'indifférence. De même chez les hommes, ce sont les populations agricoles qui se nourrissent surtout de légumes et de céréales, qui consomment le plus de sel. Au contraire, les tribus pastorales qui se nourrissent du lait et de la viande de leurs troupeaux ne le recherchent aucunement ; les peuples qui se nourrissent de poissons et qui pourtant ont le sel à leur portée se montrent également dédaigneux de cet aliment.

Toutes les tribus nomades du Nord de la Russie et de la Sibérie s'abstiennent de saler leurs aliments composés du produit de la chasse et de la pêche. On cite aussi le cas de l'astronome Schwarz qui, ayant vécu pendant trois mois chez les Tungouses de la Sibérie, au régime exclusif de la viande de Renne et du gibier, avait perdu le besoin d'ajouter du sel à ses aliments. Inversement, l'explorateur écossais Mungo Park en explorant, il y a plus d'un siècle, la boucle du Niger, avait été frappé de l'avidité des populations nègres, agricoles, pour le sel. « A l'intérieur du pays, dit-il, le sel est le régal par excellence. C'est un spectacle curieux pour un Européen de voir un enfant sucer un bâton de sel comme si c'était du sucre... J'ai vu cela maintes fois... J'ai ressenti vivement la rareté de ce produit. Une alimentation végétale éveille une envie de sel si ardente qu'on ne peut la décrire. »

Il existe donc bien une relation entre l'alimentation végétale et le besoin de sel, et entre le régime carnivore et l'exclusion de cet aliment. Il semble par suite que dans l'évolution de l'humanité, le sel s'est introduit dans l'alimentation au moment du passage de la vie pastorale et nomade à la vie agricole et sédentaire.

2° Aliments d'origine végétale.

Les aliments d'origine végétale sont nombreux et variés ; aussi leur classification est assez difficile. Nous placerons en première ligne, à cause de leur importance, les *céréales*, ensuite nous étudierons les *racines, tiges* et *feuilles* qui sont comestibles; puis les *fruits* et les *graines ;* et nous dirons enfin quelques mots sur les *Champignons* et les *condiments* ou *épices*.

Céréales. — Les principales céréales sont : le Blé, le Seigle, l'Orge, l'Avoine, le Maïs, le Riz et le Sarrazin.

Le ***Blé*** ou ***Froment*** est la plus importante des céréales, car il sert à fabriquer un aliment de première nécessité, le *pain*. Le grain de Blé (*fig*. 24) est formé de deux parties : l'albumen, qui renferme surtout de l'amidon, et l'embryon, qui est de nature albuminoïde. En écrasant le grain de Blé, on obtient de la *farine* avec l'albumen, et du *son* avec les débris de l'enveloppe du grain. On sépare la farine du son à l'aide de tamis spéciaux appelés *blutoirs*.

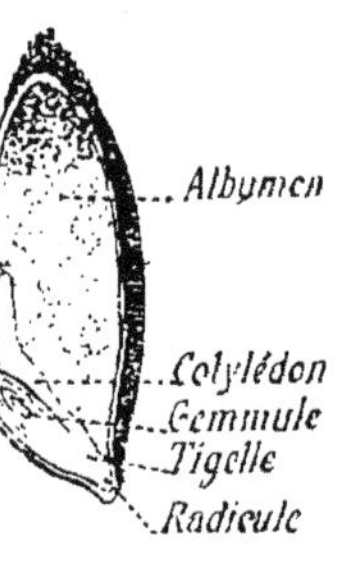

Fig. 24. — Grain de Blé coupé en long.

Les Blés à grains *tendres* sont les plus cultivés en France et les plus estimés de la meunerie pour la préparation des farines ; d'autres Blés, au contraire, spécialement cultivés dans les pays chauds, ont des grains *durs*, riches en gluten et particulièrement recherchés pour fabriquer la semoule, le vermicelle, le macaroni et autres pâtes alimentaires.

La culture du Blé, en France, est particulièrement développée dans la Beauce et la Brie. Cette culture remonte à la plus haute antiquité, car parmi les œuvres artistiques des hommes primitifs, on trouve déjà des épis de Blé sculptés, et quand César pénétra en Gaule, il trouva partout du grain pour nourrir ses légions.

La France produit annuellement, en moyenne, 120 millions d'hectolitres de Blé, ce qui représente en poids environ 100 millions de quintaux et en valeur 1 800 millions de francs. Cette culture, qui s'étend sur 7 millions d'hectares, ne produit pas encore suffisamment pour fournir tout le pain dont nous avons besoin. Les quelques millions d'hectolitres qui nous manquent nous sont expédiés surtout par la Russie, l'Égypte, la Hongrie et les États-Unis.

Le *pain,* que l'on fait avec la farine, est le principal aliment de l'homme, car on peut vivre uniquement de pain (qui contient les matières nutritives essentielles nécessaires à l'organisme) et on ne peut pas vivre exclusivement de viande. Pourtant il faut manger beaucoup de pain et par suite imposer une lourde charge à l'estomac pour obtenir l'équivalent nutritif d'un morceau de viande. Aussi, l'on comprend que les estomacs un peu délicats s'abstiennent de la ration ordinaire de pain.

L'ouvrier français mange beaucoup de pain ; l'ouvrier anglais, au contraire, mange plus de viande et souvent il remplace le pain par la pomme de terre.

Pour fabriquer le pain, on pétrit la farine avec de l'eau, du sel et un peu de levain, c'est-à-dire de la pâte déjà aigrie. Ce levain renferme des microbes, des Champignons qui produisent une sorte de fermentation de la pâte et y font naître des gaz qui vont y rester emprisonnés sous forme de bulles. Ces bulles de gaz augmentent le volume de la pâte, la font *lever,* et forment les *yeux* du pain. La pâte placée dans le four, subit la cuisson à une température de 250° pour la croûte et de 70° pour la mie. La croûte, qui a été portée à une température plus élevée, renferme moins d'eau que la mie : elle est donc plus nutritive. La cuisson a pour effet de purifier le pain en détruisant les microbes que contenaient la farine et l'eau. Un pain de bonne qualité ne doit pas contenir plus de 35 pour 100 d'eau. Le pain qui est insuffisamment cuit en contient davantage : il est donc mauvais, car il est moins digestif, parce qu'étant pâteux il se laisse difficilement pénétrer par les sucs digestifs, et moins nutritif, parce qu'il contient trop d'eau. Il peut causer de véritables indigestions, surtout quand il est chaud. Dans ce cas sa mie est pâteuse et colle aux doigts quand on l'écrase entre le pouce et l'index. Le bon pain est léger : sa mie est élastique, elle ne colle pas aux doigts, et légèrement comprimée elle reprend lentement son volume ; sa croûte est dorée, épaisse, cassante et bien adhérente à la mie ; il ne contient pas de grumeaux blanchâtres et dans la soupe il absorbe le bouillon sans se délayer.

La farine de Blé est souvent falsifiée à l'aide de matières non nuisibles, comme des farines de qualité inférieure, ou bien encore des fécules bon marché ; mais ce qui est plus grave, c'est qu'on utilise parfois des poudres minérales telles que la craie, le plâtre, le kaolin. On cite, en Pensylvanie, quatre usines qui préparent une poudre minérale savonneuse destinée à la falsification du pain.

Le ***Seigle***, cultivé dans les terres pauvres et dans les montagnes, donne une farine moins nutritive. Mélangée avec celle du Blé, cette farine sert à faire le *pain bis* ou *pain de ménage*, qui est savoureux et d'une odeur agréable. Mélangée avec du miel et des substances aromatiques, elle donne le *pain d'épice*.

L'***Avoine*** donne une farine riche en matières azotées, dont on fait en Bretagne et en Irlande un pain noir peu digestif.

Le ***Maïs*** (*fig*. 25) donne une farine riche en matières grasses; mais elle ne peut servir à la fabrication du pain, car elle ne *lève* pas. On la consomme en bouillie (*polenta*) ou en galettes (*gaudes*).

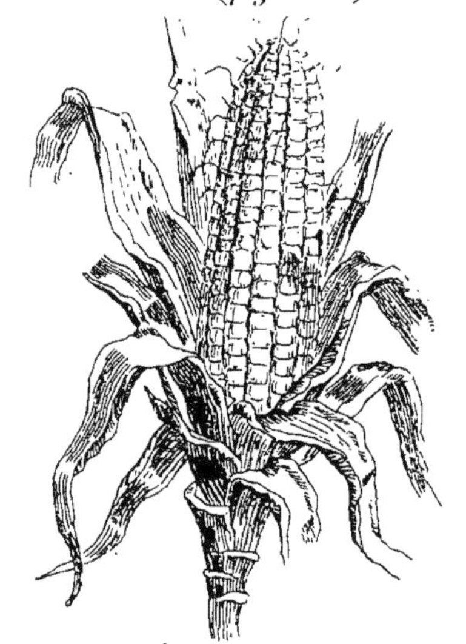

FIG. 25. – Épi de grains de Maïs.

Le ***Riz*** est surtout cultivé dans les pays chauds et marécageux. Ses graines riches en matières féculentes constituent un excellent aliment qui est la base de la nourriture des habitants de la Chine et de l'Indo-Chine. Il est en quelque sorte le *Blé des tropiques*. Il réussit admirablement dans notre colonie de l'Indo-Chine, dont il est la principale richesse. Ainsi l'Indo-Chine a exporté, en une année, vers la Chine et la France, 1 200 000 tonnes de Riz.

Racines comestibles. — C'est surtout la famille des Crucifères qui fournit des racines comestibles. Citons : le *Radis*, dont la saveur piquante est due à une matière sulfurée, âcre et stimulante ; le *Navet* ; le *Chou-Rave*.

On peut encore citer des racines appartenant à d'autres familles : le *Salsifis* ; la *Carotte* ; la *Betterave* (*fig*. 26). De cette dernière on extrait du sucre, et sa culture a pris une importance énorme dans le Nord de la France. On fabrique, en effet, chaque année plus de 50 millions de quintaux de sucre, et l'industrie sucrière occupe dans notre pays environ 65 000 ouvriers d'usine, 110 000 ouvriers de culture et 100 000 Bœufs, qui produisent environ 30 millions de kilogrammes de viande. La Russie, l'Allemagne, l'Autriche et la France sont les quatre grands pays producteurs de Betteraves.

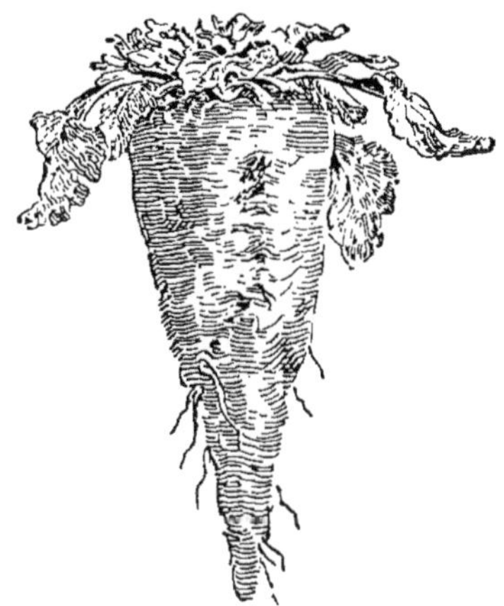

Fig. 26. — Betterave sucrière.

Enfin, nous citerons le *Manioc*, dont la racine fournit un aliment précieux pour les pays tropicaux ; et l'on peut dire qu'il joue chez les indigènes de l'Afrique centrale le rôle du Blé chez les Européens. Crue, la racine est vénéneuse ; mais cuite ou ayant subi une sorte de fermentation, elle devient comestible. Cette racine sert aussi à fabriquer le tapioca.

Tiges comestibles. — La plupart des tiges qui servent dans l'alimentation sont souterraines et renflées sous forme de tubercules. Les plus importantes sont la *Pomme de terre*, le *Topinambour*, le *Crosne*, la *Patate*.

La ***Pomme de terre*** est une plante originaire de l'Amérique du Sud, où on la trouve partout à l'état sauvage. Son tubercule n'est pas une racine, mais un fragment de tige souterraine renflé et contenant de nombreux grains d'amidon. La Pomme de terre contient peu de matières azotées ; mais elle est riche en fécule et n'en constitue pas moins un aliment très sain. Il est bon de la mélanger à des aliments albuminoïdes tels que du lait, de la viande. Elle renferme environ : 75 pour 100 d'eau, 20 pour 100 de fécule et 2 pour 100 de matières azotées.

Elle fut introduite en Europe en 1586 par le navigateur anglais Drake ; mais son emploi dans l'alimentation rencontra de vives résistances, ce qui s'explique, car les plantes voisines de la Pomme de terre contiennent des poisons violents. Ce fut en vain qu'on servit ce tubercule sur la table de Louis XIII dès 1616, et que Louis XVI donna l'exemple en en mangeant à tous les repas. Ce fut Parmentier qui, vers la fin du XVIIIe siècle, réussit à populariser le précieux aliment. Pour cela il eut l'ingénieuse idée de faire garder un champ de Pommes de terre par des soldats. Aussitôt tout le monde voulut manger le légume si bien surveillé ; et grâce à la négligence voulue des gardes, de nombreux maraudeurs pillèrent le champ et purent se convaincre des qualités nutritives de ce tubercule, qui est devenu aujourd'hui un aliment de première nécessité.

En France, la Pomme de terre est cultivée sur une étendue de 1 500 000 hectares et produit environ 130 millions d'hectolitres de tubercules. L'Allemagne en récolte environ 300 millions d'hectolitres, et la Russie 200 millions. Souvent la récolte est compromise par une maladie due à un champignon parasite, le *Phytophtora infestans*, dont la présence est indiquée par des taches noires sur les feuilles et que l'on combat à l'aide de *bouillies* contenant des sels de cuivre.

Le ***Topinambour*** a des tubercules qui contiennent une matière nutritive appelée *inuline* dont la composition est la même que celle de l'amidon, mais dont les propriétés physiques sont différentes.

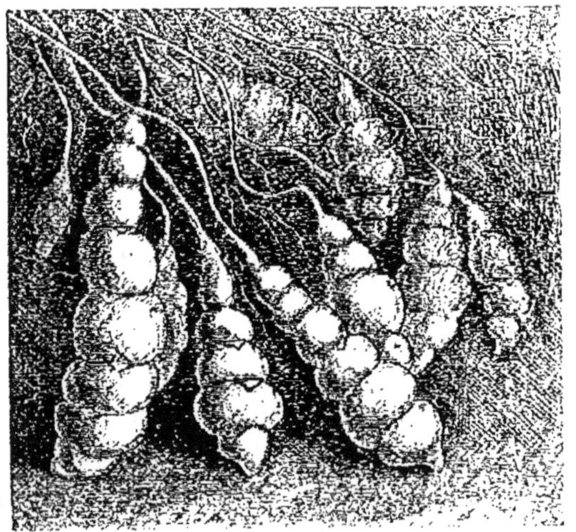

Fig. 27. — Crosnes.

Le ***Crosne*** (*fig.* 27), originaire du Japon et acclimaté depuis quelques années dans notre pays, a un petit tubercule d'un goût assez délicat et renfermant surtout des sucres.

La ***Patate*** (*fig.* 28) a de gros tubercules féculents comme la Pomme de terre : aussi remplace-t-elle souvent celle-ci dans les pays tropicaux.

Certaines tiges aériennes servent également dans l'alimentation ; telles sont l'*Asperge* et la *Canne à sucre*.

L'***Asperge*** (*fig.* 29) a de nombreux rhizomes connus sous le nom de *griffes*, qui développent, au printemps, de petites pousses aériennes comestibles. La partie tendre de ces pousses, couverte de petites écailles, représente le bourgeon terminal : c'est ce que nous mangeons. Cet aliment, assez riche en matières azotées, agit sur la sécrétion de l'urine. Argenteuil, Laon, Orléans sont des centres de production d'asperges renommées.

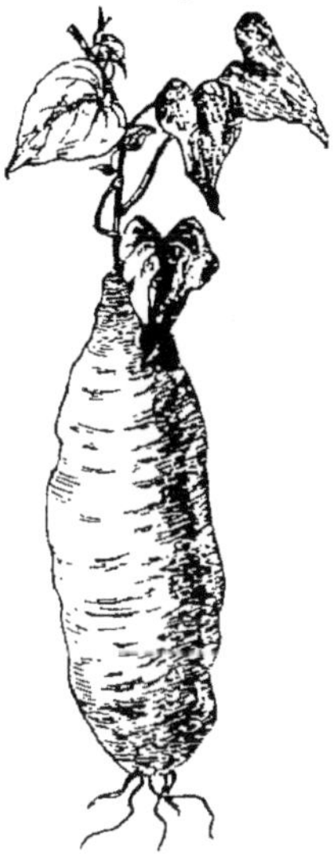

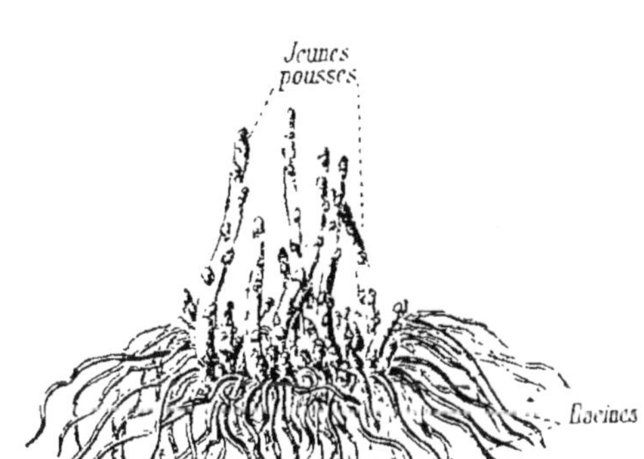

Fig. 28. — Patate.

Fig. 29. — Asperge.

La *Canne à sucre*, qui est cultivée dans les pays chauds, contient dans la moelle de sa tige un jus sucré d'où l'on extrait le *sucre*, tandis que le résidu ou mélasse donne, par la fermentation et la distillation, le *rhum*. La culture de cette plante, qui a fait autrefois la fortune des colonies européennes, subit depuis de nombreuses années une crise due non seulement aux Insectes parasites qui ravagent les plantations, mais surtout à la concurrence de la Betterave, dont l'exploitation a pris un essor prodigieux en Europe.

Feuilles comestibles. — Les aliments fournis par les feuilles sont ordinairement peu nutritifs, car ils contiennent une grande quantité d'eau, environ 90 pour 100. Énumérons-en seulement quelques-uns.

Le *Chou* tient le premier rang par son utilité. Aussi, cultivé dès la plus haute antiquité, il présente de nombreuses races. La réserve alimentaire peut être accumulée dans les feuilles du bourgeon terminal comme dans le *Chou commun* (*fig.* 30), ou dans les bourgeons latéraux, comme dans le *Chou de*

Bruxelles (*fig.* 31), ou bien enfin dans l'inflorescence, comme dans le *Chou-fleur* (*fig.* 32). Les feuilles de Chou coupées en fragments et mises dans un tonneau où elles fermentent donnent la *choucroute*.

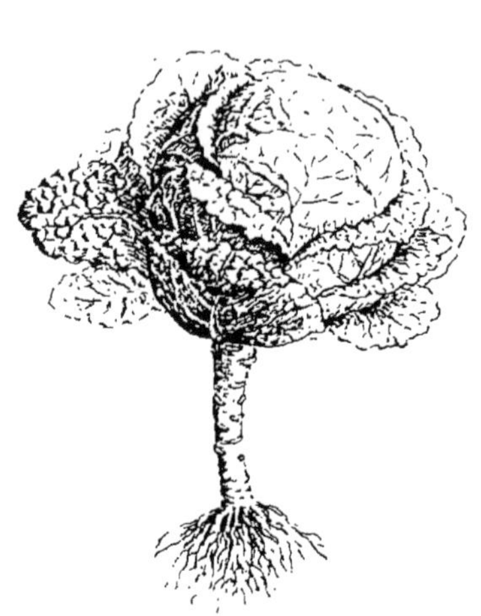

FIG. 30. — Chou commun.

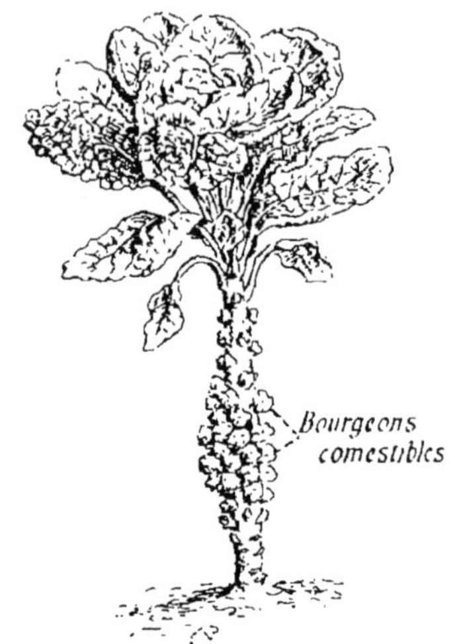

FIG. 31. — Chou de Bruxelles.

Les feuilles de l'*Oseille,* qui contiennent de l'oxalate de potassium, et celles de l'*Épinard,* qui constituent un aliment rafraîchissant et laxatif, sont mangées cuites. D'autres, au contraire, sont mangées crues, en salade ; les principales sont : la *Laitue,* qui contient un principe amer, le *lactucarium*, doué des propriétés soporifiques de l'opium ; la *Chicorée,* avec ses nombreuses races, telles que la *Chicorée sauvage,* dont les jeunes pousses développées dans l'obscurité fournissent la salade dite *Barbe de capucin,* et que l'on cultive dans le Nord de la France et en Belgique pour sa racine qui, torréfiée, est mélangée au café ; la *Scarole,* la *Chicorée frisée,* etc. ; le *Cardon ;* le *Pissenlit ;* la *Mâche ;* le *Céleri*. Enfin, le *Cresson,* qui pousse sur le bord des ruisseaux, et dont les

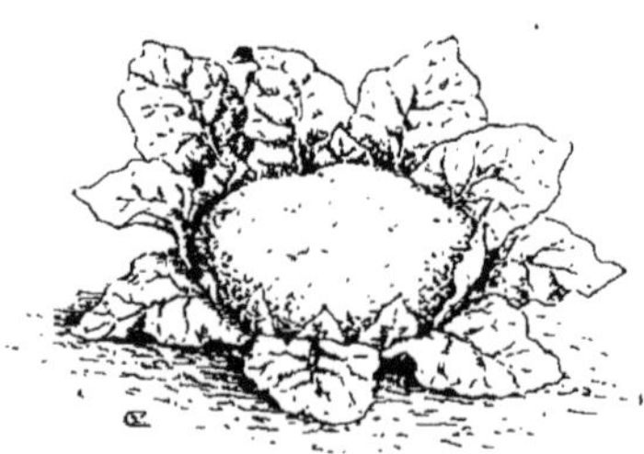

FIG. 32. — Chou-fleur.

cuivre ne sont pas dangereux, à la condition d'être bien étamés; ils ont l'avantage, étant bons conducteurs de la chaleur, de répartir celle-ci d'une façon uniforme autour de la viande. Les ustensiles émaillés sont excellents, à la condition que l'émail soit solide, car s'il tombe en petites écailles aux arêtes aiguës, il pourra produire des accidents dans le tube digestif. Enfin les vases en terre vernissée sont inoffensifs s'il n'entre pas de plomb dans la composition du vernis qui les rend imperméables. Quel que soit l'ustensile, il est évident qu'une extrême propreté est nécessaire si l'on veut que la digestion se fasse régulièrement et sans accident d'intoxication.

4° Les Boissons.

Nous avons vu qu'il y avait nécessité pour l'Homme de prendre des boissons afin de rendre à l'organisme l'eau qu'il a perdue (environ 2 500 grammes par jour). Cette nécessité se manifeste par un besoin impérieux, la *soif*. Avoir soif, c'est en réalité, avoir besoin d'eau. Aussi rien n'étanche mieux la soif, nous l'avons déjà dit, qu'un verre d'eau fraîche et pure.

La boisson par excellence est l'eau, et l'on peut vivre et travailler en ne buvant que de l'eau. C'est la boisson physiologique normale, la seule qui réponde à un besoin de l'organisme. Et cependant nos préjugés sur ce point sont tels que nous éprouvons un sentiment pénible à donner un verre d'eau à quelqu'un qui nous demande à boire. C'est que depuis les temps les plus reculés l'Homme ne s'est pas contenté de cette boisson naturelle : il a recherché des liquides plus parfumés et plus excitants. Ces liquides, ordinairement peu nutritifs, ont surtout la propriété de stimuler l'organisme, c'est-à-dire d'exciter le système nerveux. Aussi, s'ils rendent de grands services quand on les emploie judicieusement et modérément, ils engendrent au contraire, si on en abuse, de véritables maladies, dont l'alcoolisme est le plus triste exemple.

Les différentes boissons peuvent être rangées en quatre groupes: *boissons aromatiques, fermentées, distillées,* et *liqueurs.*

Boissons aromatiques. — Les boissons aromatiques sont des infusions ou des macérations de feuilles ou de graines de certaines plantes.

Les plus importantes sont le *café*, le *thé* et le *cacao*.

En France, c'est le café qui est le plus répandu, tandis qu'en Angleterre c'est le thé, et en Espagne le cacao. Nous laisserons de côté le cacao, dont nous avons parlé à propos du chocolat.

Le café et le thé sont des *aliments nerveux*, c'est-à-dire que par l'excitation qu'ils produisent sur le système nerveux, ils facilitent le travail intellectuel et réveillent l'activité chez les ouvriers affaiblis par un travail excessif. Ces boissons sont donc de puissants auxiliaires dans la lutte de tous les jours. Mais si précieuse que soit leur action bienfaisante, elle peut devenir dangereuse par l'abus. Cet abus, en effet, provoque des maux d'estomac, de l'insomnie, de violentes palpitations de cœur, des tremblements et même de véritables crises nerveuses.

On nous permettra pourtant de citer à ce propos la réponse que faisait Fontenelle à un médecin ennemi du café et qui le considérait comme un poison. « Il faut avouer, disait-il, que c'est un poison bien lent, car j'en bois plusieurs tasses par jour depuis quatre-vingts ans, et ma santé n'en est pas altérée. » Nous pourrions ajouter que Voltaire était dans le même cas.

Le *café* est obtenu par une infusion de la poudre des grains torréfiés du *Caféier* (*fig.* 73), arbrisseau cultivé aujourd'hui dans toutes les régions tropicales. Son fruit est une baie rouge de la grosseur d'une petite cerise et renfermant deux graines qui sont les grains de café. Le grain de café fraîchement cueilli contient peu de parfum, mais celui-ci se développe à mesure que la graine vieillit. L'eau dont on se sert pour préparer le café dissout mieux l'huile aromatique si elle contient un peu de bicarbonate de soude ; c'est

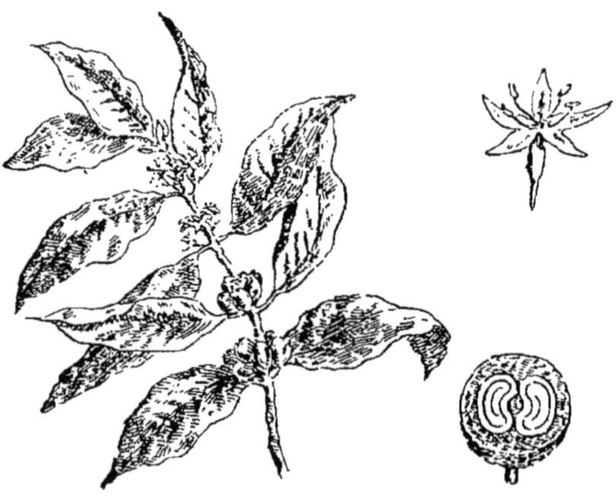

FIG. 73. — Rameau, fleur et fruit du Caféier.

pour ce motif que le café est si apprécié à Vichy, dont les eaux renferment cette substance.

Non seulement le café facilite et active la digestion, mais il est un contrepoison utile dans certains empoisonnements alimentaires, et aussi pour combattre les excès alcooliques et les effets de la nicotine chez ceux qui abusent du tabac.

Le café a une légende que vous connaissez peut-être, mais que je reproduis quand même, car elle est amusante. Un musulman avait remarqué que les derviches s'endormaient toujours pendant les offices et qu'il était impossible de les arracher au sommeil. Il en était indigné. Aussi rencontrant un pâtre qui conduisait des chèvres, il lui confia son inquiétude. Or, le pâtre avait remarqué que lorsque ses chèvres mangeaient les fruits d'un certain arbrisseau, elles ne dormaient plus, elles étaient agitées et sautaient toute la nuit. Ce fut un trait de lumière pour le musulman, qui s'empressa de récolter les fruits de l'arbrisseau et de les faire bouillir dans l'eau, qu'il offrit ensuite aux derviches. L'effet fut merveilleux : les derviches ne dormaient plus, pas même aux offices... et le café était découvert.

La première tasse de café fut prise en France par Louis XIV, en 1644 ; la livre coûtait alors 140 francs et n'était à la portée que des bourses royales. Mme de Sévigné s'est doublement trompée en écrivant : « Racine et le café passeront », car le café est devenu tout à fait populaire, et on en importe en France 120 millions de kilogrammes par an, dont un million à peine est produit par nos colonies. C'est le Brésil qui fournit le plus de café, puis Java et les Antilles.

Nous avons décrit dans notre Botanique la culture du Caféier et l'histoire curieuse de son acclimatation aux Antilles.

Le café, à cause de son prix élevé, est souvent falsifié. C'est particulièrement sur le café en poudre que la fraude s'exerce par l'addition de farine, de fécule, de poudre de glands ou de chicorée torréfiée. Le mélange de la poudre de chicorée n'est pas toujours considéré comme une fraude, car en Allemagne et dans le Nord de la France le café pur est peu apprécié ; le bon café doit contenir de la chicorée. C'est un préjugé inexplicable, car la chicorée n'a aucune des propriétés stimulantes du café.

On peut facilement reconnaître si la poudre de café est mélangée avec ces matières en mettant dans un verre d'eau une pincée de cette poudre : si elle est pure, elle surnage et ne s'imbibe que lentement ; si elle n'est pas pure, elle tombe au fond du verre et donne une coloration brune.

Il y a quelques années il existait à Hambourg une usine où l'on fabriquait du *café moulu* fait de vieux marcs mêlés à un peu de poudre de café et de caramel, et du *café en grains* fait de farines torréfiées, aromatisées, agglutinées avec de la dextrine, puis moulées.

Le ***thé*** est obtenu par une infusion de feuilles sèches d'un arbrisseau originaire de Chine (*fig.* 74). La même plante peut donner les deux sortes de thé : le *thé vert*, si les feuilles sont séchées à l'ombre et torréfiées pendant quelques minutes sur des plaques de tôle chaudes ; le *thé noir*, si les feuilles sont séchées au soleil, puis mises en tas pour subir une légère fermentation, et enfin torréfiées plus énergiquement. Le thé noir est moins aromatique que le thé vert, mais il est plus doux et moins excitant ; il produit moins l'insomnie que le thé vert. L'infusion de thé calme bien la soif, active la digestion et agit à la façon du café sur le système nerveux. Mais son abus cause des accidents nerveux et des troubles digestifs. Le passage de ce liquide chaud dans le tube digestif entraîne les aliments avant qu'ils ne soient digérés complètement ; par suite, la nutrition se fait mal et l'amaigrissement s'ensuit. Aussi les grands buveurs de thé sont maigres.

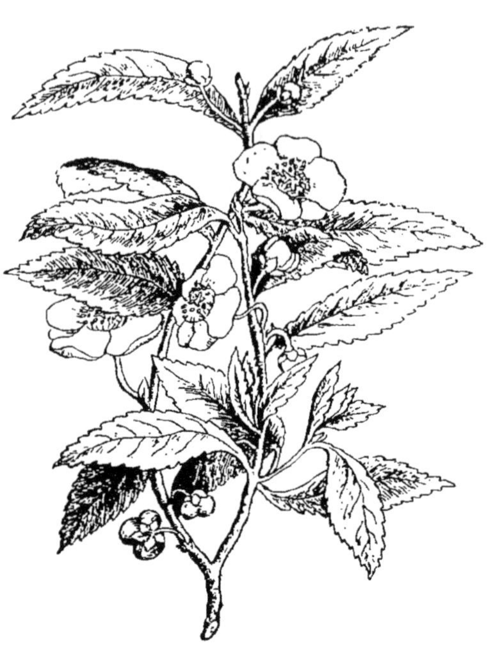

Fig. 74. — Rameau fleuri de Thé.

En France, on ne consomme annuellement que 800 000 kilogrammes de thé, c'est-à-dire 150 fois moins que de café. Le thé est, au contraire, très utilisé en Angleterre ; il y a même l'heure du thé, vers quatre ou cinq heures, le *five o'clock*, comme on l'appelle, et c'est presque une coutume nationale.

Le thé, même le fameux thé de la Caravane, est souvent falsifié avec des feuilles de Fraisier, d'Erable, de Frêne. On peut reconnaître ces feuilles en les plaçant dans l'eau, qui les ramène à leur état primitif, ce qui permet de les distinguer facilement.

Boissons fermentées. — Les boissons fermentées sont toutes à base d'alcool et proviennent de la décomposition des jus sucrés sous l'influence de Champignons appelés *Levures*. Cette décomposition, connue sous le nom de *fermentation alcoolique*, consiste dans le dédoublement du sucre en gaz carbonique qui se dégage et en alcool qui reste dissous dans le liquide.

Les boissons fermentées ne peuvent contenir qu'une quantité d'alcool limitée, car les Levures qui opèrent la transformation du sucre en alcool cessent de travailler à partir du moment où le liquide renferme 16 à 17 pour 100 d'alcool. Mais, par la distillation de ces boissons on peut obtenir des liquides aussi riches en alcool qu'on le désire, jusqu'à de l'alcool presque pur. Telle est la différence entre les *boissons fermentées* et les *boissons distillées*.

Trois boissons fermentées sont abondamment consommées en France. Ce sont : le *vin*, environ 50 millions d'hectolitres par an ; le *cidre*, 11 millions ; la *bière*, 10 millions.

I. Le vin. — Le vin est le produit de la fermentation du jus de raisin. Cette boisson, dont la Bible déjà recommandait l'usage, n'est pas nuisible à la santé, à la condition d'être prise à dose modérée. C'est la boisson française par excellence, et le vin n'est peut-être pas étranger à la gaieté franche et enjouée du Français, de même que la bière n'est peut-être pas étrangère au caractère mélancolique des peuples du Nord.

La France possède les plus beaux vignobles du monde, et parmi les plus renommés ceux du Bordelais, de la Bourgogne et de la Champagne. Environ 2 millions d'hectares sont cultivés en vignes et produisent plus de 30 millions d'hectolitres de vin par an.

Sa composition est très complexe. Il contient de l'*alcool* (6 à 15 pour 100) ; une petite proportion de *tanin*, de *crème de tartre*, de *glycérine*, d'*essences* et d'*éthers*, qui font de cette boisson à la fois un excitant et un aliment. Excitant par son alcool, « il nous nourrit par sa crème de tartre et ses phosphates qui fournissent à nos cellules la potasse et le phosphore nécessaires, et par la glycérine qui sert à la production des graisses ; il nous convient aussi par les éthers qui le parfument, il nous soutient par ses matières tanniques et colorantes qui nous tonifient à la façon du quinquina et qui activent les fonctions de l'estomac. » (*A. Gautier.*)

Mais tout cela n'est vrai que du bon vin naturel et pris à dose modérée. Falsifié et pris en trop grande quantité, il devient, au contraire, un danger que nous préciserons plus loin à propos de l'alcoolisme.

La composition du vin varie suivant qu'il est rouge ou blanc. Le *vin rouge* s'obtient en faisant fermenter le jus sucré au contact de la grappe et des enveloppes des grains ; l'alcool qui se forme dissout la matière colorante rouge des enveloppes et une certaine quantité de tanin. Aussi le vin rouge est-il essentiellement tonique. Le *vin blanc* est obtenu en faisant fermenter le jus de raisin seul, isolé des grappes et de la peau des grains ; il est pauvre en tanin, mais assez riche en crème de tartre, ce qui le rend diurétique.

La quantité d'alcool contenue dans 100 parties de vin est ce qu'on appelle le *degré alcoolique* du vin. Ce degré varie, depuis 6 dans les vins du Centre, par exemple, jusqu'au-dessus de 15 dans les vins du Midi.

Les vins contenant plus de 15 pour 100 d'alcool sont appelés *vins de liqueur*. Tels sont : le Banyuls, 17° ; le Madère, 20° ; le Marsala, 23°. Ces vins, sauf le Banyuls qui est d'origine française, viennent de l'étranger : l'Espagne nous envoie ses Malagas et ses Xérès ; le Portugal, ses Portos et ses Madères ; la Sicile, ses Marsalas.

A Paris, le vin vendu au détail, sans indication d'origine, doit renfermer au moins 10 pour 100 d'alcool. Bien peu de vins de vendanges satisfont à cette condition ; on est donc obligé de faire des mélanges qu'on appelle des *coupages*.

Pour régulariser la fermentation, pour obtenir une coloration plus vermeille et rendre plus facile la conservation du vin, on ajoute du plâtre. Les vins plâtrés supportent mieux les chaleurs et les transports. Aussi le *plâtrage* se fait-il couramment dans le Midi. Mais l'usage continu du vin plâtré étant dangereux pour l'intestin et surtout pour les reins, une loi du 1er avril 1891 exige que la quantité de plâtre ne dépasse pas 2 grammes par litre.

Falsifications. — A l'heure actuelle le vin naturel est si bon marché qu'on ne fabrique plus cette boisson comme on le faisait il y a quelques années. Pourtant on peut encore faire subir aux vins quelques falsifications telles que le *mouillage*, le *vinage* et le *sucrage*.

Le *mouillage* consiste à ajouter au vin naturel une certaine quantité d'eau, ce qui fait baisser le degré alcoolique; on est alors amené à relever celui-ci en ajoutant de l'alcool : c'est ce qu'on appelle le *vinage*. Le mouillage appelle forcément le vinage. Or, le vinage est dangereux, car il se fait avec des alcools industriels à bon marché, mal rectifiés et contenant des produits toxiques. Le vin qui était inoffensif devient nuisible par les troubles organiques qu'il provoque.

Le mouillage entraîne encore une autre falsification, car on ajoute aux vins mouillés qui ont perdu de leur couleur des *matières colorantes*. Elles peuvent être inoffensives, comme les baies de Sureau et le Campêche ; mais elles sont dangereuses lorsqu'elles proviennent de la houille, comme la fuchsine.

On pratique aussi le *sucrage*, c'est-à-dire qu'on ajoute du sucre au jus de raisin afin d'augmenter la proportion d'alcool. Ce ne serait pas répréhensible si l'on ajoutait du sucre ordinaire, mais on emploie souvent des glucoses commerciaux, impurs, qui donnent en fermentant des produits toxiques.

Enfin, on donne souvent aux vins des *bouquets artificiels* à l'aide d'essences ou d'éthers qui sont des poisons. On donne ainsi à des vins de qualité inférieure le bouquet des crus les plus fameux de Bourgogne et de Bordeaux.

Maladies. — Il ne suffit pas d'avoir du bon vin naturel, il faut encore le conserver sans qu'il s'altère ; car il ne s'améliore pas toujours en vieillissant, et malgré les soins qu'on lui prodigue, il prend souvent des maladies, telles que la *piqûre*, la *graisse*, la *pousse*, la *tourne*, l'*amertume*, etc. Le vin malade devient alors nuisible à l'organisme.

Les découvertes de Pasteur ont montré que ces maladies étaient causées par des microbes qui se trouvent partout, même dans le vin le plus robuste, mais qui se développent seulement quand les circonstances sont favorables. Ainsi dans un vin maintenu dans une cave bien fraîche, les germes ne se développent pas et tombent dans la lie, dont on devra se débarrasser par des soutirages. Ces soutirages, de même que l'embouteillage du vin, ne devront être faits que lorsque la pression atmosphérique sera élevée, de façon qu'elle maintienne les gaz en dissolution dans le vin.

II. Le cidre. — Le cidre est obtenu par la fermentation du jus de pomme. C'est la boisson habituelle en Normandie, en Bretagne et en Picardie. Il est d'abord sucré et mousseux, puis il devient aigre quand la fermentation est terminée. Son degré alcoolique moyen est 5. Les sels de potasse qu'il contient lui donnent des propriétés purgatives et diurétiques.

Le cidre s'altère facilement : il *file* et devient visqueux s'il ne contient pas assez de tanin, ni d'alcool ; il *noircit* s'il contient trop de sels alcalins, ce que l'on peut éviter en ajoutant de l'acide tartrique.

La production annuelle de cette boisson représente, en France, une valeur de 120 millions de francs.

III. La bière. — La bière provient de la fermentation du moût sucré de l'orge. On l'aromatise avec du houblon qui lui communique une amertume particulière. Son degré alcoolique moyen est 5. Elle est riche en matières nutritives, mais elle n'a pas les propriétés stimulantes du vin. A faible dose, elle excite l'appétit; mais à forte dose, elle dilate l'estomac et produit des troubles digestifs.

Les falsifications de la bière sont nombreuses : la plus fréquente consiste à remplacer le moût sucré de l'orge par des glucoses impurs qui donnent des produits nuisibles ; on remplace aussi le houblon par d'autres substances amères, telles que l'acide picrique, le Buis, la Gentiane, etc. ; enfin, pour conserver la bière, qui s'altère facilement, on ajoute de l'acide salicylique, matière dangereuse.

La production de la bière en France dépasse 10 millions d'hectolitres par an, mais l'Allemagne en fabrique 60 millions et l'Angleterre 70.

Le tableau suivant montre bien les qualités nutritives du vin, du cidre et de la bière.

	VIN	CIDRE	BIÈRE
Degré alcoolique.	10	5	5
Matières solides totales par litre.	20gr	40gr	50gr
Matières minérales, par litre. . .	2	2,8	2,5
Sucre. — . . .	1,5	8	16
Dextrine. — . . .	»	»	22
Tartre. — . . .	2,05	»	»
Albumine. — . . .	traces	traces	5
Acides. — . . .	5	4,5	2
Gaz carbonique. —	traces	traces	2

En résumé : le *vin* est la boisson fermentée la plus alcoolique, la plus acide, la plus tonique ; le *cidre* est moins alcoolique et plus rafraîchissant ; la *bière* est la plus nutritive, non seulement par ses matières solides, mais par son sucre et sa dextrine, et enfin par les 5 grammes d'albumine qui correspondent à environ 20 grammes de viande.

Boissons distillées. — Les boissons distillées sont obtenues par la distillation des liquides fermentés. On les range en deux groupes : les *eaux-de-vie naturelles* et les *alcools industriels*.

I. Les eaux-de-vie naturelles. — Elles ont des origines diverses, mais toutes sont tirées des boissons fermentées par une simple distillation. Leur degré alcoolique varie de 38 à 62.

Les plus communes sont :

L'eau-de-vie de vin, qui était jadis la seule connue en France et qui s'obtient par la distillation du vin : celle de la Charente est particulièrement renommée sous le nom de *cognac* ou *fine champagne*.

L'eau-de-vie de marc, provenant de la distillation des marcs de raisins ; celle de Bourgogne est la plus recherchée.

L'eau-de-vie de cidre ou *Calvados*, obtenue par la distillation du cidre et fabriquée surtout en Normandie.

L'eau-de-vie de fruits, retirée des jus sucrés et fermentés de certains fruits, telles que les cerises qui donnent le *kirsch* et les prunes qui fournissent l'eau-de-vie de *couetsche;* elle est abondamment produite dans l'Est de la France.

II. Les alcools industriels. — Ces alcools sont extraits de substances diverses telles que du sucre de la Betterave, de l'amidon de la Pomme de terre ou de Céréales. Une fois l'alcool obtenu au moyen de procédés compliqués, il est amené au degré exigé par le commerce, puis coloré et aromatisé par des essences.

Depuis quelques années les alcools d'industrie ont remplacé presque entièrement les eaux-de-vie de vin qui étaient moins dangereuses. Les alcools industriels contiennent, en effet, des alcools dits *supérieurs* pour des raisons chimiques, mais en réalité plus toxiques que l'alcool de vin. Ces impuretés donnent à l'alcool qui les renferme un goût désagréable ; d'où le nom d'*alcool mauvais goût* qui lui est souvent donné. A la distillation, les impuretés passent, soit au commencement, soit à la fin de l'opération, d'où les noms de *produits de tête* et de *queue* sous lesquels on les désigne.

On peut par un travail compliqué enlever ces produits et obtenir de l'alcool pur : on dit alors qu'il est *rectifié*. La rectification n'est obtenue d'une façon parfaite que dans les usines bien outillées ; aussi la plupart des alcools d'industrie restent-ils impurs. Au point de vue toxique, c'est l'alcool extrait de la Pomme de terre qui tient le premier rang.

Les boissons distillées sont donc nuisibles non seulement par leur alcool, mais par les impuretés qu'elles contiennent et surtout par les essences toxiques avec lesquelles on les aromatise. Certains kirschs, par exemple, sont fabriqués avec de mauvais alcools et une essence contenant de l'*acide prussique*, poison des plus violents. De même les distillateurs trouvent chez certains fabricants des *bouquets* spéciaux, gradués, pour cognacs ou rhums de qualités diverses.

Liqueurs. — Les liqueurs sont aussi redoutables, car pour les fabriquer on emploie presque toujours des alcools d'industrie dont on masque le mauvais goût par des essences aromatiques toujours toxiques. Par leur alcool et par leurs essences, elles deviennent donc un double poison. On les range en deux groupes : les liqueurs dites *apéritives*, et celles dites *digestives*. Aucune d'elles ne mérite d'ailleurs ces appellations.

I. Les liqueurs dites apéritives. — Elles sont nombreuses. Les plus importantes sont : l'*absinthe*, le *vermouth*, les *amers*, les *quinquinas*, etc.

La plus funeste de toutes est certainement l'*absinthe*, dont l'effet est si particulier qu'on a réservé à l'empoisonnement qu'elle produit un nom spécial : c'est l'*absinthisme*. Cette boisson agit par son degré alcoolique très élevé (60 à 72°) et surtout par les essences qu'elle renferme qui toutes ont des propriétés *stupéfiantes* et *épileptisantes*. Les principales des essences contenues dans cette boisson sont celles d'absinthe, d'anis, de menthe, de mélisse, etc.

La consommation de l'absinthe a augmenté, en France, dans des proportions effrayantes : elle était, en 1885, de 57 000 hectolitres ; en 1896, de 182 000, et elle est arrivée, en 1900, à 240 000, augmentant ainsi de 12 000 hectolitres par an. C'est un véritable poison national.

A côté de ces boissons si funestes, on doit placer un produit des plus toxiques et auquel on attribue bien à tort des propriétés réconfortantes ; c'est le *vulnéraire* ou *eau d'arquebuse*, qui renferme jusqu'à 18 espèces d'essences végétales, toutes plus ou moins toxiques.

II. Les liqueurs dites **digestives.** — Les plus importantes sont : la *chartreuse*, la *bénédictine*, le *curaçao*, le *kümmel*, le *cassis*, etc. Toutes, même prises à faible dose, sont nuisibles par leur degré alcoolique, par les essences qu'elles renferment, et parce qu'elles retardent la digestion plutôt qu'elles ne l'accélèrent.

Le tableau suivant indique la teneur en alcool de quelques liqueurs :

Absinthe.	72°	Amers.	40°
Chartreuse verte. .	57	Curaçao.	39
Kümmel.	50	Liqueurs ordinaires.	28
Chartreuse jaune. .	43	Cassis.	20
Bénédictine. . . .	43	Vermouth.	17

Ivresse et alcoolisme. — Avant d'indiquer les dangers de l'alcoolisme, il est nécessaire d'établir une distinction entre l'*ivresse* et l'*alcoolisme*.

L'*ivresse* est une crise passagère due à une trop grande absorption de boissons fermentées ou distillées. Elle passe par plusieurs phases : c'est d'abord la *période d'excitation générale*, marquée par de la gaieté ; puis c'est la *période d'abandon*, pendant laquelle l'intelligence va en s'affaiblissant ; enfin, c'est la *période de dépression*, pendant laquelle l'individu s'affale et tombe dans l'hébétement et l'abrutissement. Si dégradante qu'elle soit au point de vue moral, l'ivresse, si elle reste un fait isolé, peut ne pas avoir de conséquences au point de vue physiologique.

Au contraire, l'ivresse répétée cause les désordres les plus profonds, affaiblit les forces physiques et les facultés intellectuelles et conduit sûrement à l'*alcoolisme*, qui engendre les maux les plus variés. On peut aussi devenir alcoolique sans jamais avoir été ivre. Prenons comme exemple l'homme pour qui l'*heure de l'apéritif* est plus sacrée que l'heure de la promenade ; il ne déteste pas non plus le vin, ni les liqueurs, et c'est avec empressement qu'il saisit tous les prétextes pour boire ; il boit le matin, il boit dans la journée, il boit le soir ;

il ne se grise jamais et conserve toujours un aspect correct ; mais l'usage habituel et continu de l'alcool a fait de lui un alcoolique sans le savoir.

Sachons donc que celui qui boit chaque jour une quantité immodérée de boissons fermentées devient alcoolique, et que celui qui use des boissons distillées et particulièrement des apéritifs le devient plus sûrement encore.

Le *buveur d'autrefois* usait seulement du vin, et si son teint était enluminé et son nez bourgeonnant, son ivresse était passagère et gaie. Le *buveur d'aujourd'hui*, au contraire, est triste et méchant : c'est qu'il a remplacé le vin par l'alcool, et que si le bon vin donne parfois de l'esprit et de la gaieté, l'alcool détruit les intelligences les plus robustes et abaisse l'homme au niveau de la brute ; c'est que si l'alcool s'attaque aux organes de la nutrition, il frappe encore plus le cerveau, bouleverse et ruine l'intelligence, amène l'oubli de tous les devoirs et pousse jusqu'au crime et à la folie.

Aucune fonction n'échappe à l'œuvre de destruction de l'alcoolisme. En déprimant l'organisme, il diminue sa résistance, il le rend plus apte à contracter les maladies. Il est une des causes fréquentes de la tuberculose. Il complique et aggrave toutes les maladies aiguës : une fièvre typhoïde, une pneumonie, un érysipèle, qui seraient bénins chez un homme sobre, tuent souvent le buveur alcoolique. Chez ce dernier une opération chirurgicale est toujours grave et les blessures se guérissent difficilement.

Enfin, l'alcoolique ne fait pas de tort qu'à lui-même, car ses enfants sont menacés d'idiotie ou d'épilepsie, ou bien encore ils sont emportés par la méningite tuberculeuse ou par la phtisie.

Pour se convaincre que les effets de l'alcool s'étendent à la famille et à la race, qu'ils frappent de dégénérescence, il suffit de suivre pendant deux ou trois générations une famille d'alcooliques. A la première génération la taille diminue, le désir de boire augmente, les forces physiques et intellectuelles s'affaiblissent, les maladies nerveuses apparaissent. A la seconde, on a des dégénérés, des idiots, des épileptiques. Quant à la troisième génération, elle disparaît sans laisser d'enfants.

Enfin, il est utile de faire une triste constatation : c'est que si la France est dépassée par quelques nations du nord de l'Europe, au point de vue de la consommation de l'alcool, il n'en est pas moins vrai que chez nous l'*alcoolisme va sans cesse en augmentant alors qu'il diminue dans tous les autres pays*.

En 1830, un Français buvait en moyenne		1^lit	d'alcool absolu par an.
1840,	—	1,5	
1860,	—	2,4	
1880,	—	3,8	
1890,	—	4,4	
1900,	—	5	

Il n'est pas sans intérêt de placer à côté de ces chiffres ceux qui ont rapport aux cabarets, dont le nombre suit aussi une progression croissante : en 1830, 280 000 cabarets ; en 1860, 350 000 ; en 1890, 415 000 et actuellement plus de 500 000. A Paris, il y a un cabaretier par trois maisons ; dans le département du Nord, un cabaretier pour 15 hommes adultes.

La consommation des boissons distillées ne se fait pas en France d'une façon uniforme (*fig.* 75) : c'est dans la Seine-Inférieure, l'Oise et le Calvados qu'elle est la plus accusée, et c'est dans les pays vignobles qu'elle est la plus faible. Il est important de remarquer que dans les chiffres donnés plus haut et inscrits sur la carte, il n'est tenu compte que des boissons distillées, mais si nous leur ajoutions l'alcool des boissons fermentées, ils seraient fortement grossis. Enfin, pour approcher davantage de la réalité, il faudrait encore leur ajouter l'alcool qui échappe à l'estimation officielle et qui est produit par les *bouilleurs de cru*, c'est-à-dire par les propriétaires qui convertissent en eau-de-vie le produit, le cru, de leurs vignobles ou de leurs arbres fruitiers. Leur nombre est passé en 20 ans de 150 000 à 900 000. En somme, on peut évaluer la production totale de l'alcool à 3 millions d'hectolitres par an, ce qui représente plus de 6 millions d'hectolitres d'eau-de vie.

Jusqu'à ces dernières années l'alcoolisme semblait se localiser dans les pays industriels et maritimes, mais avec les bouilleurs de cru et grâce aux distillateurs ambulants qui sillonnent nos campagnes, distillant les fruits et les marcs de raisins, les paysans peuvent s'empoisonner en famille. C'est au tour de la population des campagnes d'être touchée par le poison, elle qui constituait comme une réserve d'énergie pour notre pays.

En résumé, l'alcoolisme empoisonnant notre société actuelle et compromettant l'avenir de la société de demain est bien un péril social ; car il n'est pas douteux que « l'avenir est aux peuples sobres ». La lutte contre ce fléau est devenue un devoir, et c'est aux jeunes gens instruits qu'il appartient de faire connaître les dangers de ce vice dégradant et de servir eux-mêmes d'exemples en pratiquant la tempérance. Aussi bien, l'on ne saurait trop faire l'éloge des sociétés scolaires de

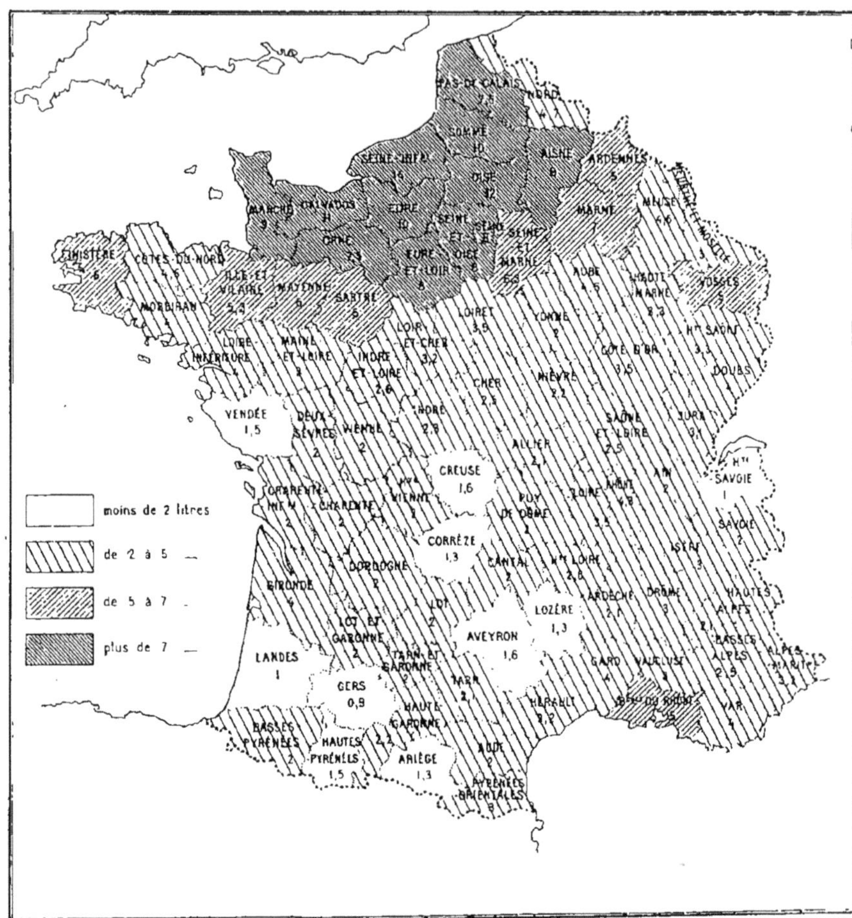

Fig. 75. — Carte de la consommation des boissons *distillées* en France.

tempérance, qui combattent l'alcoolisme avec plus d'efficacité peut-être que l'enseignement parce qu'elles disposent des moyens puissants de l'association : l'exemple, l'émulation et le respect de l'engagement tenu.

L'alcoolisme et la digestion. — L'alcoolisme s'attaque à tous les organes, mais avec une intensité variable selon la nature des boissons. Chez les buveurs de vin ce sont les troubles digestifs qui prédominent ; tandis que chez les buveurs d'eau-de-vie ou d'absinthe, ce sont les troubles nerveux qui d'emblée sont les plus accentués. D'ailleurs dans la vie courante, l'alcoolique subit un empoisonnement mixte dû à l'action combinée des boissons fermentées et distillées.

Chez les buveurs de vin, la langue est rouge et fendillée ; la bouche est amère et pâteuse ; la voix graillonne ; la paroi de l'estomac durcit et ne sécrète plus suffisamment de suc gastrique, de sorte que les digestions sont lentes et pénibles ; l'estomac peut même s'ulcérer, c'est-à-dire présenter des plaies qui occasionnent des vomissements de sang et de vives douleurs ; l'intestin, quoique les boissons y séjournent peu, a des lésions qui se manifestent par de la diarrhée ou de la constipation; enfin, le foie devient dur, douloureux, et subit une altération profonde connue en médecine sous le nom de *cirrhose*. Pour toutes ces raisons, la nutrition se fait mal, et l'individu devient maigre ou obèse.

Les troubles causés par les boissons distillées et particulièrement par l'absinthe sont encore plus graves, surtout si l'alcool est pris à jeun. Aussi le petit verre du matin que beaucoup d'ouvriers prennent *pour tuer le ver*, est-il des plus nuisibles. L'appétit disparait ; l'amaigrissement se produit, et la faiblesse est telle que l'alcoolique devient la proie des maladies contagieuses. Toujours il est frappé le premier dans les épidémies. Souvent aussi il est victime de la terrible tuberculose, ce qui justifie cette pensée que « l'alcoolisme fait le lit de la tuberculose. »

L'alcool ingéré passe du tube digestif dans le sang et par suite dans les divers organes. On le retrouve dans les produits de sécrétion. Ainsi des expériences faites sur des animaux ont montré que l'alcool donné à une mère qui allaite ses petits se retrouve en partie dans le lait. D'où la nécessité pour une nourrice de s'abstenir de boissons alcooliques, sous peine de voir l'enfant donner, par un sommeil agité et une mauvaise nutrition, les premiers signes de l'alcoolisme.

Sous aucun prétexte nous ne devons donner d'alcool aux enfants. N'imitons pas les parents qui dès que leurs enfants sont indisposés font appel au flacon d'eau de mélisse ou de menthe. N'imitons pas non plus ceux qui pour récompenser les enfants de leur sagesse leur présentent un morceau de sucre imbibé d'alcool, leur réservant l'eau comme punition. Punir avec de l'eau, boisson physiologique, et récompenser avec du poison, est suffisamment caractéristique. Par ces procédés détestables les enfants sont préparés à l'alcoolisme. Si l'homme recherche les boissons alcooliques qui flattent son goût, c'est qu'il finit par les croire indispensables à son existence. « Vous savez comme moi, dit judicieusement M. Legris, qu'on boit à tout propos et que tout est prétexte à le faire. Pas de réunion de famille sans libations copieuses ; peu d'affaires qui puissent se traiter autrement qu'au café. On boit dans les circonstances les plus opposées sans aucun souci de la logique : l'hiver pour se réchauffer et l'été pour se rafraîchir ; on boit quand on est triste et tout autant quand on est gai ; on boit quand on est riche pour dépenser son argent et quand on est pauvre pour oublier sa misère. Boire semble être devenu notre fin principale sur la terre, et pour la majorité de nos concitoyens, l'homme qui se refuse à agir ainsi paraît un être anormal. De lui on dit : Il ne boit pas, c'est qu'il est malade. »

CHAPITRE III

HYGIÈNE DE L'ALIMENTATION

Il nous faut dire maintenant comment nous devons manger et surtout ce que nous ne devons pas manger. Pour cela nous étudierons successivement *l'éducation de l'appareil digestif*, les *intoxications alimentaires*, les *parasites* contenus dans les aliments et les *eaux contaminées*.

L'éducation de l'appareil digestif.

Les fonctions de l'organisme sont tellement liées les unes aux autres que l'altération de l'une se fait toujours sentir sur toutes les autres. Inversement, en agissant séparément sur chacune d'elles pour la perfectionner, nous améliorons les autres et produisons ainsi un état général meilleur.

Conditions nécessaires à une bonne digestion. — Les conditions nécessaires à l'accomplissement d'une bonne digestion sont fort utiles à connaître au point de vue de la santé. On sait, en effet, que les gens qui digèrent mal, qui ont un mauvais estomac, comme on dit volontiers, deviennent facilement tristes et maussades. Presque toujours ce sont des gens dont l'estomac a reçu une mauvaise éducation, étant jeunes ; car, nous ne devons pas l'oublier, nous avons l'estomac que nous nous faisons et que nos parents nous font en surveillant notre alimentation et en nous habituant, par *l'éducation*, à certaines règles d'hygiène. Or, quand l'estomac va, tout va ; quand il souffre, au contraire, le trouble se met dans les fonctions et le cerveau lui-même est atteint.

Pour avoir une digestion facile, il faut se placer dans certaines conditions avant, pendant et après le repas ; puis, avoir de la régularité et de la sobriété dans ses repas, et enfin prendre des aliments faciles à digérer.

Ce qu'il faut faire ou éviter avant, pendant et après le repas. — Avant. — La première des conditions à rechercher est évidemment d'être en *appétit*. Il faut savoir que l'appétit disparaît chez les personnes qui ont des chagrins, des préoccupations morales, de violentes déceptions, ou bien encore chez celles qui abusent des boissons alcooliques ou qui ne prennent pas suffisamment d'exercice.

Il faut éviter de faire un *exercice violent* immédiatement avant le repas, car la salive et le suc gastrique ne sont plus sécrétés en quantité suffisante pour assurer une digestion rapide. On sait qu'après une longue course à bicyclette, il est bon d'attendre quelques instants avant de se mettre à table.

Enfin, s'il est d'une propreté élémentaire de se laver les mains avant de manger, cela devient d'une nécessité primordiale lorsqu'on a manipulé des substances toxiques. Ainsi le fait de prendre leurs repas avec des mains souillées est la principale cause de l'intoxication saturnine chez les ouvriers qui manient le plomb ou ses composés.

Pendant. — C'est une excellente habitude de causer en mangeant : d'abord parce qu'on ne mange pas trop vite et que les aliments sont mieux mâchés, ce qui facilite la digestion et nous permet de sentir et d'arrêter les corps étrangers, les petits os, les arêtes de Poisson, le grain de plomb dans l'aile du Perdreau, ou même l'épingle qu'une cuisinière imprudente a laissé tomber dans une purée. Qui mange vite, dit le proverbe, digère lentement. Ensuite, parce que la conversation gaie et facile du repas aide la digestion. Enfin, parce que c'est le seul moment où se trouvent réunis les divers membres de la famille que le travail a séparés pendant la journée. Le repas devient alors un repos hygiénique au milieu des occupations de la vie.

En revanche, lire, discuter, travailler en mangeant, sont de mauvaises habitudes ; car plusieurs fonctions ne peuvent s'exercer à la fois d'une façon profitable.

Il peut arriver, pendant le repas, un accident qui pour n'être pas souvent dangereux n'en est pas moins pénible. On peut avaler une arête de Poisson ou un corps étranger quelconque : il est alors prudent de manger de la mie de pain ou de la purée de légumes, de manière à envelopper le corps étranger et à lui permettre d'arriver dans l'estomac sans produire de blessure.

Après. — Il ne faut pas faire d'*exercice violent* immédiatement après le repas, car on arrête la digestion et l'on produit de l'oppression.

C'est que tout exercice fatigant a l'inconvénient d'attirer dans les membres le sang qui devrait affluer vers l'estomac.

Un intervalle d'au moins deux heures est nécessaire si l'on veut éviter des accidents graves, parfois même mortels.

Voici d'ailleurs une expérience qui montre bien le danger d'un exercice violent fait après le repas : on donne à deux Chiens d'égale vigueur un repas copieux ; mais tandis qu'on laisse reposer l'un, on soumet l'autre à une course rapide et prolongée ; puis deux heures après, on les sacrifie tous deux : on constate que chez le Chien inactif la digestion stomacale est à peu près achevée, tandis qu'elle est à peine commencée chez le Chien fatigué, dont les aliments se retrouvent presque intacts dans l'estomac.

Au contraire, un *exercice modéré* favorise la digestion. De même l'on peut, sans inconvénient, se laisser aller aux douceurs de la *sieste*, à la condition qu'elle ne soit pas le sommeil lourd que produit un repas trop copieux.

Il faut éviter le *refroidissement*, qui cause des troubles plus graves encore que l'exercice violent. Quand la digestion commence, on ressent parfois un léger frisson : c'est le sang qui abandonne la peau et les organes périphériques pour se porter vers les organes de la digestion. Si nous nous refroidissons à ce moment, le travail de la digestion s'arrête, l'action chimique des diastases est modifiée, et une grave indisposition peut survenir. Le moindre inconvénient qui puisse se produire consistera en coliques et en une diarrhée subite. Aussi pour éviter ces accidents les personnes qui vivent au grand air (ouvriers des champs, marins) devront-elles prendre soin de se placer sur le ventre une ceinture de flanelle. Il faut éviter aussi les vêtements trop serrés, qui compriment l'estomac, et notamment le corset, qui a causé la perte de tant d'estomacs féminins.

La chaleur est nécessaire à la digestion ; mais il ne faut pas cependant surchauffer les salles à manger, car la tête se congestionne, et l'on sait que l'on doit toujours avoir *la tête fraîche et les pieds chauds* pour que les fonctions s'effectuent convenablement.

Un *bain* pris après le repas peut être mortel, car il peut occasionner une congestion. De nombreux jeunes gens périssent ainsi, victimes de leur imprudence.

Une émotion vive, une colère, une préoccupation morale, peuvent aussi retarder la digestion et même avoir de funestes conséquences. C'est pourquoi les rois avaient jadis à leur table des bouffons pour provoquer le rire, qui est un excellent digestif.

Enfin, le travail intellectuel, accompli aussitôt après le repas, ralentit la digestion. D'autant plus que, dans ce cas, le corps est ordinairement courbé sur la table de travail et gène l'estomac dans ses mouvements. « L'homme qui pense le plus, a dit Voltaire, est souvent celui qui digère le moins. »

La régularité des repas et des fonctions digestives. — Il est incontestable que la vie bien réglée est une condition essentielle de la santé et de la vigueur. Nous devons donc nous habituer à régler notre faim et à ne pas manger à toute heure.

Trois repas par jour suffisent. Le premier, au lever, bien que léger, est nécessaire, car l'organisme à jeun est dans un état de moindre résistance et plus à même de recevoir les germes de contagion. Le second, le plus important, a lieu vers midi. Enfin, le troisième, qui a lieu vers 7 heures du soir, est ordinairement moins copieux, car nous ne faisons guère d'exercice après dîner et par suite la digestion plus lente peut troubler notre sommeil et favoriser le cauchemar.

Ce que nous venons de dire ne se rapporte qu'aux adultes : les enfants dépensant beaucoup, digèrent plus vite et doivent manger plus souvent. Aussi pour eux le goûter est tout indiqué.

Avec la question de régularité il y a une question de délai. *Les repas ne doivent pas être trop rapprochés,* car il ne faut pas que la digestion de l'un empiète sur la digestion de l'autre. L'estomac, épuisé par la digestion précédente, ne peut fournir le suc gastrique en quantité suffisante. *Les repas trop espacés* ont aussi l'inconvénient de fatiguer le tube digestif : étant trop abondants, ils dilatent l'estomac et l'intestin.

S'il est nécessaire de prendre les aliments avec régularité, il n'est pas moins utile de veiller à ce que les résidus de la digestion soient *régulièrement* évacués *chaque jour* ; ils constituent, en effet, un foyer de putréfaction à l'intérieur de notre corps. On peut arriver à ce résultat si l'on a soin de se présenter à la selle *à la même heure* au lever ou au coucher, de façon à donner à l'intestin une habitude indispensable à la santé. Cette fonction est donc susceptible aussi d'une bonne éducation. C'est une bien mauvaise habitude qu'ont beaucoup d'enfants de remettre à plus tard la satisfaction de ce besoin naturel ; mais il faut reconnaître que cela tient souvent au dégoût que provoque le manque de propreté que l'on rencontre fréquemment dans les cabinets d'aisance.

Ajoutons que les personnes constipées, c'est-à-dire qui ne vont à la selle que tous les deux ou trois jours ou même à des intervalles plus éloignés encore, n'ont pas d'appétit, et sont exposées aux migraines, aux névralgies, aux congestions cérébrales et surtout aux hémorroïdes, c'est-à-dire à une dilatation des veines de l'extrémité de l'intestin. Chez les jeunes enfants la constipation peut occasionner des convulsions. Chez les adultes, le séjour prolongé des matières fécales durcies dans le gros intestin et en particulier dans le cæcum peut être la cause d'une affection grave comme la *typhlite* et l'*appendicite*. La constipation, les vomissements, les douleurs dans la partie inférieure droite du ventre sont les signes ordinaires de cette affection, qui nécessite souvent une intervention chirurgicale.

La vie au grand air et un régime en grande partie végétarien permettent de combattre la constipation. Si la nourriture se compose d'aliments qui sont presque complètement assimilables et ne laissant par conséquent que peu de résidus, il est bon de les mélanger avec des légumes herbacés (épinards, haricots verts, salades, etc.). qui ne sont pas complètements digérés et qui cheminent dans l'intestin en agissant comme un véritable balai.

Sobriété et gourmandise. — La sobriété est la condition essentielle de la vigueur physique et morale. Puisque nous mangeons pour vivre, nous devons manger sainement pour vivre sainement. Il ne faut donc pas trop manger, ni trop boire.

S'il est bon de stimuler l'appétit par des mets bien préparés, il est mauvais de s'exciter à manger outre mesure par des mets trop succulents. On doit se lever de table avec une sensation de légèreté et de vigueur, rester un peu sur sa faim, et éviter d'être alourdi par un excès de bonne chère. Sinon, on s'expose à l'obésité et à ses conséquences fâcheuses, telles que l'indolence, l'incapacité de travail, sans oublier la goutte et la gravelle.

Il ne faudrait pas non plus exagérer la sobriété en imitant ces jeunes filles qui ne veulent pas manger pour conserver la finesse de leur taille et la pâleur de leur teint. La peur d'engraisser les fait maigrir, et lorsqu'elles veulent réparer le mal il est souvent trop tard : elles ne peuvent plus réveiller l'activité de leur estomac engourdi par une sorte de paresse fonctionnelle.

Il faut boire aussi peu que possible en mangeant, jamais sans soif ni au début des repas, car un excès de liquide nuit à l'action des sucs digestifs en les délayant trop, en même temps qu'il produit une sensation de pesanteur et de ballonnement de l'estomac. Les animaux se gardent bien de mélanger les aliments solides avec les aliments liquides : ils boivent après avoir mangé, parfois même longtemps après. Nous devons boire cependant, mais modérément, afin de réparer les pertes de notre organisme et aussi pour aider à l'élimination par la sueur et l'urine des poisons fabriqués par nos cellules. Mais évitons de trop boire, surtout pendant les grandes chaleurs, car lorsqu'on a commencé à boire on continue, on transpire ensuite et l'on recommence à boire. L'estomac s'alanguit, se dilate, et la dyspepsie survient, marquée par des gastrites et des coliques. Le meilleur moyen de lutter contre la soif, à l'époque des chaleurs, est le repos qui aide à rétablir l'équilibre des fonctions. Enfin, il faut éviter de prendre des boissons glacées à jeun, surtout après l'exercice, car leur action peut être mortelle, aussi dangereuse qu'un bain pris après le repas.

Choix des aliments. — Il importe de prendre des *aliments faciles à digérer* et d'avoir une *alimention simple*.

Si nous bornions notre alimentation aux aliments nécessaires à la vie, nous devrions bannir de nos tables bien des matières inutiles ou accessoires que l'habitude a rendues presque indispensables. À ce point de vue l'homme est bien différent de l'animal ; tandis que celui-ci ne mange que pour satisfaire les besoins de son corps, celui-là, au contraire, même lorsqu'il est encore à l'état primitif, recherche les substances qui relèvent le goût de ses aliments et qui excitent ses facultés.

Plus l'homme se civilise, plus sa nourriture se complique et plus ses besoins augmentent. Nous n'en voulons pour preuve que les menus compliqués que nous imposent les cuisiniers modernes. « Dis-moi ce que tu manges, je te dirai ce que tu es », dit le vieil adage qui est toujours vrai.

Il ne suffit pas qu'un aliment soit substantiel, il faut encore qu'il soit *digestif*. Le meilleur aliment est celui que l'on digère le mieux. Pour être digestif, un aliment doit plaire au goût. Ainsi l'odeur d'un mets succulent ouvre l'appétit, fait venir l'eau à la bouche et prépare l'estomac à la sécrétion du suc gastrique ; au contraire, la simple vue d'un aliment détesté donne la nausée. Le choix des mets et la manière de les préparer ne sont donc pas négligeables. Chacun a des aliments préférés, qui varient d'ailleurs avec le jour. De sorte que les aliments réputés *lourds* peuvent être digérés facilement par certains estomacs, tandis que d'autres réputés *légers* sont difficilement supportés. Ordinairement on digère facilement ce que l'on aime ou ce qui flatte le goût ; on digère mal, au contraire, un mets répugnant et qui, malgré sa composition chimique qui peut être bonne, ne sera pas assimilé. A ce point de vue notre organisme est plus délicat que la balance du chimiste.

L'estomac a donc ses caprices et ses exigences, qui varient avec le tempérament des individus. Il faut, comme on dit, bien se connaître pour se bien porter.

En tout cas, l'alimentation qui convient le mieux à tous est celle qui est *simple*, c'est l'alimentation de famille, dont la composition et la préparation nous sont bien connues. Le « dîner en ville » est déplorable au point de vue hygiénique, car il ne nous ménage ni le nombre de plats, ni les mets difficiles à digérer, ni les sauces excentriques. Sans doute un manquement isolé à la régularité du régime n'est pas dangereux, mais si les écarts étaient répétés, l'estomac se fatiguerait vite, et bientôt il serait forcé de renoncer aux plats superbement décorés et aux sauces multicolores pour revenir à l'œuf à la coque, à la côtelette et aux petits pois.

Intoxications alimentaires.

Les intoxications alimentaires, c'est-à-dire les empoisonnements causés par les aliments, peuvent être d'*origine chimique,* comme celles qui sont produites par les falsifications, ou bien d'*origine parasitaire,* comme celles qui sont dues à la putréfaction.

Falsifications alimentaires. — « Un produit est falsifié quand il contient une substance étrangère à sa composition naturelle, ou quand une des substances qui entrent dans sa composition naturelle s'y trouve en quantité anormale. »

Les découvertes de la chimie ont permis le développement d'un art bien moderne : celui de vendre au public, sous le nom de denrées alimentaires, des substances ayant subi de savantes manipulations, parfois avariées, souvent dénaturées, et qui sont presque toujours inutiles à la nutrition quand elles ne sont pas nuisibles à la santé. Évidemment cet art de la contrefaçon tombe sous le coup de la loi ; mais il n'est pas toujours facile de découvrir la fraude, et quand elle est découverte on ignore comment s'y prendre pour se faire rendre justice. C'est une lacune regrettable dans nos lois, et les fraudeurs, dont le zèle pourrait être ralenti par la crainte des poursuites, peuvent continuer à peu près impunément à exercer leur fructueuse industrie.

Parmi les fraudes, les unes sont *inoffensives,* les autres sont *nuisibles.*

A vrai dire, il n'existe pas de *falsifications inoffensives,* puisque toutes diminuent la valeur nutritive de l'aliment, mais on a coutume de considérer comme telles celles qui ne nuisent pas directement à la santé. C'est ainsi que l'on regarde comme sans danger la substitution de la *margarine* au beurre ; or, la margarine fabriquée honnêtement n'est pas nuisible, mais on emploie souvent, pour la préparer, des graisses si altérées qu'on ne peut les utiliser qu'après des lavages à l'acide sulfurique. Est-on bien certain que dans ce cas il n'y a pas préjudice causé?

Voici un autre exemple d'une falsification qui n'est pas directement nuisible, mais qui pourtant est blâmable, car elle diminue la valeur alimentaire du produit : il s'agit de la vaseline que les pâtissiers emploient parfois dans la confection des gâteaux au lieu de beurre ; or, si elle a l'avantage sur le beurre de ne pas rancir, elle est, en revanche, indigeste et sans valeur nutritive.

Voici encore un autre produit qui n'est pas nutritif et qu'on emploie comme succédané du sucre : c'est la *saccharine*, dont le pouvoir sucrant est 300 fois plus grand que celui du sucre ordinaire. La saccharine est une poudre blanche extraite de la houille. Sa consommation est devenue telle en Allemagne et en France qu'il en résultait un véritable danger, tant au point de vue hygiénique qu'au point de vue économique. En Allemagne, il a été consommé, en 6 ans, 425 000 kilogrammes de saccharine se substituant à 223 000 tonnes de sucre de betterave ! En France, la situation est moins menaçante ; pourtant une loi du 30 mars 1902 prohibe l'introduction de la saccharine dans tout produit alimentaire. L'emploi de la saccharine se généralisait peu à peu et s'appliquait surtout à la fabrication de la bière, des sirops, des confitures, des limonades, des vins de Champagne, des cidres, des pâtisseries, etc. En somme, ce produit n'a de parenté avec le vrai sucre que le nom ; il n'est pas nutritif, et peut, à la longue, amener des troubles dans les fonctions digestives.

Nous pourrions ranger parmi les *falsifications nuisibles à la longue* celles que subissent les boissons fermentées et alcooliques à l'aide des alcools d'industrie et des essences.

Enfin, il est des *falsifications immédiatement nuisibles*. En voici quelques-unes : l'emploi en confiserie de colorants dangereux qui sont de véritables poisons (arsenic, sels de cuivre, etc.) ; l'emploi de l'acide salicylique pour la conservation des substances alimentaires ; le reverdissement des légumes au moyen des sels de cuivre.

Aliments vénéneux. Les Champignons. — Parmi les aliments qui peuvent occasionner des empoisonnements à cause des substances vénéneuses qu'ils contiennent naturellement, les plus importants sont les Champignons. Quelques espèces peuvent provoquer des troubles digestifs graves, capables même de causer la mort. Il importe donc de choisir avec une grande prudence les Champignons que l'on destine à l'alimentation. Ce choix est d'autant plus délicat que certaines espèces comestibles sont peu distinctes des espèces vénéneuses. Ainsi la Fausse Oronge (*fig.* 76), qui est un des Champignons les plus vénéneux, diffère peu de l'Oronge vraie, qui est un des meilleurs Champignons comestibles. En réalité, *il n'existe aucun caractère d'ensemble permettant de distinguer sûrement les bons Champignons des mauvais*. Le plus prudent est de connaître séparément les espèces réellement dangereuses au moyen des caractères botaniques.

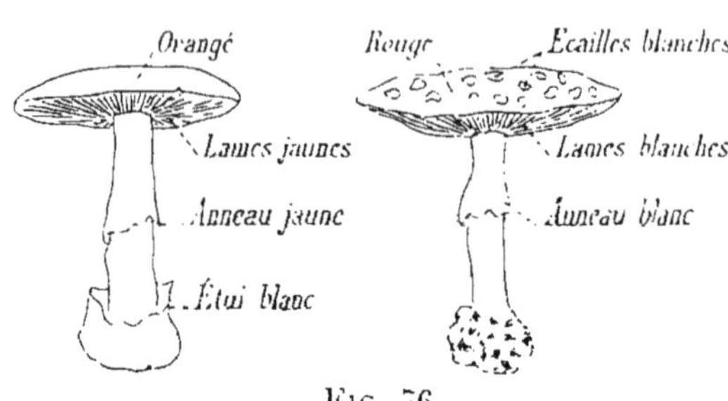

Fig. 76.

Oronge vraie. Fausse oronge.

Ce n'est pas qu'on ne prétende assez souvent qu'il existe des moyens de distinguer les bons Champignons des mauvais. Ainsi, on dit qu'il faut éviter les Champignons changeant de couleur quand on les brise et ceux dont le suc est coloré. C'est une erreur, car certaines espèces excellentes, comme le *Lactaire délicieux*, ont le suc coloré ; tandis que d'autres, comme l'*Amanite printanière*, sont meurtrières, bien que leur suc soit incolore. Un autre moyen indiqué consiste à placer une pièce d'argent au contact du Champignon : si le métal reste brillant, le Champignon est bon ; s'il noircit, il est mauvais. C'est clair. Malheureusement ce procédé n'a aucune valeur et ne peut donner qu'une sécurité trompeuse. Si la pièce d'argent noircit, cela prouve simplement que le Champignon contient du soufre, qui a la propriété de noircir l'argent : on sait en effet qu'une cuillère en argent noircit si on la met en contact avec le jaune d'œuf, qui renferme du soufre.

Les accidents causés par les Champignons sont toujours redoutables car on ne connaît aucun contrepoison. Il faut donc, le plus vite possible, débarrasser les voies digestives du poison qu'elles contiennent, en favorisant ou en provoquant même les vomissements par tous les moyens dont on dispose.

Il y a pourtant un moyen infaillible de se préserver de tout accident. Ce moyen est basé sur ce fait que le poison des Champignons est soluble dans l'eau additionnée de sel marin et de vinaigre. Il suffit donc de faire bouillir les Champignons suspectés dans l'eau légèrement salée et vinaigrée, puis de rejeter l'eau de cuisson.

Viandes putréfiées. Botulisme. — Toutes les matières organisées peuvent, sous l'influence d'êtres microscopiques appelés *microbes*, subir une sorte de décomposition à laquelle on a donné le nom de *fermentation*. Les fermentations jouent un rôle de premier ordre dans les altérations alimentaires. Nous nous occuperons surtout ici de la *fermentation putride*, ou *putréfaction*, parce qu'elle développe des poisons spéciaux d'une extrême violence. Ce fut Pasteur qui, en 1862, démontra que la putréfaction n'est pas due à l'air, mais bien aux germes que celui-ci renferme. Les découvertes de Pasteur et celles plus récentes de ses élèves ont permis d'expliquer des faits jusqu'ici demeurés obscurs.

On sait maintenant que tout microbe qui vit fabrique, aux dépens de la substance dans laquelle il se développe, des produits souvent toxiques qui ont reçu le nom de *ptomaïnes*. Ces poisons ne sont pas tous connus en détail ; mais on sait qu'ils existent et que l'absorption d'une viande putréfiée, par exemple, équivaut pour l'homme à l'absorption d'une certaine dose de ces poisons chimiques spéciaux. Les accidents qui surviennent dans ce cas sont donc bien des *intoxications*.

L'empoisonnement par les viandes putréfiées se produit même malgré la cuisson, car si celle-ci détruit les microbes, elle est sans action sur les ptomaïnes. Aussi l'effet de ces poisons suit-il de près l'ingestion des aliments avariés. C'est ce que l'on observe fréquemment avec les conserves altérées ou le gibier faisandé.

Le cas d'intoxication le plus commun est celui qui est causé par la consommation de boudins et de saucisses, et qui est connu sous le nom de *botulisme*. En France, ces accidents sont rares, car la charcuterie y est ordinairement bien préparée et fraîchement faite, et puis nous avons peu le goût des viandes altérées. Il en est autrement en Allemagne, où le botulisme est connu depuis le milieu du siècle dernier.

Voici d'ailleurs un fait récent qui montre bien comment l'intoxication se produit : quatre personnes mangent du boudin fumé, desséché à l'extérieur, non au centre. La partie desséchée, considérée comme moins bonne, est prise par l'un des convives, qui demeure indemne. Au bout d'une demi-heure, les trois autres personnes éprouvent des vomissements, des troubles de la vision, de l'assoupissement, et l'une d'elles meurt en trois jours avec des lésions du tube digestif et de la congestion pulmonaire.

Il n'est pas inutile de connaître le mode de préparation de ces viandes de charcuterie pour bien comprendre leur altération.

Nous prendrons pour exemple ce qui se fait dans le Wurtemberg, où le botulisme est fréquent. Le boudin n'y est soumis qu'à une cuisson légère, trop légère pour détruire les germes de la putréfaction. De plus on fait entrer dans sa confection des substances qui se décomposent vite, telles que le lait, la graisse, la mie de pain, le sang de Bœuf ou de Porc, qui souvent est déjà en décomposition. Dans ces conditions les ptomaïnes se développent rapidement.

Quant aux saucisses, elles sont le plus souvent fabriquées avec des viandes qui n'ont pu être vendues fraîches. De plus elles sont ordinairement mangées presque crues. D'ailleurs le fumet de putréfaction exhalé par les vieilles saucisses semble être particulièrement apprécié de certains consommateurs allemands.

C'est immédiatement après le repas que surviennent les accidents qui entraînent souvent la mort ou mettent le malade dans le plus pitoyable état.

Toute substance alimentaire altérée peut produire un empoisonnement. Il en est ainsi de toutes les viandes de boucherie, des conserves mal préparées, du poisson, du fromage trop vieux, etc. La conclusion est que nous devons écarter de notre alimentation toute substance qui n'est pas d'une rigoureuse fraîcheur, et pour reconnaître celle-ci, la vue et surtout l'odorat nous suffisent. Vouloir passer outre, pour des raisons économiques, et consommer un aliment putréfié, même légèrement, c'est s'exposer à des accidents graves. N'oublions pas que le médecin coûte encore plus cher que le boucher.

Conserves alimentaires. — Conserver aux aliments leur fraîcheur est donc une question hygiénique de première importance. Aussi comprend-on que pour obtenir ce résultat de nombreux procédés aient été mis en œuvre. Tous ces procédés reposent sur la *cuisson*, le *froid* ou les *antiseptiques*.

1° La cuisson. — Ce procédé est appliqué à la conservation des viandes, des fruits, des légumes et du lait. Inventé en

France, par Appert, au début du XIXe siècle, il consiste à placer les aliments que l'on veut conserver dans des bouteilles ou des boîtes métalliques, à boucher ces vases, et à les plonger dans un bain-marie dont on fait bouillir l'eau pendant un temps plus ou moins long. On a pratiqué au préalable, à travers le couvercle de la boîte, un petit trou pour laisser échapper la vapeur; puis, l'opération terminée, on ferme ce trou par une goutte de soudure, et le contenu mis ainsi à l'abri de l'air doit se conserver indéfiniment.

Pour obtenir ce résultat, quelle que soit la nature de la conserve, deux conditions sont essentielles :

1° Le vase doit être absolument *étanche,* de façon que l'air ne puisse apporter les germes de la putréfaction ;

2° Le contenu du vase, c'est-à-dire le produit alimentaire, doit être absolument *stérile*, c'est-à-dire privé de tous germes.

Les boîtes de fer étamé sont les plus employées, mais elles présentent l'inconvénient d'être attaquées plus ou moins par les matières alimentaires; celles-ci, en s'imprégnant de composés métalliques, prennent un goût désagréable et quelquefois une couleur anormale. On remédie à ces inconvénients en appliquant à l'intérieur des boîtes un vernis qui empêche le contact avec le métal. Des machines fabriquent automatiquement les boîtes de fer-blanc, qui sont formées de trois pièces : un corps cylindrique agrafé et soudé longitudinalement, et deux fonds emboutis, assemblés au corps soit par soudure, soit par sertissage. Des règlements interdisent, en France, l'emploi du plomb soit pour la soudure, soit pour le sertissage.

La stérilisation de la substance alimentaire n'est pas complète à 100°, cette température étant insuffisante pour tuer tous les germes de la putréfaction. Pour obtenir une stérilisation absolue, il faut une température de 110 à 120°. On se sert pour cela d'un appareil appelé *autoclave* (*fig.* 77), formé d'un cylindre vertical que l'on ferme à l'aide d'un couvercle assujetti au moyen de boulons. Les boîtes à stériliser sont placées dans un panier métallique que l'on peut soulever ou abaisser à l'aide d'un palan, et qui s'emboîte dans l'autoclave. Le chauffage est obtenu par de la vapeur circulant dans un serpentin placé au fond de l'autoclave. On place le panier dans l'autoclave, que l'on a partiellement rempli d'eau ; on met le couvercle en place, puis on fait arriver dans le serpentin de la vapeur sous une pression de 3 à 4 kilogrammes. L'eau entre bientôt en ébullition ; on laisse la vapeur d'eau s'échapper pendant quelque temps de manière à chasser l'air complètement, puis on lit la pression indiquée par le manomètre, ou, mieux, la température de l'ébullition de l'eau sous cette pression, car on fixe aux autoclaves des manomètres spéciaux portant la double graduation. Quand on juge l'opération terminée, on arrête le chauffage, puis on ouvre l'autoclave.

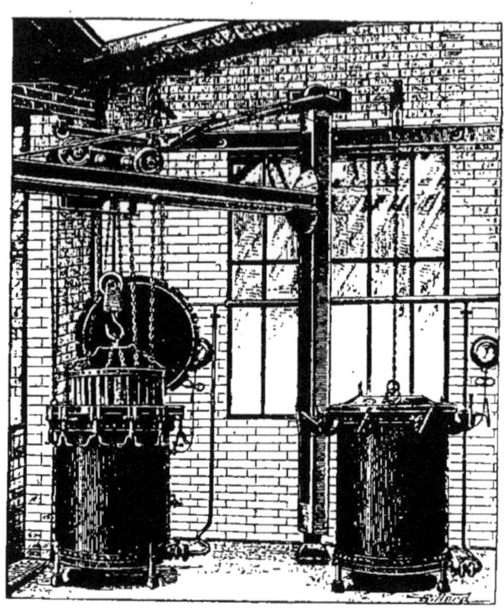

Fig. 77. — Autoclaves servant à stériliser les conserves : à gauche, l'autoclave est ouvert et le panier servant à placer les boîtes est soulevé ; à droite, l'autoclave est fermé.

A la sortie de l'autoclave, les boîtes sont bombées à cause de la dilatation du contenu, mais après le refroidissement le bombage disparaît, et même les fonds prennent une forme légèrement concave. C'est à ce caractère que l'on reconnaît une boîte qui est *bonne* (*fig.* 78). Au contraire, si la boîte est *mauvaise*, les fonds présentent au bout de peu de temps un bombage dû aux

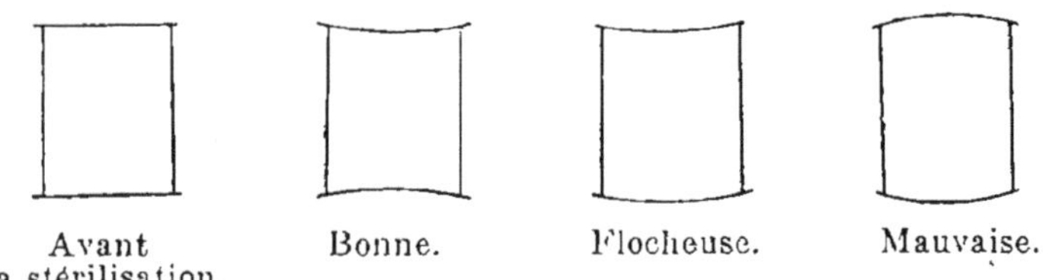

Fig. 78. — Déformation d'une boîte de conserve.

gaz provenant de la fermentation qui s'est produite, soit parce que la stérilisation a été insuffisante, soit parce que la boîte n'était pas étanche et que l'air a pénétré, apportant des germes d'altération. Il y a aussi la boîte *flocheuse*, dont les fonds ne sont ni concaves ni convexes, mais qui cèdent alternativement l'un et l'autre sous la pression des doigts. Ce fait est dû à la mauvaise qualité du métal de la boîte, mais l'intérieur peut être bien stérilisé.

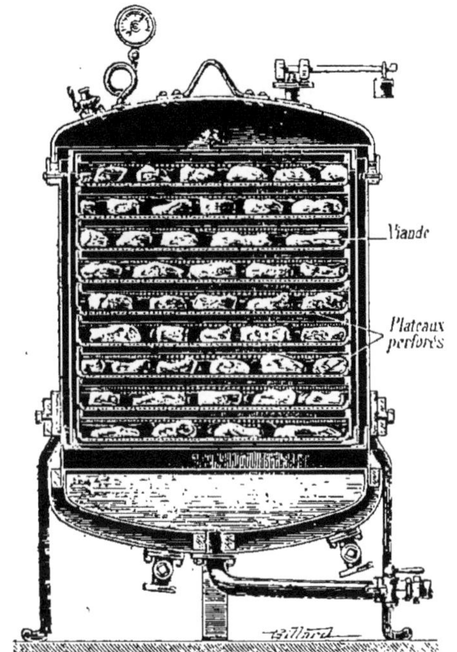

FIG. 79. — Appareil pour cuire les viandes sous pression.

La fabrication des conserves pour l'armée se fait de la façon suivante : on opère d'abord la *cuisson* de la viande en plaçant les morceaux de viande sur les plateaux perforés d'un autoclave (*fig.* 79), et en chauffant à 115° pendant une heure au moyen de la vapeur. On retire ensuite la viande cuite et le jus qu'elle a produit ; on laisse refroidir et on concentre le jus au tiers de son volume. On remplit ensuite les boîtes, qui doivent renfermer 800 grammes de viande et 200 grammes de bouillon concentré. Il suffit ensuite de stériliser par le procédé ordinaire.

Une conserve bien stérilisée ne subit aucune altération avec le temps : des millions de boîtes de conserves fabriquées depuis plusieurs années sont consommées journellement sans déterminer d'accident ; mais il est dangereux de laisser une boîte de conserve entr'ouverte pendant quelque temps avant d'en consommer le contenu, qui s'altère vite au contact de l'air.

La conservation du *lait*, qui présente une grande importance, se fait par *pasteurisation* ou par *stérilisation*.

La *pasteurisation* consiste à chauffer le lait vers 70°, puis à le refroidir rapidement. Le lait ainsi pasteurisé ne se conserve que pendant 48 heures, car plus tard les germes qui n'ont pas tous été tués à cette température donneraient de nouvelles colonies de microbes. La pasteurisation est le procédé employé par les compagnies principales qui fournissent le lait à Paris et dans les grandes villes.

La *stérilisation* est obtenue en portant le lait à une température plus élevée, qui atteint ou dépasse 100°. On place pour cela les flacons contenant le lait dans un bain-marie, que l'on fait bouillir ; on a bouché les flacons avec un capuchon en caoutchouc (*fig.* 80) ou bien avec un obturateur (*fig.* 81) qui

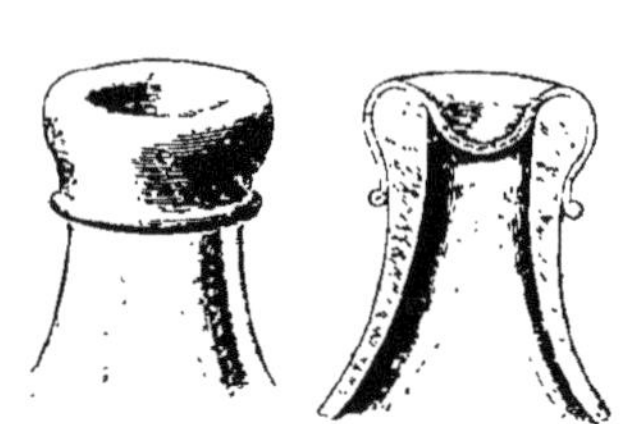

Fig. 80. — Capuchon en caoutchouc après la stérilisation.

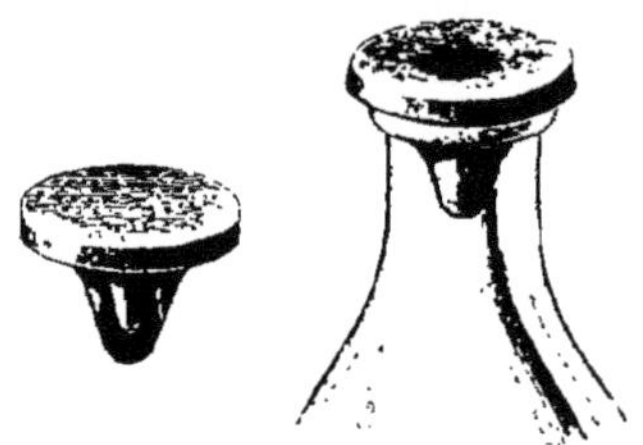

Fig. 81. — Obturateur en caoutchouc avant et après la stérilisation.

est un simple disque de caoutchouc. Pendant l'ébullition, la vapeur s'échappe en soulevant le caoutchouc ; pendant le refroidissement, la vapeur d'eau se condense, un vide relatif se produit, le disque en caoutchouc s'enfonce sous l'influence de la pression atmosphérique, fermant bien la bouteille. Pour que cette stérilisation donne de bons résultats il est nécessaire d'opérer aussitôt la traite, car lorsque le lait a séjourné au domicile du consommateur, il a été ensemencé par les microbes qui ont déjà sécrété leurs poisons avant la stérilisation, et il peut causer des accidents, surtout chez les enfants.

D'autre part, quand on cherche à stériliser complètement le lait en le chauffant à 110°, on altère sa composition et par suite sa digestibilité : il jaunit et prend un goût de cuit. La conservation du lait par le froid ne présente pas ces inconvénients.

On prépare dans l'industrie, en Suisse et aux États-Unis, des *laits concentrés* additionnés de sucre. On se sert à cet effet d'appareils à vide semblables aux cuiseurs de sucrerie.

On emploie depuis quelques années pour conserver le lait et les liquides alimentaires, tels que les bières, les jus de raisins, un procédé ingénieux, connu sous le nom de procédé Kuhn, et qui consiste à obtenir la stérilisation sous pression. Par exemple, on emplit de lait un grand cylindre complètement clos et à l'intérieur duquel est placé un serpentin où l'on fait circuler de l'eau chaude. Le lait se dilate et fait pression sur lui-même. On obtient ainsi une pression de 3 à 4 kilogrammes à une température de 110°. On refroidit ensuite en faisant circuler de l'eau froide dans le serpentin. Le lait ainsi stérilisé conserve ses propriétés nutritives, sa couleur et son goût naturels. Quant aux moûts sucrés de raisin, ils peuvent encore fermenter après la chauffe tout comme ils l'auraient fait avant l'opération, à la condition bien entendu de les ensemencer avec une levure convenablement choisie.

L'industrie des conserves, créée en France, s'est développée dans les régions agricoles où il y a une surproduction d'aliments animaux ou végétaux, et dans les contrées où la pêche est abondante. Les États-Unis, par exemple, fabriquent annuellement 700 millions de boîtes de conserve. La France en prépare 120 millions, dont 80 millions de boîtes de Sardines, avec Nantes pour centre de production, 10 millions de boîtes de légumes dans la région bordelaise, 8 millions de boîtes de fruits et de Champignons dans la région parisienne, 5 millions de boîtes de légumes dans la région du Mans, etc.

2° **Le froid.** — On sait depuis longtemps que le froid empêche le développement des germes de la putréfaction. Les aliments congelés à une température de 0° ou légèrement inférieure se conservent sans perdre leur aspect de fraîcheur, ni leur saveur naturelle. C'est de cette façon qu'on amène en Europe la chair des Moutons d'Australie ou de la Plata.

Pour obtenir de bons résultats on congèle la chair à —12° immédiatement après l'abattage, et on la maintient à —5° pendant la traversée et jusqu'au lieu même du marché.

On se sert pour cette opération de *chambres frigorifiques* (*fig.* 82) à la partie inférieure desquelles, en A, on fait arriver un courant d'air refroidi artificiellement, tandis qu'un conduit B situé en haut aspire l'air à refroidir. Placée dans ces conditions la viande conserve ses qualités comestibles et nutritives ; elle perd seulement une légère quantité d'eau, de sorte qu'à poids égal, elle est un peu plus riche que la viande fraîche, ainsi que le montre l'analyse suivante :

	MOUTON NATUREL	MOUTON FRIGORIFIÉ
Matières albuminoïdes solubles. . .	3,32	2,14
Peptones.	1,33	1,28
Myosine.	12,80	15,28
TOTAL des albuminoïdes assimilables.	17,45	18,70

La viande congelée ne s'altère pas plus vite à l'air libre que la viande naturelle, à la condition qu'à la sortie de la chambre frigorifique elle soit essuyée avec un linge sec. Il ne faut pas oublier, cependant, que le froid ne tue pas les microbes ; de sorte que la chair d'un animal atteint de maladie infectieuse reste dangereuse. Il est donc utile de faire subir aux viandes congelées un examen sérieux à leur arrivée en France.

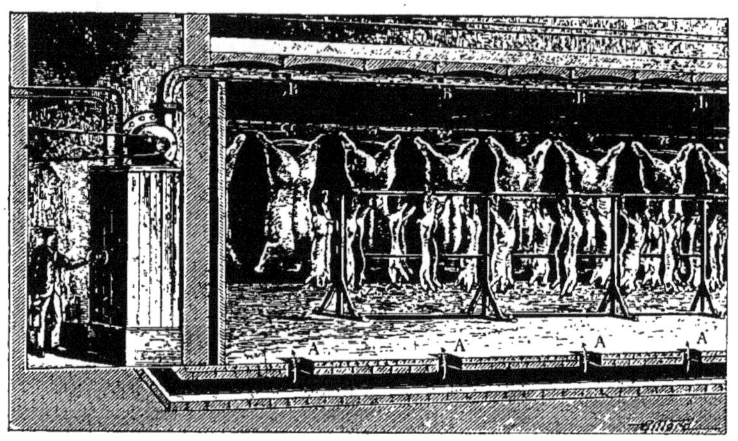

FIG. 82. — Chambre frigorifique contenant des viandes de boucherie.

On a installé récemment dans les sous-sols de la Bourse du Commerce de Paris d'immenses chambres frigorifiques qui n'ont pas moins de 4000 mètres cubes de volume et qui permettent d'éviter, pendant la saison chaude, la putréfaction et la perte de matières alimentaires telles que les viandes, les Poissons, les fruits, le beurre, les Champignons, etc. C'est l'emploi de l'air froid et sec qui donne les meilleurs résultats.

Certains pays, comme le Danemark, où le lait est l'élément principal de la richesse, utilisent aussi le froid pour conserver ce liquide. Le lait, recueilli avec de grandes précautions et surveillé d'une façon continue, est d'abord pasteurisé, puis refroidi à —25° et congelé dans des moules ; il y prend la forme de tablettes qui sont ensuite empilées dans des caisses et peuvent être expédiées à d'assez grandes distances, car elles restent 24 heures sans fondre. On peut aussi, par des congélations successives, obtenir un lait concentré plus agréable au goût que le lait concentré par la chaleur. On arrive à ce résultat en laissant fondre les tablettes congelées : le liquide recueilli au début est riche en matières nutritives, celui de la fin est de l'eau pure qu'on peut éliminer ; on congèle de nouveau et on opère de même.

Le lait peut être conservé par le froid sans aller jusqu'à la congélation. Il ne perd alors aucune de ses propriétés nutritives. Conservé à la glacière, c'est-à-dire à une température d'environ 5°, le lait renferme sensiblement le même nombre de microbes qu'au moment de la traite. Si donc il était possible de livrer à domicile des flacons de lait refroidi, cela serait un progrès considérable sur la méthode actuelle. La réfrigération est préférable à la pasteurisation, non pas qu'elle stérilise le lait, mais elle arrête le développement des microbes. Pourquoi serait-il impossible de faire pour le lait ce que l'on pratique pour la viande et le Poisson ? D'ailleurs à New-York les laitiers appliquent la réfrigération à la conservation du lait et les Compagnies de Chemins de fer mettent à leur disposition des wagons frigorifiques.

3° **Les antiseptiques.** — La nature fournit à l'homme des matières antiseptiques comme le sel, la fumée du bois et le vinaigre, qu'il peut utiliser pour empêcher la putréfaction des aliments ; la chimie en procure d'autres, comme l'acide borique, le formol, l'acide salicylique, etc., qui jouent le même rôle, mais sont nuisibles à la santé, et doivent être proscrites.

Dans la *salaison,* on saupoudre de sel la viande à conserver. Celle-ci s'en imprègne peu à peu et se dessèche. Ce procédé est surtout appliqué à la viande de Porc et aux Poissons. Il faut avoir soin avant de consommer les viandes salées de leur enlever le sel en excès par un lavage. L'Amérique fournit d'énormes quantités de viandes salées, notamment de Bœuf et de Porc. Le beurre se conserve aussi par addition de sel. En Chine, paraît-il, on sale les œufs de Poule que l'on conserve ainsi pendant plusieurs années.

Le *fumage* consiste à exposer la chair des animaux à la fumée de bois qui contient des matières antiseptiques, en particulier de la créosote. La viande fumée prend alors une saveur spéciale très recherchée par les gourmets, en particulier dans le jambon, les saucisses et certains Poissons. Mais il est certain que le fumage ne stérilise que les parties superficielles et non les parties centrales, qui peuvent s'altérer ou contenir des parasites.

Le *vinaigre* est souvent utilisé pour conserver certains légumes comme les cornichons.

Enfin, dans les pays chauds, on emploie parfois un procédé simple et rapide : il consiste à exposer directement au soleil brûlant la viande à conserver ; celle-ci se recouvre d'une sorte de croûte qui met l'intérieur à l'abri de l'action des germes de l'air. C'est ce qu'on appelle le *boucanage*.

Les parasites.

Nous avons montré le danger des aliments qui ont subi un commencement de putréfaction. Le danger n'est pas moindre quand les aliments contiennent des *parasites*, c'est-à-dire des êtres vivants qui vont se développer dans l'organisme, vivre à ses dépens et causer un affaiblissement, parfois même de graves maladies.

Les parasites sont des *animaux*, comme le Ténia et la Trichine, ou des *végétaux*, comme les microbes des maladies contagieuses.

Parasites animaux. — Les parasites animaux sont le plus souvent contenus dans les viandes ; tels sont le *Ténia* et la *Trichine* ; mais ils peuvent aussi être transmis par l'eau, comme l'*Ascaride*, l'*Oxyure* et la *Filaire*.

Le ***Ténia*** ou ***Ver solitaire*** (*fig*. 83) est un Ver, ayant la forme d'un ruban, dont la longueur peut atteindre et même dépasser 10 mètres. Il vit à l'état adulte dans l'intestin de l'homme où il se fixe sur la muqueuse au moyen de sa tête, qui est armée d'une double couronne de crochets et de quatre ventouses. A la suite de la tête vient une longue chaîne d'anneaux, d'abord très petits, puis de plus en plus grands à mesure qu'ils s'éloignent de la tête. De nouveaux anneaux se forment sans cesse entre la tête et les anneaux suivants, de sorte que la chaîne d'anneaux pourra s'allonger rapidement si la tête n'est pas expulsée de l'intestin, ce dont il faut s'assurer lorsqu'on cherche à se débarrasser de ce parasite. Les derniers anneaux, bourrés d'œufs, se détachent et sont expulsés au dehors avec les excréments. Ces œufs sont très résistants et peuvent se conserver longtemps dans l'herbe, sur le fumier, ou dans les flaques d'eau. Là ils pourront être avalés par un Porc, et une fois dans l'estomac du Porc leur enveloppe sera digérée et de chacun d'eux s'échappera un petit embryon muni de six crochets. Cet embryon traversera les parois de l'estomac ou de l'intestin, arrivera ainsi dans le sang, qui le charriera dans l'organisme. Il s'arrêtera de préférence dans les muscles, où il donnera une sorte de vésicule de la grosseur d'un pois, contenant déjà la tête du Ténia avec quelques anneaux. Cette sorte de larve est appelée *cysticerque*. Chez le Porc le développement de cette larve n'ira pas plus loin et ne saurait reproduire le Ténia. Pour achever son développement, elle devra revenir dans l'intestin de l'homme au milieu de viande de Porc crue ou peu cuite. La larve se fixera alors sur la paroi intestinale au moyen de ses crochets, et ses anneaux bourgeonneront et donneront, en quelques semaines, un ruban long de plusieurs mètres. Ce fait a été démontré, en 1852, par l'expérience suivante : des cysticerques furent donnés à une femme condamnée à mort, et l'on retrouva dans son intestin des Ténias en voie de développement. Le Ténia pour se développer complètement doit donc être successivement l'hôte du Porc et de l'homme.

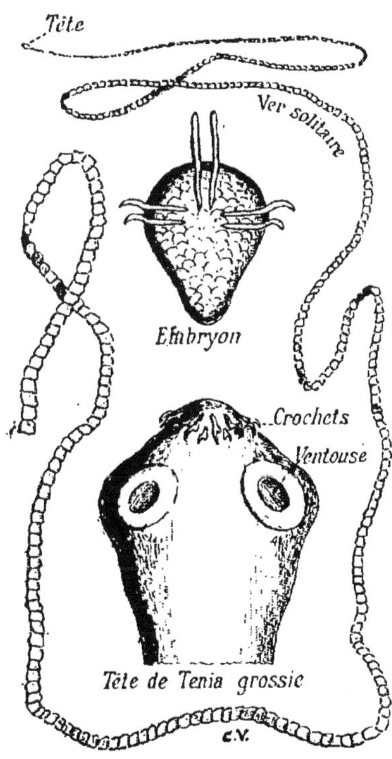

FIG. 83. — Ténia ou Ver solitaire.

Un Porc peut contenir dans sa chair une quantité innombrable de cysticerques ; on dit alors qu'il est *ladre*. Il est facile de reconnaître qu'un Porc est ladre, car il présente, de chaque côté du frein de la langue, les cysticerques sous forme de petits grains blanchâtres. L'inspection de la langue du Porc, qui se fait attentivement dans les abattoirs, est appelée *langueyage*.

Toute viande de Porc ladre devra évidemment être rejetée ; mais le plus sûr moyen d'éviter le Ténia est de ne manger la viande du Porc que bien cuite, de façon que tous les cysticerques soient tués par la cuisson. Le fait que la viande de Porc ladre peut donner le Ténia explique l'interdiction par Moïse de la viande de Porc aux Hébreux, interdiction faite aussi par Mahomet à ses adeptes lorsqu'il fonda une religion nouvelle. Buffon prétend même que cette proscription empêcha les Chinois, grands amateurs de la viande de Porc, d'accueillir la religion musulmane.

La présence d'un Ténia dans l'intestin n'est pas un véritable danger, mais seulement une cause d'affaiblissement qui, chez des personnes déjà déprimées pour d'autres causes, peut amener des troubles graves. Ordinairement l'existence du Ver solitaire se manifeste par de l'amaigrissement, des troubles de l'appétit, des démangeaisons au bout du nez et à l'extrémité de l'intestin. Il peut d'ailleurs en exister plusieurs dans l'intestin de l'homme, et à ce point de vue il ne mérite pas le nom de *Ver solitaire* sous lequel on le désigne ordinairement.

Ce Ténia est très rare en France, où la viande de Porc est ordinairement surveillée et où l'on mange cette viande bien cuite. En revanche, il existe un autre Ténia, le *Ténia inerme,* ainsi appelé parce que sa tête ne porte pas de crochets, qui est fréquent et dont la larve vit dans la viande de Bœuf. Cette viande peut contenir des vésicules renfermant des cysticerques qui se développeront dans l'intestin si la viande est mangée saignante, ce qui est fréquent. Il est donc prudent de ne consommer que des viandes suffisamment cuites et présentant, dans leur milieu, au lieu d'une teinte rougeâtre, un aspect gris rosé indiquant que la température de cuisson a dû atteindre au moins 70°. Or, cette température est suffisante pour tuer les parasites. Si l'on doit se mettre au régime de la viande crue, il sera bon de remplacer la viande de Bœuf par celle du Mouton, qui est exempte de tout danger.

Il existe encore un autre Ténia qui peut vivre dans l'intestin de l'homme : c'est le *Bothriocéphale*, dont la tête ne porte ni crochets, ni ventouses et dont les anneaux sont plus larges que longs. Les larves de ce parasite ont été trouvées dans le Brochet et la Perche, et surtout dans la Ferra du lac Léman. Ce parasite est localisé dans la région des lacs de la Suisse française.

La ***Trichine*** est un petit Ver, long d'un demi-centimètre à peine et ayant l'aspect d'un fil très fin. A l'état de larve, elle vit dans les muscles du Porc et se présente sous un aspect

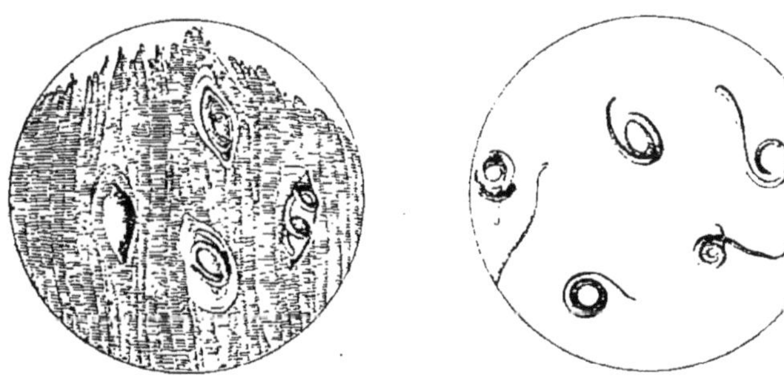

A, enkystées. B, libres.

Fig. 84. — Trichines.

spécial : elle s'enroule en spirale et s'entoure d'une membrane appelée *kyste* (*fig*. 84). Ces kystes ne sont visibles qu'au microscope. Si l'homme vient à manger de la viande trichinée, les sucs digestifs digèrent le kyste, et la larve est mise en liberté. Celle-ci va se développer dans l'intestin et pourra donner naissance à un nombre prodigieux de larves (de 10 000 à 15 000) qui traverseront l'intestin et iront se loger dans les muscles où elles s'enrouleront et s'enkysteront comme nous l'avons dit plus haut. Si le nombre des kystes est considérable, une maladie grave survient, c'est la *trichinose*, qui est mortelle. Pour montrer le danger de la Trichine, il suffit de dire qu'un kilogramme de viande trichinée peut contenir cinq millions de kystes.

La trichinose est exceptionnelle en France, mais elle est fréquente dans l'Amérique du Nord et en Allemagne. En Allemagne, où les habitants ont la fâcheuse habitude de consommer la viande crue ou à peu près, la trichinose donne lieu à de véritables épidémies. Aussi a-t-on établi dans ce pays une inspection spéciale de la viande à l'aide du microscope: il y a plus de 18 000 inspecteurs chargés de ce service. Malgré ces précautions la sécurité est loin d'être absolue, car dans l'épidémie de trichinose d'Emersleben, en 1883, où il y eut 43 décès, une des premières victimes fut l'inspecteur local, qui avait examiné la viande au microscope et qui l'avait déclarée saine.

Les viandes de Porc qui nous arrivent d'Amérique sont souvent trichinées; c'est pourquoi leur importation fut interdite par un décret de 1881, qui fut d'ailleurs oublié plus tard. On prétend qu'une salaison *bien faite* tue les Trichines: mais le meilleur moyen de se garer de tout danger est la cuisson complète. C'est assurément à cette habitude culinaire que la France doit d'avoir été épargnée par la trichinose.

Les eaux impures peuvent aussi transmettre à l'homme les parasites animaux qu'elles contiennent à l'état d'animaux adultes, ou de larves, ou d'œufs. Les accidents causés par ces parasites sont surtout fréquents dans les campagnes, où les fontaines et les puits sont exposés aux souillures les plus grossières, et où l'on a la déplorable habitude de boire l'eau non filtrée.

Parmi les parasites les plus communs dans nos régions, citons :

L'***Ascaride,*** qui est un long Ver fréquent dans l'intestin grêle de l'homme; il peut occasionner chez les enfants des accidents convulsifs graves; ses œufs sont introduits dans l'organisme en buvant de l'eau non filtrée ou en mangeant de la salade insuffisamment lavée.

L'***Oxyure,*** qui est parfois très abondant dans l'intestin des enfants, où il peut provoquer des troubles nerveux. On s'en débarrasse d'ailleurs facilement. Il se présente avec l'aspect d'un petit fil long de 1 centimètre et légèrement enroulé.

La *Filaire,* l'*Ankylostome,* le *Tricocéphale* sont des parasites très rares dans nos pays; aussi nous contenterons-nous de les citer.

Quelques parasites transmis par l'eau sont directement nuisibles: une petite *Sangsue* fréquente dans les mares en Tunisie et en Algérie et qui en se fixant sur le voile du palais ou le pharynx peut entraîner des suffocations et des hémoptysies ; une *Anguillule*, qui est la cause de la diarrhée de Cochinchine.

Parasites végétaux. — Les parasites végétaux contenus dans les aliments ont des dimensions microscopiques et sont ordinairement décrits sous le nom de *microbes*. Ils peuvent passer à travers le tube digestif et être transportés par le sang dans tout l'organisme, produisant ce qu'on appelle une *infection*, tandis que les poisons qu'ils sécrètent produisent une *intoxication*.

D'une manière générale on peut dire que les viandes provenant d'animaux morts de maladies infectieuses doivent être rejetées, et en particulier celles provenant d'animaux *charbonneux* et *tuberculeux*.

Le *charbon* est une maladie qui atteint surtout le Mouton et le Bœuf. Toutes les parties d'un animal charbonneux renferment le germe de cette maladie : la viande en est remplie, et cette viande mangée par l'homme peut lui communiquer le charbon, qui est toujours mortel. D'ailleurs la loi interdit d'une façon sévère la mise en vente de la viande charbonneuse, et celle-ci est facilement reconnaissable.

La *tuberculose*, qui cause tant de ravages dans l'espèce humaine, est aussi très fréquente chez certains animaux et en particulier chez le Bœuf. On a donc craint, non sans raison, que la viande d'animaux tuberculeux ne transmît à l'homme la redoutable maladie. Aussi un décret interdit-il la vente de la viande d'animaux tuberculeux lorsque ceux-ci sont à un degré de tuberculose avancé. Si les lésions tuberculeuses sont peu marquées, la viande n'est pas altérée et peut être consommée. Le même décret interdit aussi la vente du lait provenant de Vaches tuberculeuses. Enfin, signalons que chez les volailles la tuberculose est fréquente et frappe surtout les viscères abdominaux, et en particulier le foie, qui est un mets recherché et que l'on consomme à peine cuit, contenant par suite les germes de la tuberculose bien vivants. Il est donc prudent de ne pas manger les foies de volailles, ni les autres viscères : ce sont des aliments dangereux.

On s'est préoccupé depuis quelques années de l'influence

que pouvaient avoir sur la santé publique les légumes et les fruits arrosés avec les eaux d'égout ou avec les engrais humains. Il est certain que ces produits arrivent contaminés sur les marchés. Après avoir subi la cuisson, ils ne sont pas dangereux ; mais il n'en est pas de même s'ils sont mangés crus. Ainsi, les Fraises, après une pluie, sont salies par les éclaboussures de la terre mouillée, et chaque éclaboussure est un nid à microbes. Il en est de même pour la salade, qu'il est si difficile de laver complètement. C'est pour cette raison que les comités d'hygiène ont émis le vœu qu'il soit interdit de cultiver, dans les champs d'épandage, des légumes et des fruits qui se mangent crus et qui poussent près du sol, comme, par exemple, les Radis, les salades et les Fraises. Les légumes qui poussent à quelque distance du sol, comme les Tomates et les Artichauts, ne seraient pas compris dans cette interdiction.

Il nous reste à parler des microbes que renferme l'eau et du rôle qu'ils jouent dans la propagation de certaines maladies.

Eaux contaminées.

Voyons d'abord le *danger* des eaux contaminées, c'est-à-dire chargées d'impuretés et particulièrement de microbes, puis nous indiquerons ensuite les moyens de *purifier* ces eaux.

Dangers des eaux contaminées. — La fièvre typhoïde, la dysenterie, le choléra. — L'eau la plus limpide, de même que la glace la plus transparente, peut, malgré son apparence de pureté, contenir des microbes de toutes sortes et en nombre considérable. Tous ces germes, heureusement, ne sont pas malfaisants ; mais il en est beaucoup qui sont dangereux et qui sont les agents de transmission de maladies redoutables dont les plus communes sont : la *fièvre typhoïde*, la *dysenterie* et le *choléra*.

La **fièvre typhoïde** est une affection grave qui fait encore en France un nombre de victimes considérable. Elle est due à un microbe, le *bacille typhique* ou *bacille d'Eberth* (*fig.* 85), qu'on ne trouve, en effet, que dans l'intestin ou dans les déjections des personnes atteintes d'une fièvre typhoïde.

C'est en introduisant ce microbe dans son tube digestif que l'homme sain prend la fièvre typhoïde. Des faits bien et souvent observés ont montré que l'eau jouait le principal rôle dans la contagion de cette maladie. L'eau, en effet, peut être contaminée, soit *directement* par les déjections des malades ou par le lavage de linges souillés, soit *indirectement* par les infiltrations des fosses d'aisance ou des fumiers infectés par les germes de la fièvre typhoïde. Cette eau introduit donc dans le tube digestif d'individus sains un nombre considérable de dangereux parasites qui déterminent la maladie. C'est l'eau souillée par les germes de la fièvre typhoïde qui produit ces épidémies où tout un village, une ville même, sont frappés et décimés.

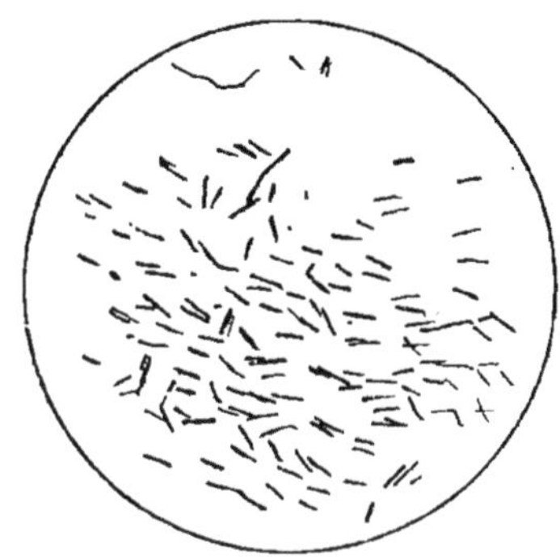

Fig. 85. — Microbe de la fièvre typhoïde.

Voici d'ailleurs un fait qui met bien en lumière le rôle de l'eau dans cette contagion. Il s'agit de l'épidémie de fièvre typhoïde de Pierrefonds, qui, en 1886, atteignit 20 personnes sur 24 qui habitaient trois maisons contiguës, et en fit mourir quatre. « Pierrefonds est bâti dans une vallée et reçoit son eau d'une source qui coule au pied d'une colline sur laquelle est construit le château. Une rue de la ville, la rue du Bourg, et plus particulièrement trois maisons, avaient été visitées cinq fois depuis quinze ans par la fièvre typhoïde. Ce sont ces maisons qui, en 1886, ont payé un si large tribut à la fièvre typhoïde. Pour se rendre compte de ces épidémies à répétition, il suffit de voir les conditions géologiques du sol de Pierrefonds. L'eau venant de la colline traverse une couche de sable, coule à travers les interstices du sol et arrive au-dessous des maisons de la rue du Bourg, où les habitants la puisent. Or, dans son trajet cette eau se trouve en contact avec des fosses d'aisances qui, comme presque partout, ne sont nullement étanches et laissent filtrer des matières organiques. Pour augmenter encore le danger, les habitants de Pierrefonds envoient, au moment des pluies, l'eau des toits dans les fosses. Les matières organiques sont alors diluées et entrainées dans la nappe d'eau qui sert à l'alimentation de la rue du Bourg. » (P. Brouardel, *Conférence à l'Association scientifique de France,* 1887.) Chaque verre d'eau apportait donc aux habitants de ces maisons de Pierrefonds un grand nombre de microbes qui leur donnèrent la maladie.

Des épidémies, comme celles de Pierrefonds, d'Auxerre et de Clermont-Ferrand; la coïncidence de la mortalité typhoïde, à Paris avec la distribution d'eau de Seine ; la diminution des cas de fièvre typhoïde dans l'armée depuis qu'on emploie de l'eau filtrée ou bouillie, sont autant de faits à l'appui de cette idée que *l'eau est le principal agent de transmission de la fièvre typhoïde.*

Il en est de même pour la ***dysenterie,*** dont la principale cause est la putridité de l'eau. C'est ainsi qu'à Vienne, cette maladie si meurtrière a presque totalement disparu, depuis que l'on a substitué l'eau des sources à celle du Danube. Le danger est surtout très grand dans les pays chauds, où l'on boit davantage de l'eau plus souillée et dont la chaleur favorise la putréfaction.

Le ***choléra*** a pour cause un microbe qui a la forme d'une virgule. Ce microbe ne vit et ne se multiplie que dans l'intestin du malade ; de sorte que l'on ne devient cholérique que si l'on introduit le microbe dans son tube digestif. Et l'on peut faire pénétrer ce microbe dans le tube digestif, par conséquent contracter le choléra, soit en touchant aux linges salis par un cholérique et en maniant ensuite des substances alimentaires, soit, ce qui est plus fréquent, en buvant l'eau qui a été souillée par les microbes du choléra. On peut, par ce dernier procédé, prendre le choléra sans avoir approché un seul malade.

Tous les faits cités plus haut nous montrent l'importance qu'il y a à savoir si une eau contient ou non les germes de ces maladies. Malheureusement on ne connaît pas encore de moyen rapide et facile de révéler dans l'eau la présence de germes malfaisants. Il n'existe encore que des méthodes compliquées, à la portée seulement de quelques opérateurs. Le plus prudent est donc de considérer toute eau impure comme suspecte et de chercher à la purifier par les moyens que nous allons indiquer.

Purification des eaux contaminées. — Pour purifier l'eau il faut la priver des germes vivants qu'elle contient, de façon à la rendre aussi bonne que l'eau de source la plus pure. Deux moyens sont employés pour atteindre ce but : la *filtration* et l'*ébullition*.

1° **Filtration.** — Filtrer l'eau ne veut pas dire seulement la *clarifier*, mais bien la *purifier*, c'est-à-dire lui enlever tous les germes qu'elle contient. Ainsi tous les filtres clarifient l'eau, mais bien peu la purifient d'une façon complète ; la plupart, en effet, ne retiennent que les impuretés grossières et donnent à l'eau qu'ils filtrent la *limpidité* mais non la *pureté*.

Les différentes méthodes de filtrations peuvent être ramenées à deux types : 1° la *filtration naturelle*, qui se fait à l'aide du sol ; 2° la *filtration artificielle*, obtenue à l'aide d'appareils.

Filtration naturelle. — Elle consiste à faire passer l'eau à travers des terrains sableux qui arrêtent les germes et à recueillir l'eau à une certaine profondeur dans des drains.

C'est ainsi que la Ville de Paris épand les eaux des égouts — plus de 225 millions de mètres cubes en 1902 — sur d'immenses champs situés dans les environs et d'une surface de 2 500 hectares. Cette épuration a deux avantages : l'eau fertilise le sol en y laissant ses impuretés ; l'eau purifiée peut être drainée et faire retour à la rivière voisine.

Dans certaines villes comme Berlin, Hambourg, Rotterdam, Zurich, on a construit des *bassins filtrants* pour purifier l'eau des lacs ou des rivières. Ce sont de grandes cases en maçonnerie au fond desquelles se trouvent des drains en terre poreuse et des couches de gravier et de sable. Au début le filtre laisse passer les microbes ; puis, peu à peu, il se forme à la surface du sable une couche gélatineuse constituée par des microbes et des Algues. Cette sorte de voile glaireux arrête les microbes et laisse passer de l'eau presque pure ; mais il épaissit de plus en plus, de sorte qu'au bout d'un certain temps la filtration cesse et on est obligé de nettoyer le filtre. A Zurich, où l'eau du lac est assez pure, ce nettoyage se fait seulement tous les 25 jours ; mais il se fait tous les 15 jours à Berlin. L'examen de ces eaux a montré que la filtration n'était pas parfaite, car l'eau contenait encore des microbes. Pourtant ce sont les villes alimentées en eaux filtrées par le sable qui présentent la mortalité la plus faible pour ce qui est de la fièvre typhoïde.

Filtration artificielle. — Ce procédé consiste à faire passer l'eau à travers une matière poreuse qui retient seulement les parties solides et ne change pas sa saveur. On se servait autrefois de filtres formés seulement par un vase contenant du sable et du charbon pulvérisé. L'eau ainsi filtrée est limpide, mais elle contient encore tous les microbes qui s'y trouvaient avant l'opération.

Le filtre *Maignen* à base d'amiante et de charbon animal donne de meilleurs résultats, mais il a l'inconvénient de retenir aussi les sels dissous.

Le filtre *Chamberland* est le seul qui donne de l'eau privée de germes. Il est basé sur ce fait que la porcelaine dégourdie laisse passer l'eau et arrête les microbes grâce à ses pores

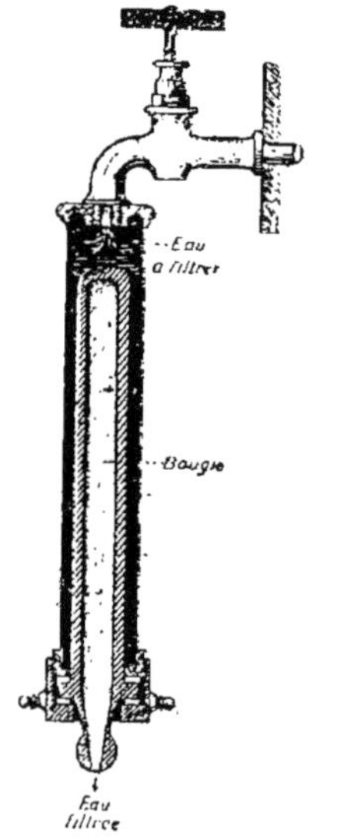

Fig. 86. — Filtre Chamberland à pression.

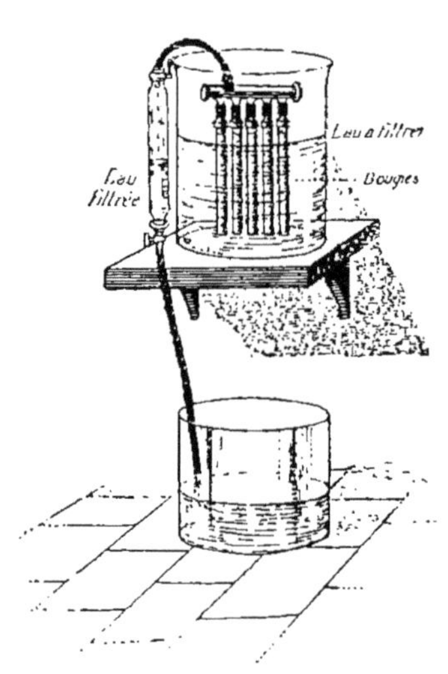

Fig. 87. — Filtre Chamberland sans pression.

très petits. Il existe deux types de filtres Chamberland : le *filtre à pression* et le *filtre sans pression*.

Le *filtre à pression* (*fig.* 86) est formé par un tube creux en porcelaine, appelé *bougie*. Cette bougie est placée dans un cylindre que l'on peut visser sur le robinet d'une conduite d'eau. Grâce à la pression de cette eau, celle-ci filtre à travers la porcelaine de la bougie et s'écoule par l'orifice inférieur.

Le *filtre sans pression* (*fig.* 87) est utilisé dans les campagnes où l'on ne peut utiliser le filtre précédent, car on ne dispose ordinairement pas d'une pression d'eau suffisante. L'appareil se compose de plusieurs bougies fixées sur un même tube et qu'on plonge dans un seau rempli d'eau. Au tube collecteur on adapte un tube qui fonctionne comme un siphon une fois amorcé. L'eau passe alors lentement dans les bougies, puis dans le tube collecteur et vient tomber dans un récipient.

Il faut avoir soin de nettoyer fréquemment les bougies, car la porcelaine se recouvre d'une couche glaireuse. Il suffit de les placer dans de l'eau avec de l'acide chlorhydrique, de les brosser et de les passer ensuite dans l'eau bouillante.

2° **Ébullition.** — L'ébullition est le seul moyen *certain* de purifier l'eau, pour cette raison que la température de 100° tue la plupart des germes, et en tous cas sûrement ceux de la fièvre typhoïde et du choléra.

Faire bouillir de l'eau est une pratique simple et à la portée de tous; aussi en temps d'épidémie typhoïde ou cholérique, ne doit-on faire usage que d'eau bouillie.

L'eau qui a bouilli a perdu l'air et les sels qu'elle contenait en dissolution; aussi a-t-on reproché à cette eau d'être lourde et indigeste. Mieux vaut après tout boire une eau lourde et non dangereuse qu'une eau légère mais malfaisante.

On a construit des appareils destinés à stériliser l'eau en grand et sous pression. Grâce à cette pression la température est élevée jusqu'à 120° sans que l'ébullition se produise, de sorte que les gaz et les sels restent dissous; de plus tous les microbes, sans exception, sont tués à cette température, et enfin le procédé est économique, car 1 kilogramme de charbon suffit à stériliser 100 litres d'eau.

En résumé, si l'on ne dispose pas d'une eau de source pure, il ne faut pas boire d'eau sans la filtrer ou sans la faire bouillir. Et encore... « On ne sera vraiment assuré, dit M. Duclaux, d'absorber de l'eau à peu près pure de microbes que lorsqu'on se sera décidé à l'avaler bouillante... Mais, tant que nous aimerons à boire frais, il faudra consentir à avaler des microbes. » Heureusement tous les microbes ne sont pas dangereux, puisque nous en hébergeons par milliards dans notre intestin, et l'on peut dire que pour une eau potable le chiffre des microbes n'aurait guère d'importance si le germe de la fièvre typhoïde n'y figurait pas.

CHAPITRE IV

LA CIRCULATION

La circulation est le mouvement, à l'intérieur de l'organisme, d'un liquide nourricier appelé *sang*. Elle doit se faire dans tous les organes et d'une façon régulière afin d'assurer la nutrition de tout l'organisme. Nous aurons donc à étudier : l'*appareil circulatoire*, le *sang*, le *mécanisme de la circulation* et l'*hygiène de la circulation*.

Appareil circulatoire.

L'appareil circulatoire est composé d'organes destinés à

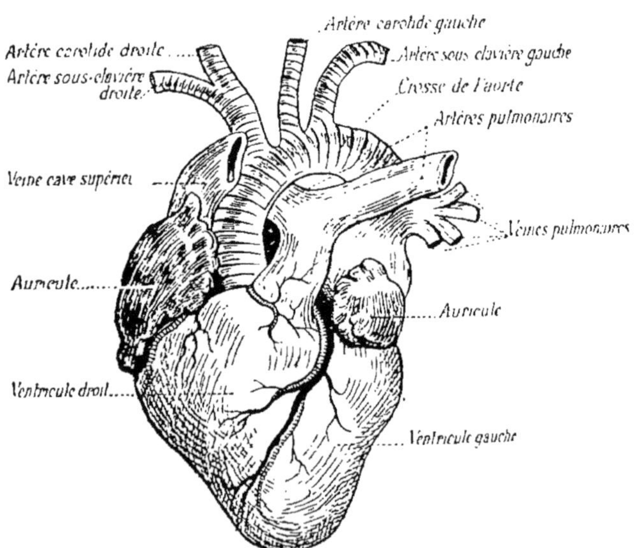

FIG. 88. — Le cœur vu par sa face antérieure.

contenir le sang et à le distribuer dans toutes les régions du corps. Il comprend quatre parties : le *cœur*, les *artères*, les *veines* et les *capillaires*. Tout cet ensemble forme un système de tubes ou *vaisseaux* complètement clos et à l'intérieur duquel circule le sang.

Le cœur. — Le cœur (*fig.* 88) est un organe charnu, musculeux, situé dans la poitrine entre les deux poumons ; il a la forme d'un cône dont la pointe est située en bas et un peu à gauche ; il a la grosseur du poing et pèse environ 300 grammes ; il est enveloppé par une membrane à double paroi appelée *péricarde* (*fig.* 89), et entre les deux feuillets de laquelle se trouve un liquide destiné à faciliter les mouvements du cœur.

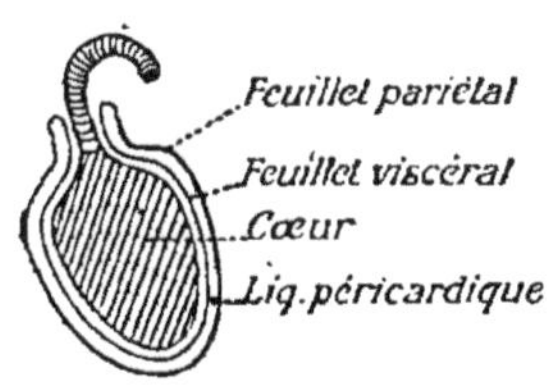

Fig. 89. — Disposition du péricarde.

L'intérieur du cœur présente quatre cavités : deux *oreillettes* en haut, et deux *ventricules* en bas. Les oreillettes ne communiquent pas entre elles ; les ventricules non plus ; mais chaque oreillette communique avec le ventricule du dessous par un orifice garni d'un repli appelé *valvule auriculo-ventriculaire* (*fig.* 90). Ces valvules sont des membranes élastiques rattachées par de petites cordes à de petites colonnes charnues qui hérissent

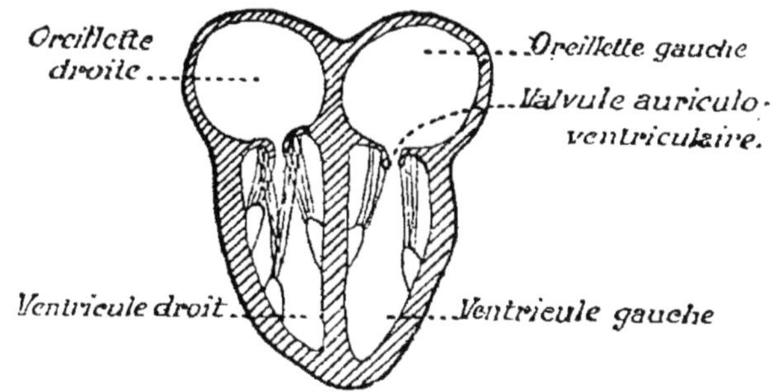

Fig. 90. — Coupe du cœur montrant la disposition des valvules auriculo-ventriculaires.

les parois des ventricules. Leur disposition permet au sang de passer des oreillettes dans les ventricules, mais elle empêche le sang de revenir des ventricules vers les oreillettes.

Les cavités du cœur communiquent par des orifices avec les vaisseaux qui emportent le sang ou qui le ramènent, c'est-à-dire avec les artères et les veines.

Les artères. — Les artères sont des tubes ou *vaisseaux qui partent du cœur* pour aller distribuer le sang dans toutes les régions du corps. Deux grosses artères partent du cœur : l'*aorte* et l'*artère pulmonaire* (*fig.* 91).

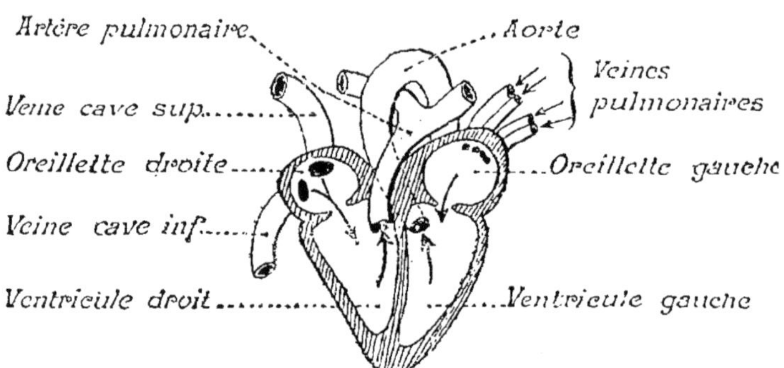

FIG. 91. — Coupe théorique du cœur montrant les orifices des vaisseaux.

L'*aorte* part du ventricule gauche, se recourbe en forme de crosse du côté gauche du corps et descend ensuite vers la partie inférieure. Elle donne des ramifications qui portent le sang à tous les organes. Chaque organe reçoit une artère spéciale qui est une branche de l'aorte : le cœur lui-même reçoit deux artères, les *artères coronaires*. Un organe qui ne recevrait pas de sang ne saurait pas vivre. Si, par exemple, on fait une ligature sur une artère qui se rend à un organe, celui-ci est bien vite paralysé ; mais il recouvre bientôt sa sensibilité si l'on enlève la ligature. Enfin, si l'arrêt du sang dure trop longtemps, l'organe meurt, se détruit : il se fait ce qu'on appelle de la *gangrène*.

Les principales artères sont :

Les *artères carotides*, qui montent le long du cou et vont à la tête ;

Les *artères sous-clavières*, qui se rendent dans les bras et donnent les artères *humérale*, *radiale* et *cubitale* ;

L'*artère hépatique*, qui va au foie ;

Les *artères rénales*, qui se ramifient dans les reins ;

Les *artères iliaques*, qui vont dans les membres inférieurs.

L'*artère pulmonaire* sort du ventricule droit et se divise en deux branches qui se rendent chacune dans un poumon.

Les artères sont élastiques. Aussi lorsqu'une artère est ouverte par une blessure, elle reste béante (*fig.* 92) à cause de son élasticité, de sorte que le sang peut s'écouler abondamment. Les veines, au contraire, sont peu élastiques; par suite leur section ne reste pas béante, car leurs parois s'affaissent (*fig.* 92) ce qui diminue la gravité de l'hémorragie : la coupure d'une veine est donc moins dangereuse que celle d'une artère. Heureusement les grosses artères sont situées profondément dans l'épaisseur des chairs et sont par conséquent protégées, tandis que les veines, situées superficiellement sous la peau, sont plus exposées aux blessures.

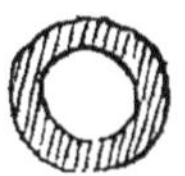
Artère.

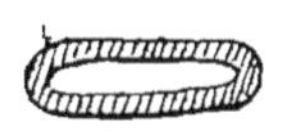
Veine.

FIG. 92. — Section d'une artère et d'une veine.

Les veines. — Les veines sont des *vaisseaux qui reviennent au cœur* et ramènent le sang qui a circulé dans les organes (*fig.* 91); elles aboutissent aux oreillettes, tandis que les artères partent des ventricules. Dans l'oreillette gauche arrivent quatre *veines pulmonaires* ramenant le sang des poumons; dans l'oreillette droite débouchent les deux *veines caves* ramenant le sang des différentes régions de l'organisme.

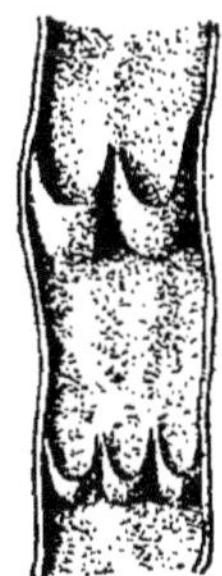
FIG. 93. — Veine ouverte montrant les valvules.

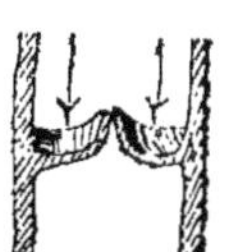
A. — Le sang est empêché de revenir en arrière.

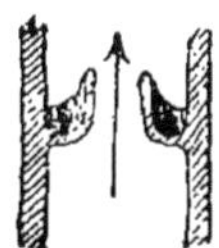
B. — Le sang passe.

FIG. 94. — Rôle des valvules.

L'artère et la veine d'un même organe cheminent souvent côte à côte et portent ordinairement le même nom.

Les veines présentent à leur intérieur de nombreux replis ou *valvules* (*fig.* 93), disposés comme de petits goussets dont la concavité est tournée vers le cœur. Ces valvules ont pour rôle d'empêcher le sang de revenir en arrière, de sorte qu'il ne peut que progresser vers le cœur (*fig.* 94).

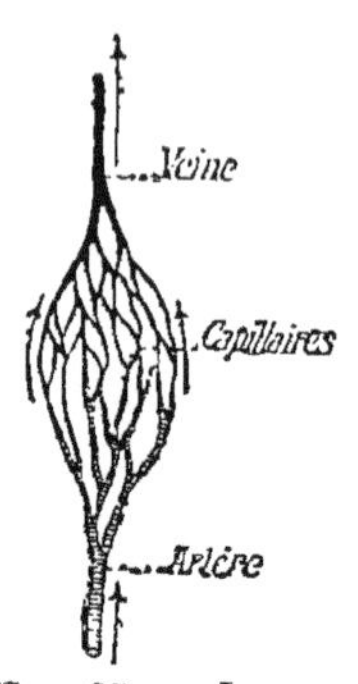

Fig. 95. — Les capillaires unissent les artères aux veines.

Les veines sont plus nombreuses que les artères et forment à la surface du corps un réseau bleuâtre qu'on aperçoit à travers la peau.

Les capillaires. — Les capillaires (*fig.* 95) sont des vaisseaux très fins qui font communiquer les artères avec les veines. Ils sont si nombreux et forment un réseau si serré qu'il est impossible de se piquer en un point quelconque du corps sans en percer quelques-uns et provoquer une légère hémorragie. C'est à travers les parois très minces des capillaires que le sang abandonne les matières nutritives utiles aux organes et reprend les déchets provenant du travail de ces organes.

Le sang.

Le sang est un liquide dont la saveur est légèrement salée et dont la couleur varie du rouge vermeil au rouge foncé presque noir. Avant d'entrer dans les capillaires la couleur du *sang artériel* est rouge vermeil ; en sortant des capillaires, le *sang veineux* est devenu rouge foncé. D'où les expressions de *sang rouge* et de *sang noir* qu'on emploie souvent pour désigner le sang artériel et le sang veineux. Chez l'Homme la quantité de sang est d'environ 5 litres.

Lorsqu'on regarde une gouttelette de sang au microscope, on est surpris de voir que le sang n'est pas rouge, mais bien jaunâtre. En réalité sa couleur est due aux nombreux petits corps solides appelés *globules* que l'on voit nager au milieu d'un liquide incolore appelé *plasma*.

Globules. — Les globules sont de deux sortes : les *globules rouges* et les *globules blancs*.

Les globules rouges. — De face, ils ont la forme de disques (*fig.* 96) ; de profil, ils sont creusés à la façon d'une lentille biconcave. Ils sont très petits et leur diamètre est d'environ 7 millièmes de millimètre ; aussi ne sont-ils visibles qu'au microscope. En revanche, ils sont très nombreux : environ 5 millions par millimètre cube, et par suite 5 billions par centimètre cube et 5 trillions par litre ; comme il y a 5 litres de sang, le total des globules rouges est d'environ 25 trillions. Si nous supposons ces globules placés bout à bout, nous aurions une longueur de

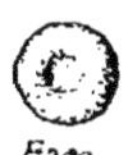

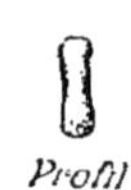

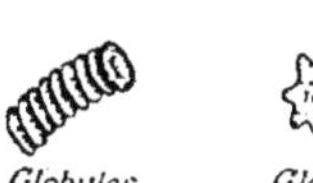

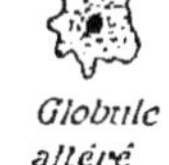

FIG. 96. — Globules rouges du sang de l'Homme à divers états.

$$0^{mm},007 \times 25\,000\,000\,000\,000 = 175\,000 \text{ kilomètres},$$

c'est-à-dire une chaîne qui pourrait faire presque 5 fois le tour de la terre. Dans certaines maladies, comme la tuberculose et le cancer, le nombre des globules rouges est parfois diminué de moitié.

Au microscope on les voit souvent empilés comme des pièces de monnaie, ou déchiquetés sur leur bord dès qu'ils commencent à s'altérer.

Les globules rouges doivent leur couleur à une matière spéciale appelée *hémoglobine,* qui a la propriété d'absorber l'oxygène de l'air dans les poumons pour le porter aux organes. Les globules rouges sont donc chargés de distribuer l'oxygène dans toutes les parties du corps ; ce sont, en quelque sorte, des commis voyageurs en oxygène.

Les globules blancs. — Ils sont un peu plus gros que les globules rouges, mais ils sont moins nombreux. Ils changent constamment de forme et peuvent se mouvoir en poussant des prolongements, appelés *pseudopodes* (*fig.* 97, B) parce qu'ils leur servent en quelque sorte de pieds pour changer de place. Ils peuvent ainsi ramper le long des parois des vaisseaux, les perforer même pour voyager dans l'épaisseur des organes (*fig.* 98) : d'où le nom

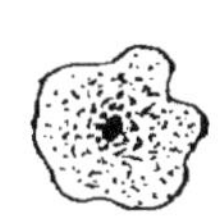

A. — Au repos.

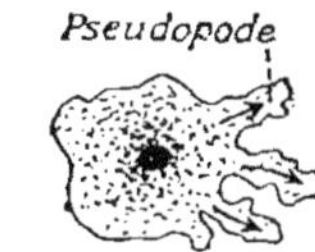

B. — En mouvement.

FIG. 97. — Le globule blanc.

de *cellules migratrices* sous lequel on les désigne parfois. Enfin, lorsque les globules blancs rencontrent des corps étrangers introduits dans l'organisme, des microbes par exemple, ils les entourent, les englobent et finissent par les digérer

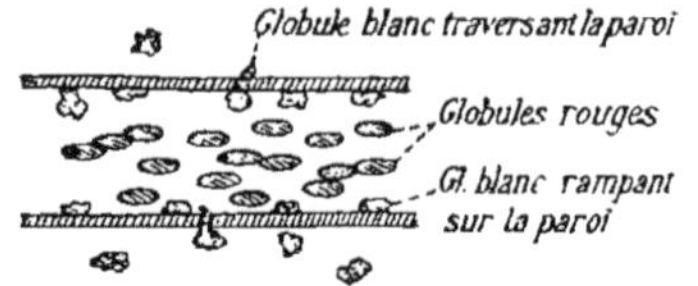

Fig. 98. — Globules blancs passant à travers la paroi d'un capillaire de Grenouille.

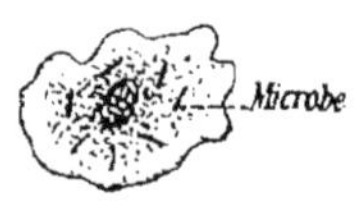

Fig. 99. — Globule blanc digérant des microbes.

(*fig.* 99). De cette façon les globules blancs défendent l'organisme contre l'invasion des germes de certaines maladies.

Le plasma et la coagulation du sang. — Le plasma est la partie liquide du sang dans laquelle nagent les globules. Quand on saigne un animal et qu'on recueille le sang dans un vase, on voit que le plasma est formé de deux parties : 1° un liquide incolore appelé *sérum* ; 2° une matière albuminoïde appelée *fibrine,* qui a la propriété de se *coaguler,* c'est-à-dire de se solidifier, dès que le sang est sorti de l'organisme. Ordinairement la fibrine, en se coagulant, emprisonne les globules rouges et prend alors l'aspect de la gelée de groseille, c'est ce qu'on appelle le *caillot* (*fig.* 100).

On peut empêcher le sang de se coaguler en le battant quand il est frais avec un petit balai : la fibrine se coagule, s'attache aux brindilles du balai, et le sang ainsi défibriné reste liquide.

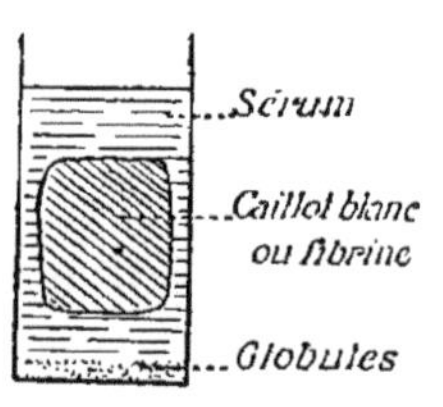

Fig. 100. — Coagulation du sang.

Dans les hémorragies, le caillot est d'une grande importance, car il forme une sorte de bouchon qui empêche le sang de s'écouler par le vaisseau ouvert.

Le caillot peut se former accidentellement dans des vaisseaux malades et arrêter ainsi la circulation du sang dans certains organes : c'est ce qu'on appelle une *embolie.*

Gaz du sang. — Le sang renferme des gaz soit en *disso-*

lution, soit en *combinaison.* Il contient de *l'oxygène,* qui est fixé sur l'hémoglobine, et du *gaz carbonique* qui se trouve surtout dans le plasma. On peut constater en analysant ces gaz que le sang artériel contient plus d'oxygène et moins de gaz carbonique que le sang veineux. Le tableau suivant résume la composition de ces gaz :

100 centimètres cubes de	Gaz	Az	CO^2	O
1. Sang artériel. . . .	60cc	1	39	20
2. Sang veineux. . . .	60cc	1	47	12

Cette différence dans la proportion des gaz est la cause de la différence de couleur du sang artériel et du sang veineux. On peut le montrer en agitant au contact de l'air du sang noir que l'on vient de retirer d'une saignée faite sur un animal : aussitôt on le voit rougir ; au contraire, si l'on agite du sang rouge avec du gaz carbonique, on le voit noircir rapidement. C'est ainsi que le sang rougit dans les poumons en absorbant l'oxygène de l'air, tandis qu'il noircit dans les capillaires en recueillant le gaz carbonique provenant des organes.

La lymphe : son rôle dans la défense de l'organisme. — Outre le sang, il existe dans l'organisme un autre liquide, la *lymphe,* qui circule aussi dans toutes les parties du corps au moyen d'un système compliqué de vaisseaux très fins et très nombreux appelés *vaisseaux lymphatiques* (*fig.* 101).

Les vaisseaux lymphatiques naissent dans les organes par des capillaires qui ne communiquent pas directement avec les capillaires sanguins. Puis ces vaisseaux se réunissent entre eux et aboutissent dans un canal qui remonte le long de la colonne vertébrale et vient se jeter dans la veine sous-clavière gauche. De sorte que les vaisseaux lymphatiques versent leur contenu dans les veines.

Sur le trajet des vaisseaux lymphatiques se trouvent de petits renflements appelés *ganglions lymphatiques,* qui sont abondants au cou, dans le creux de l'aisselle et dans le pli de l'aine. Leur grosseur varie depuis la dimension d'une tête d'épingle jusqu'à celle d'un haricot. Dans ces ganglions, les globules blancs sont nombreux et peuvent s'y multiplier rapidement.

La *lymphe* est un liquide incolore composé de plasma et de globules blancs, mais ne contenant pas de globules rouges. Elle est plus abondante que le sang et baigne tous nos tissus. Elle joue un rôle important dans la nutrition des organes, mais particulièrement dans la défense de l'organisme contre l'invasion des microbes dangereux. Ainsi dès qu'un corps étranger, un éclat de bois par exemple, pénètre en un point de notre organisme, les globules blancs de la lymphe se mobilisent en quelque sorte, et viennent entourer ce corps en essayant de le digérer, de le détruire. Ils y réussissent souvent, surtout quand il s'agit de microbes, qui sont digérés comme nous l'avons montré plus haut. Si, au contraire, ces infiniment petits passent dans la lymphe, ils sont charriés jusqu'aux ganglions dont les globules blancs se multiplient pour les arrêter dans leur marche envahissante. Aussi les ganglions grossissent et se tuméfient, par suite du travail de leurs globules blancs.

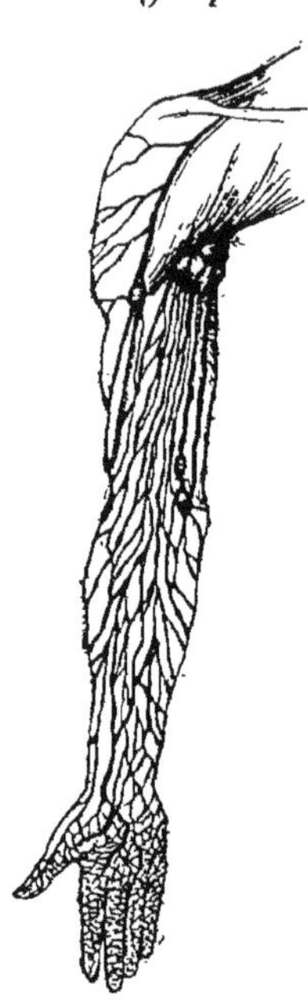

Fig. 101. — Vaisseaux lymphatiques du bras.

C'est ainsi qu'une blessure au pied amène rapidement le gonflement des ganglions de l'aine. De même les ganglions du coude et de l'aisselle s'enflamment en cas de blessure des doigts, et ceux du cou dans les plaies de la tête. Si la plaie persiste, la lymphe continue à être envahie par les matières nuisibles, les ganglions s'enflamment, suppurent et laissent des traces caractéristiques des tempéraments lymphatiques et scrofuleux. A ces vilaines cicatrices on donne le nom d'*écrouelles* ou *humeurs froides*.

L'organisme est un champ de bataille : la vieillesse et la mort. — Les globules blancs de la lymphe ou *phagocytes*, comme on les appelle souvent, font de la bonne besogne en débarrassant l'organisme de microbes nuisibles ; mais ils sont tellement voraces qu'ils s'attaquent parfois à des cellules plus perfectionnées, plus délicates, comme celles du cerveau, du rein, de la rate. Celles-ci deviennent la proie des phagocytes, moins spécialisés, mais plus robustes, tout comme un peuple d'une civilisation extrême succombe devant une invasion de brutes barbares. Les phagocytes entraînent alors dans l'organisme, où la division du travail est grande et où le fonctionnement de chaque élément est indispensable à la vie de l'ensemble, la décrépitude, puis la mort.

A ce point de vue l'organisme est un champ de bataille : un combat incessant s'y livre, et dans cette lutte les robustes et voraces phagocytes finissent par l'emporter. Remarquons pourtant que si ces ennemis triomphent sans peine pendant la vieillesse, leurs succès sont plus rares pendant la jeunesse. Il existe donc des causes qui facilitent la victoire de ces phagocytes, et en première ligne on doit placer l'affaiblissement des cellules spécialisées qui font la besogne active dans les organes. Ces cellules, après un certain nombre d'années, dépérissent comme atteintes par une intoxication ; elles deviennent alors pour les globules de notre lymphe des proies faciles.

Imaginons, comme le fait un des plus brillants élèves de Pasteur, M. Metchnikoff, que cette intoxication soit prévenue par un sérum quelconque, que par suite l'affaiblissement de nos cellules nobles soit combattu, et nous verrons la vieillesse disparaître et la vie humaine se prolonger. Telle est l'opinion optimiste du savant observateur de l'Institut Pasteur, qui, à travers les lentilles de son microscope, a surpris quelques-uns de ces drames obscurs qui se trament en nos tissus. S'agit-il de rêver à l'immortalité physique ? Assurément non. Cela veut dire simplement que la science saura peut-être un jour enseigner de quelle façon il convient de vivre pour prolonger la vie et surtout pour retarder l'arrivée de la vieillesse.

Certes, la sérothérapie, comme on l'a dit, ne nous empêchera pas de mourir. La mort paraît être un phénomène naturel ; nous disons *paraît*, car tous les hommes meurent prématurément tués par des infections microbiennes. En réalité, la vraie mort nous ne la connaissons pas, et l'ignorant, nous ne pouvons l'apprécier. Mais nous pouvons supposer, avec le savant à qui nous empruntons ces idées, qu'elle est un bienfait. Après une journée de labeur, le sommeil est agréable. Pourquoi y aurait-il de l'amertume dans la venue d'un sommeil définitif après une vie achevée? Metchnikoff rapporte les paroles d'un centenaire qui semble avoir eu le sentiment de la douceur de la mort: « Si tu vivais autant que moi, disait ce vieillard, tu pourrais comprendre qu'il est non seulement possible de ne pas craindre la mort, mais même de la souhaiter et d'en sentir le besoin de même que l'on sent le besoin de dormir. » Si donc, pour en revenir au problème de la vieillesse, nous savons empêcher le dépérissement précoce de nos cellules, nous pourrons attendre la mort sans effroi parce qu'elle viendra à son heure. Actuellement tout cela est du rêve, mais demain ce sera peut-être de la réalité.

Mécanisme de la circulation.

Le mouvement du sang. — Le tour de l'organisme en 30 secondes. — Le sang est lancé dans les artères par les contractions régulières du cœur, qui agit à la façon d'une pompe foulante. Poussé par l'impulsion que lui donne le cœur, il *circule* de la façon suivante : il part du ventricule gauche (*fig.* 91) par l'artère aorte qui va distribuer le sang aux organes ; dans ces organes, le sang *artériel* cède son oxygène et se charge d'impuretés, en particulier de gaz carbonique, et devient *veineux* ; le sang veineux est alors ramené au cœur par les deux veines caves qui viennent déboucher dans l'oreillette droite. Ce mouvement du sang allant du ventricule gauche aux organes et revenant des organes à l'oreillette droite est appelé *grande circulation*. De l'oreillette droite le sang veineux passe dans le ventricule droit, d'où il est lancé dans l'artère pulmonaire, qui va le conduire aux poumons. Là, le sang *veineux* abandonne son gaz carbonique et prend de l'oxygène : il se transforme donc en sang *artériel*, qui revient au cœur, dans l'oreillette gauche, par quatre veines pulmonaires. Ce mouvement du sang allant du ventricule droit à l'oreillette gauche en passant par les poumons est appelé *petite circulation*. Le sang, après avoir parcouru tout le corps, est revenu au point de départ : son mouvement mérite donc bien le nom de *circulation*.

C'est ce mouvement du sang à travers l'organisme qui a inspiré le poète Barbier dans les vers que nous citons :

Lorsque le sang, chassé par de puissants ressorts,
Du cœur de l'homme a jailli comme l'onde,
Il va roulant sa pourpre vagabonde
Par les mille canaux qui sillonnent le corps ;
De toutes parts il anime, il féconde,
Donne aux pieds la vigueur et la splendeur aux yeux,
Et du cerveau, caché sous une voûte ronde,
Fait sortir la pensée en éclairs radieux ;
Puis, lorsqu'il sent mourir sa chaleur souveraine
Et qu'il rentre aux poumons, noir, sans force et malsain,
L'air, le grand air, de sa vivante haleine,
Comme le vieil Éson, le rajeunit soudain.
Et tout renouvelé par l'élément divin,
Riche de sève et fort de nourriture,
Voilà qu'il redescend dans l'édifice humain,
Avec une substance et plus rouge et plus pure.

La vitesse du courant sanguin va en diminuant en allant du cœur vers les capillaires ; elle est de $0^{m},44$ par seconde dans l'aorte et de 1 millimètre seulement dans les capillaires. On estime que le sang met environ une demi-minute pour faire le tour de l'organisme. En 24 heures on a calculé qu'il passait 20 000 litres de sang à travers les poumons et 130 litres dans les reins.

Les Anciens ignoraient la circulation : ils croyaient que les veines seules contenaient du sang, car ils n'étudiaient que des cadavres d'animaux ; or après la mort les artères sont toujours vides de sang ; ils pensaient donc que les artères servaient à transporter l'air, et il est curieux de voir les efforts d'imagination qu'ils faisaient pour relier cette opinion avec ce qu'ils savaient de l'entrée de l'air dans les poumons.

C'est Michel Servet qui, en 1553, découvre la *petite circulation*, c'est-à-dire le mouvement du sang allant du ventricule droit à l'oreillette gauche, en passant par le poumon.

En 1628, le médecin anglais Harvey, découvre la *grande circulation* par l'expérience suivante : il lie une artère du bras et la voit se gonfler au-dessus de la ligature, du côté du cœur, tandis qu'elle se vide au-dessous. Il fait la même expérience sur une veine et fait une remarque inverse : la veine se gonfle au-dessous de la ligature tandis qu'elle s'affaisse et se vide au-dessus. Donc. le sang artériel circule du ventricule gauche pour aller vers les organes, et le sang veineux revient des organes vers l'oreillette droite, par les veines.

Les contemporains d'Harvey protestèrent énergiquement contre les doctrines du « circulateur ».

Jugé comme un rêveur par les praticiens de son temps, Harvey perdit sa clientèle. En France, il n'eut pas pour lui les médecins, ni la Faculté, mais il eut Descartes, Molière et Louis XIV, qui ordonna qu'une chaire fût créée au Jardin des Plantes pour enseigner l'anatomie et la circulation du sang. Enfin le temps et la science donnèrent raison au physiologiste anglais à qui revient l'honneur d'avoir montré, par voie expérimentale, la réalité des faits.

Appareils enregistreurs. — Microscopes du mouvement. — Pour étudier les mouvements du cœur et des vaisseaux on se sert d'appareils dits *enregistreurs* (*fig.* 102), qui ont l'avantage

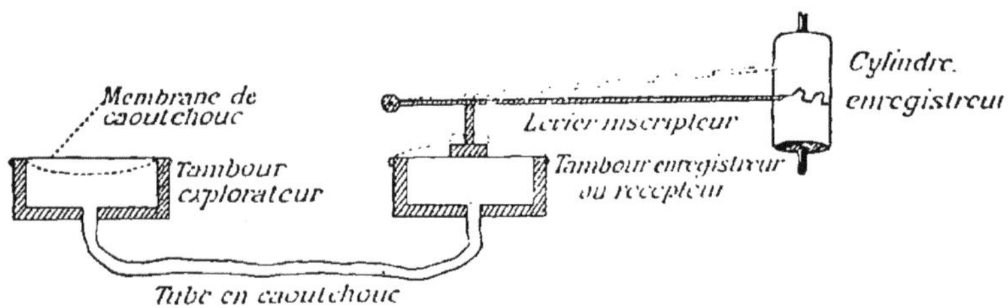

FIG. 102. — Appareil enregistreur : tambours de Marey.

d'abord, d'*amplifier* les mouvements et de les rendre visibles. ce qui a valu à ces instruments le nom de *microscopes du mouvement* ; puis d'*enregistrer* les mouvements sous forme de tracés que l'on peut ensuite étudier.

Voici le principe de ces appareils employés dans l'étude de la circulation. Deux boîtes appelées *tambours* sont réunies par un tube de caoutchouc. Chaque tambour se compose d'une boîte métallique fermée sur l'une de ses faces par une membrane en caoutchouc. Si l'on appuie sur la membrane du tambour dit *explorateur,* on comprime l'air à l'intérieur du tube en caoutchouc et de l'autre tambour dit *enregistreur* (*fig.* 103) dont la membrane en caoutchouc se trouve soulevée. Sur cette

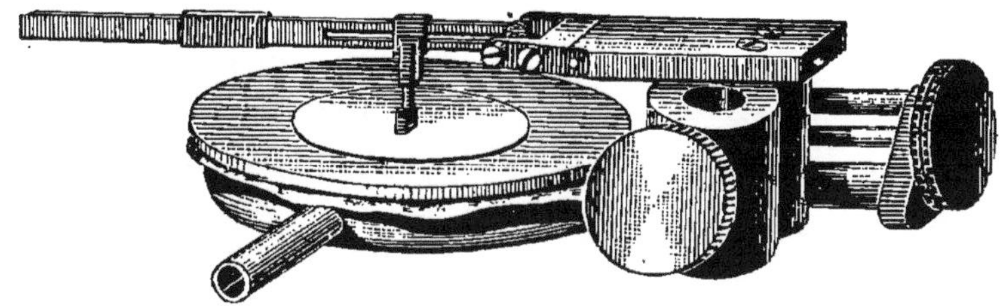

Fig. 103. — Tambour enregistreur et son levier.

membrane repose un levier portant une pointe qui va s'appuyer sur un cylindre recouvert de papier enduit de noir de fumée. Ce cylindre est animé d'un mouvement de rotation uniforme. La pointe tracera sur le papier une courbe dont les sinuosités nous renseigneront sur les mouvements des membranes de caoutchouc et par suite des organes en contact avec ces membranes.

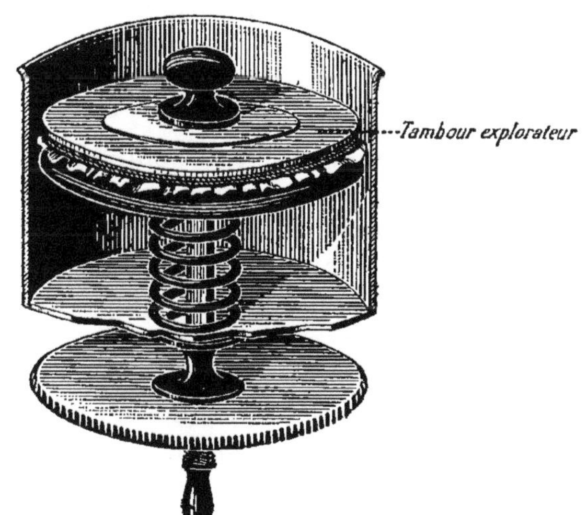

Fig. 104. — Tambour explorateur du cœur.

On peut étudier les mouvements du cœur extérieurement à l'aide d'un tambour (*fig.* 104) dont la membrane de caoutchouc porte un bouton qu'on applique sur la poitrine en face la pointe du cœur.

Pour étudier les mouvements à l'intérieur du cœur, on se

sert d'un appareil appelé *cardiographe* (*fig.* 105), qui se compose d'une ampoule en caoutchouc en communication avec un tambour enregistreur. On introduit cette ampoule dans la veine jugulaire d'un Cheval, puis on la pousse dans la veine cave supérieure jusqu'au cœur droit.

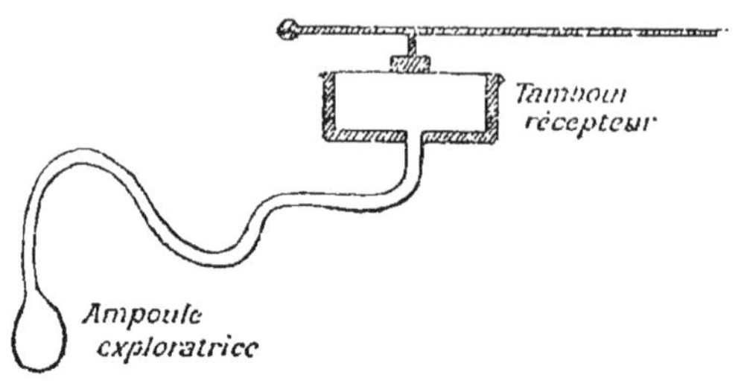

Fig. 105. — Cardiographe.

Les résultats donnés par ces divers appareils renseignent d'une façon précise sur le rôle du cœur et des vaisseaux dans le mécanisme de la circulation.

Rôle du cœur. — Le cœur est animé de mouvements réguliers appelés *battements*. Chez l'homme adulte, le cœur bat 70 à 75 fois par minute, mais chez le jeune enfant il peut battre jusqu'à 120 fois. Cette fréquence peut s'exagérer pendant la fièvre. Les mouvements du cœur sont sous la dépendance de certains nerfs qui peuvent les accélérer ou les ralentir. Si l'on isole le cœur d'un animal, d'une Grenouille par exemple, en le retirant de la poitrine, il continue à battre pendant plusieurs heures. Le même fait a été observé sur le cœur des suppliciés. Cela tient à ce qu'il existe dans les parois du cœur des masses nerveuses appelées *ganglions* qui fonctionnent comme de petits cerveaux.

Les deux oreillettes remplies de sang se contractent en même temps et chassent le sang dans les ventricules correspondants. Puis les deux ventricules, ayant reçu ce sang, se contractent à leur tour et chassent le sang dans les artères. Enfin, le cœur se repose. La durée de la contraction des oreillettes est les $\frac{2}{10}$ de la durée d'un mouvement complet du cœur ; celle de la contraction des ventricules est les $\frac{5}{10}$, et le cœur se repose pendant les $\frac{3}{10}$ restants.

Lorsqu'on place l'oreille sur la poitrine, dans la région du cœur, on entend deux bruits distincts dus à la tension et au claquement des valvules : un *premier bruit*, sourd et prolongé, qui se produit pendant la contraction des ventricules ; un *second bruit*, plus clair et plus court, qui se produit aussitôt la contraction des ventricules. La connaissance de ces bruits a une grande importance pour le médecin, qui peut ainsi reconnaître le siège et la nature des maladies du cœur.

Le choc du cœur, que l'on perçoit facilement en plaçant la main en face du cœur, est dû à la contraction des ventricules qui brusquement viennent s'appuyer contre la paroi thoracique.

Rôle des artères. — Le pouls. — Chaque contraction du ventricule gauche lance dans l'artère aorte environ 180 grammes de sang. Cette artère se trouve alors dilatée, mais comme elle est élastique, elle revient sur elle-même en comprimant le sang qu'elle chasse vers les organes. L'artère, par son élasticité, aide donc le cœur dans son travail. De cette façon, le jet *intermittent* du sang est transformé en un *jet continu*, en même temps que le débit est augmenté.

L'expérience suivante (*fig.* 106) montre bien le rôle des artères : à la partie inférieure d'un vase rempli d'eau, on place une tubulure bifurquée : sur une branche on adapte un tube rigide, en verre par exemple ; sur l'autre branche, un tube élastique, en caoutchouc, de même calibre que le tube en verre. Si l'écoulement de l'eau est continu, le débit est le même dans les deux tubes ; si l'on ouvre et si l'on ferme alternativement et rapidement le robinet, on constate que le débit par le tube élastique est continu et plus grand que celui du tube rigide, qui est intermittent.

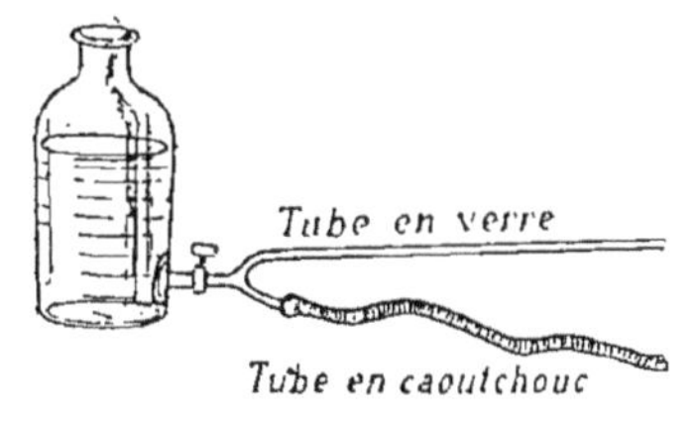

Fig. 106. — Expérience montrant le rôle de l'élasticité des artères.

A chaque contraction du cœur le jet de sang lancé dans l'aorte fait gonfler les artères et soulever leurs parois, de sorte qu'en plaçant le doigt sur une artère, on sentira un soulèvement, un léger choc : c'est le *pouls*, que l'on tâte ordinairement en plaçant le doigt sur une des artères du poignet.

On peut enregistrer les mouvements du pouls à l'aide d'un appareil appelé *sphygmographe* (*fig.* 107). Il se compose d'un ressort que l'on applique sur l'artère et qui est en rapport avec un levier portant un stylet. Ce stylet décrit, sur un papier enduit

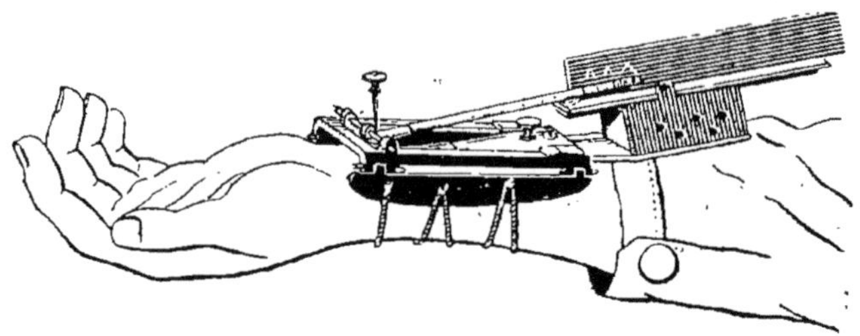

FIG. 107. — Le sphygmographe.

de noir de fumée, une courbe qui renseigne sur le nombre et l'intensité des mouvements. La comparaison des courbes (*fig.* 108) données par un pouls normal, par le pouls d'une personne dont les artères ont perdu de leur élasticité, et par le pouls d'un malade atteint de fièvre typhoïde, montre les services que cet appareil peut rendre en médecine.

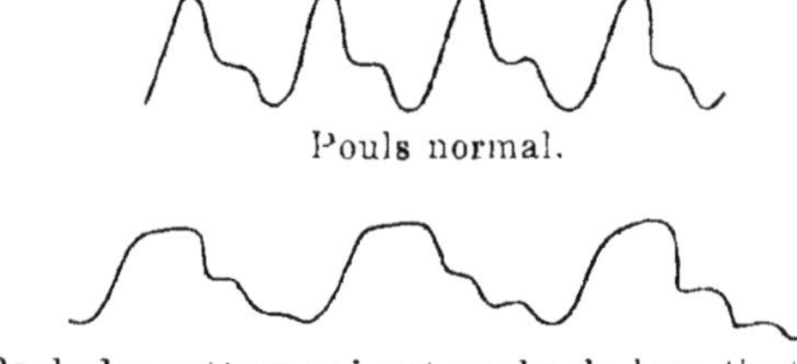

Pouls normal.

Pouls des artères qui ont perdu de leur élasticité.

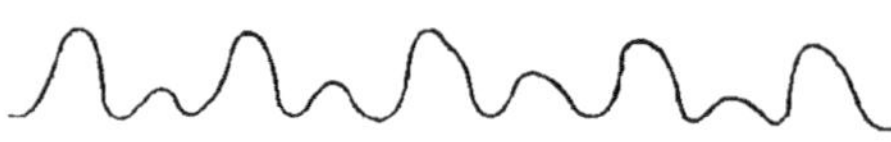

Pouls dans la fièvre typhoïde.

FIG. 108. — Tracés de pouls.

Les petites artères peuvent se contracter ou se dilater sous l'influence du système nerveux. Sous l'influence d'une émotion, le visage par exemple, peut pâlir ou rougir suivant que les petites artères rétrécissent ou augmentent leur calibre, de façon à diminuer ou à augmenter l'arrivée du sang.

Rôle des veines. — La circulation du sang dans les veines est plus difficile que dans les artères, car la poussée du cœur ne se fait plus sentir directement comme dans les artères. Elle est surtout difficile dans les membres inférieurs où le sang doit lutter contre l'action de la pesanteur et contre la pression de la colonne sanguine qu'il supporte. Heureusement il existe des valvules disposées comme nous l'avons dit (*fig.* 93 et 94) et qui s'opposent au recul du sang. Le sang est donc toujours poussé vers le cœur.

Lorsqu'une blessure coupe un vaisseau, il est facile de reconnaître si c'est une artère ou si c'est une veine, à la forme du jet de sang qui s'échappe de la plaie : le sang s'échappe en jet saccadé s'il provient de l'ouverture d'une artère, tandis qu'il coule en nappe et d'une façon continue à l'ouverture d'une veine.

De même lorsqu'on pique un capillaire, le sang s'échappe d'un mouvement lent et régulier, en *bavant*, suivant l'expression des chirurgiens.

La pression du sang dans les veines et dans les capillaires est si faible qu'il suffit d'une compression légère sur un doigt, par exemple, pour arrêter la circulation : la peau devient toute blanche à l'endroit qui subit la pression. Au contraire, si l'on place sur la peau un verre à boire ordinaire dont les bords soient bien appliqués, et qu'on diminue la pression à l'intérieur du verre en y brûlant du papier avant de l'appliquer sur la peau, le sang s'accumule sous le verre, la circulation veineuse est arrêtée : c'est ce qu'on appelle une *ventouse*.

Rôle des capillaires. — C'est au niveau des capillaires que se font les échanges nutritifs entre le sang et les cellules. Ces échanges sont facilités par la minceur des parois des vaisseaux et par la faible vitesse du courant sanguin. On a comparé la région des capillaires à un lac dans lequel viendrait se jeter le torrent sanguin. Suivant l'expression de Claude Bernard, si les artères et les veines sont les rues qui nous permettent de parcourir la ville, les capillaires nous font pénétrer dans les maisons, nous montrent la vie, les occupations et les mœurs des habitants.

Hygiène de la circulation.

Toutes les parties du corps ont besoin pour se nourrir d'être baignées par le sang. Il est donc de la première importance d'assurer le bon fonctionnement de la circulation de ce liquide nourricier. Il est non moins important de donner au sang le plus possible de qualités nutritives, et de le mettre à l'abri de l'invasion des germes des maladies contagieuses. Nous allons donc étudier successivement *ce qu'il faut au sang* pour être suffisamment nutritif, quelles sont les *conditions qui assurent une bonne circulation*, et enfin l'*inoculation des maladies contagieuses*, en prenant quelques exemples comme le charbon, la diphtérie, la malaria.

Ce qu'il faut au sang : une bonne alimentation, de l'air et de la lumière. — Nous savons que les aliments, après avoir été transformés par la digestion, pénètrent dans le sang. Si donc l'alimentation est insuffisante, les matières nutritives du sang seront en trop faible quantité, et le sang ainsi appauvri ne pourra plus entretenir la vie avec la vigueur nécessaire : non seulement il ne nourrira plus suffisamment les organes, mais le cœur et les vaisseaux dans lesquels il circule souffriront de sa pauvreté, de sorte que la circulation ne se fera plus convenablement. Le sang, ainsi altéré dans sa composition, détermine une maladie connue sous le nom d'*anémie*. L'anémique devient pâle et faible : il perd l'appétit, le mouvement lui est pénible, son caractère devient irritable à l'excès, sa tête le fait souffrir et son cœur bat trop violemment à la moindre émotion.

D'autre part, si la nourriture est trop abondante il se formera un excès de graisse, les artères s'épaissiront et perdront de leur élasticité, ce qui imposera un surcroît de travail au cœur, en l'obligeant à se contracter avec plus d'énergie.

Une alimentation saine et suffisante sans être exagérée est donc nécessaire au sang, mais il lui faut aussi de l'air et de la lumière. « Où le soleil et l'air n'entrent pas, le médecin entre souvent », car l'organisme qui ne vit pas au grand air et qui séjourne dans des pièces où le soleil ne pénètre jamais, a le sang appauvri par la diminution du nombre de globules rouges. C'est ainsi que les mineurs qui travaillent sous terre, les grandes personnes et surtout les enfants qui, pendant des semaines, restent enfermés, s'anémient et présentent de la pâleur et une apparence de faiblesse : c'est ce qu'on exprime en disant qu'ils ont les *pâles couleurs*. Comme les plantes qui manquent d'air et de lumière, ils s'étiolent. Leur organisme présente moins de résistance aux maladies ; ce qui explique pourquoi les Italiens disent souvent : Toutes les maladies viennent à l'ombre et se guérissent au soleil.

Au contraire, l'air vif et pur des montagnes ou de la mer nous rend de la vigueur, de même que le soleil semble réveiller notre activité affaiblie. N'est-ce pas le cas du convalescent et du vieillard qui, exposés au soleil, reprennent goût à la vie en sentant pénétrer en eux une douce et réconfortante chaleur ?

Cette affinité des êtres vivants et de la lumière est proclamée partout, dans les livres sacrés aussi bien que dans les chants des poètes et dans les écrits des philosophes et des savants. « Sans la lumière, dit Lavoisier, la nature était sans vie : elle était morte et inanimée. » Avec elle, au contraire, il s'est répandu sur la terre l'organisation, le sentiment et la pensée.

Quelques observations montrent bien la réalité de ce que nous venons de dire. On a vu que des animaux transportés du bas d'une montagne au sommet présentaient une augmentation sensible du nombre de leurs globules rouges, c'est-à-dire des éléments actifs du sang. Des Lapins transportés à 1 500 mètres d'altitude présentaient une augmentation de plus de 2 millions de globules rouges par millimètre cube de sang.

D'autre part, des statistiques faites dans les grandes villes ont montré que la mortalité était moins grande dans les maisons exposées au Midi que dans celles qui regardent le Nord, à la condition toutefois, que les pièces exposées au Midi soient celles où l'on vit le plus, les chambres à coucher par exemple. Souvent, en effet, l'appartement a sur le devant le salon et la salle à manger, c'est-à-dire les pièces d'apparat : le salon où beaucoup de personnes ne se tiennent pour ainsi dire jamais ; la salle à manger où l'on ne passe qu'un temps très court. Les véritables pièces où l'on séjourne le plus, les chambres à coucher, sont en retrait, sur une cour qui est plutôt un puits. On ferait bien, à ce point de vue, de se loger un peu plus pour soi et un peu moins pour les autres. Ainsi il est certain qu'un appartement au Nord dont les chambres à coucher sont au Midi, sera plus sain qu'un appartement au Midi dont les chambres à coucher sont au Nord. Les chambres à coucher exposées au Midi sont plus favorables à la santé pour plusieurs raisons : d'abord, le soleil qui vient les visiter plus longtemps, non seulement stimule la formation des éléments du sang, mais assainit ces chambres, car il est l'ennemi des microbes. On a fait voir, en effet, que des microbes qui pouvaient vivre trois ans quand on les abandonnait à la lumière diffuse, mouraient en quelques jours si on les exposait au soleil. Le microbe de la fièvre typhoïde est tué en quelques heures par une insolation directe ; dans une pièce à l'ombre il vit des semaines. Ensuite, ces chambres reçoivent aussi plus d'air, car chauffées par le soleil elles sont souvent ouvertes. En revanche, on a constaté que la tuberculose et la pneumonie aimaient particulièment les pièces sombres, froides, mal aérées, où le soleil n'entre pas.

Le médecin du vaisseau la *Belgica* qui explora récemment les régions du pôle Sud cite des faits intéressants qui montrent bien l'importance du rôle de la lumière dans la vie de l'homme. « L'obscurité prolongée, dit-il (il s'agit de la nuit polaire), l'isolement, l'emploi des aliments de conserve, le froid continu avec tempêtes fréquentes, et l'humidité pénétrante — on voit que les facteurs sont nombreux, trop nombreux même pour que l'on puisse tout mettre au compte de l'obscurité — finirent par nous réduire à ce que nous avons appelé l'*anémie polaire*. Nous étions devenus pâles, avec une sorte de teinte verdâtre... L'estomac et tous les organes étaient devenus paresseux et refusaient le travail. Les plus dangereux étaient les troubles cérébraux et cardiaques. Le cœur semblait avoir perdu son régulateur. Il battait faiblement, mais ses battements ne devinrent plus fréquents que lorsque d'autres symptômes dangereux eurent fait leur apparition. Durant toute la nuit polaire, il fonctionnait de manière irrégulière, et faiblement : on ne pouvait absolument pas compter sur lui. Les symptômes psychiques étaient moins marqués. De façon générale, les hommes ne pouvaient concentrer leur pensée, et celle-ci était incapable d'un effort prolongé. L'un des matelots arriva jusqu'aux confins de la folie, mais avec le retour du soleil, il guérit. »

L'influence bienfaisante de la lumière a été utilisée récemment et d'une façon originale par les administrateurs de l'hôpital de Greenwich, qui ont pensé qu'il était bien inutile d'édifier à grands frais, en montagne ou en pleine campagne, des sanatoria pour tuberculeux. Que faut-il à ces derniers, en effet ? De l'air et du soleil que l'on peut trouver sur le toit de l'hôpital. Dès lors des abris ont été créés qui n'ont presque rien coûté et où les malades font une cure d'air et de soleil. A Rouen on a fait une installation semblable dans le jardin de l'hôpital. D'ailleurs depuis plusieurs années, les hygiénistes américains demandent que le dernier étage des maisons soit composé de pièces à mur et à toit en verre ; de façon que chaque locataire dispose d'une ou deux de ces pièces permettant à la famille de faire une cure de soleil à domicile. Le toit deviendrait ainsi un agent thérapeutique témoignant des bienfaits de l'air et du soleil.

La lumière et l'air sont donc nécessaires à la santé ; d'ailleurs l'étude de la respiration nous montrera peut-être mieux encore l'utilité qu'il y a pour nous de vivre le plus possible à l'air et au soleil.

Conditions d'une bonne circulation. — La circulation doit se faire d'une façon régulière. Il importe donc de connaître les causes qui la ralentissent ou qui l'accélèrent, afin de pouvoir les éviter ou les rechercher selon les cas. Ces causes sont physiques, comme la *pesanteur*, la *chaleur* et le *mouvement*, ou morales, comme les *émotions*.

La pesanteur : varices, syncope, apoplexie. — L'influence de la pesanteur sur la circulation est facile à montrer : il suffit de maintenir un bras en l'air pendant quelques instants, l'autre restant abaissé, pour voir la main qui est levée devenir pâle, tandis que la main baissée est rouge et a les veines gonflées. La pesanteur a donc ralenti la circulation dans le membre élevé, tandis qu'elle a fait affluer le sang dans le bras baissé. Ce fait explique pourquoi il est difficile de mettre des gants lorsque les bras sont restés pendants, comme dans la marche par exemple, car le sang accumulé dans les mains les a fait grossir. De même, des bottines un peu étroites se chaussent facilement avant la marche, difficilement après, car le sang descendu dans les pieds les a fait gonfler.

Ce qui se passe dans la position *debout* ou la position *couchée* est encore l'effet de la pesanteur.

Dans la *position debout*, la pesanteur agit suivant les régions : aux jambes, la circulation artérielle est activée, tandis que la circulation veineuse est ralentie. Les veines peuvent alors être dilatées par le sang qui s'y accumule, et comme elles ne sont pas élastiques, elles resteront dilatées en produisant ce qu'on appelle des *varices* (*fig.* 109). Les varices sont donc des veines élargies et contournées irrégulièrement ; elles apparaissent parfois sous la peau avec l'aspect de lignes bleues sinueuses et tortillées.

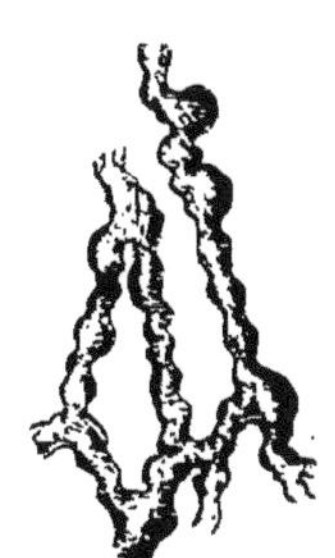

Fig. 109. — Veines atteintes de varices.

Les varices sont fréquentes chez les personnes qui se tiennent toujours debout et presque immobiles; elles peuvent aussi être occasionnées par l'usage des jarretières, qui compriment les veines et empêchent le retour du sang vers le cœur, et par l'habitude de se servir de chaufferette, dont la chaleur amène un excès de sang dans les jambes. On peut lutter contre le développement des varices en se servant de *bas élastiques* qui, par la pression qu'ils exercent, chassent le sang vers le cœur. Lorsque les varices persistent, le sang qui reste stagnant dans les jambes peut causer des sortes de plaies qui ne se cicatrisent pas et qu'on nomme *ulcères variqueux*.

Les individus ayant une tendance aux varices devront donc éviter la station debout prolongée, ou toute profession qui nécessite une attitude défavorable à la circulation veineuse. Hunter raconte avoir guéri des varices du pli du coude à un cordonnier qui, sur ses conseils, se fit perruquier, afin d'avoir le bras ordinairement levé.

Les chocs qui se produisent dans la marche, le frottement des chaussures peuvent détruire chez un homme non entraîné la contractilité des artères dans les extrémités inférieures : les pieds se gonflent, deviennent chauds et rouges, trois indices d'une circulation exagérée.

A la tête, la pesanteur agit d'une façon inverse : elle entrave la circulation artérielle et favorise la circulation veineuse. En somme, la station debout a une tendance à produire la congestion des pieds et l'anémie de la tête.

Lorsqu'une personne se place la tête en bas, le sang afflue dans les artères, qui se distendent, permettant ainsi au cerveau de recevoir plus de sang. C'est pourquoi dans la *syncope,* malaise causé par le cerveau qui est momentanément privé de sang, on place le malade la tête baissée, même plus bas que le corps, afin d'aider le sang à revenir. Au contraire, dans l'*apoplexie,* causée par un afflux de sang, on soulage le malade en maintenant la tête et le tronc élevés.

Dans la *position couchée,* la pression du sang s'égalise dans les vaisseaux, les muscles se relâchent, et le cœur dont le travail est diminué se repose. C'est ce qui explique la fatigue que l'on ressent lorsqu'on a passé une nuit sans pouvoir se coucher, ni s'étendre : le cœur n'a pu se reposer.

Dans la position horizontale la contractilité des vaisseaux des membres inférieurs est devenue inutile ; aussi chez un malade qui a gardé longtemps le lit, cette contractilité a en partie disparu. De sorte qu'au premier lever, les vaisseaux des jambes se dilatent, le sang y descend en masse, abandonnant le cerveau et pouvant produire une syncope. Il est donc utile dans ce cas de se lever doucement et progressivement.

Les personnes qui restent trop longtemps dans une position horizontale éprouvent souvent des douleurs de tête, des *pesanteurs* : c'est ce qui arrive à ceux qui ont trop dormi ; il s'est produit une stase sanguine qui engourdit le cerveau ; de sorte que plus on dort, plus on a envie de dormir.

Chez les anémiques la position horizontale facilite le travail intellectuel. On cite des auteurs qui ne travaillent que couchés.

La chaleur. — L'abaissement et l'élévation de la température agissent sur les vaisseaux en les faisant contracter ou dilater.

Le *froid* faisant contracter les vaisseaux de la surface du corps, chasse le sang de la peau et le refoule dans les régions centrales, produisant ainsi de la congestion des organes internes, un surcroît de pression du sang dans les vaisseaux et un excès de travail du cœur. C'est donc une erreur de découvrir les bras et les jambes des enfants dans les climats rigoureux, car on cherche de l'endurcissement et l'on n'obtient que des troubles circulatoires.

La *chaleur* fait, au contraire, dilater les vaisseaux de façon que le sang se porte à la peau et vient se rafraîchir au contact de l'air.

La figure et les mains s'accoutument aux changements de température. C'est aussi par l'accoutumance que les fondeurs et les verriers, exposés à une chaleur intense, deviennent pâles lorsqu'ils s'éloignent de leurs fourneaux, car ils suppriment ainsi l'excitation habituelle de leurs vaisseaux.

Le mouvement. — Le mouvement des muscles favorise la circulation. Ainsi la meilleure manière de se réchauffer les pieds n'est pas de les rapprocher du feu, mais de desserrer ses chaussures, qui ralentissent plutôt la circulation, et de remuer les orteils : la circulation y devient alors très active et produit de la chaleur.

C'est surtout dans les veines que le sang a besoin d'être aidé par les mouvements des muscles. C'est pourquoi chez les personnes trop sédentaires la circulation est mauvaise, inégale et ralentie. Assis à son bureau, par exemple, on se refroidit vite, car le sang se concentre dans les régions centrales et la peau devient blanche ; il faut se remuer et secouer ses membres pour réchauffer les extrémités et aider le sang à retourner au cœur.

Les exercices physiques activent donc la circulation, et par suite accélèrent les battements du cœur, car le sang circulant mieux, la résistance à l'onde sanguine lancée par le cœur diminue, et le cœur se contracte plus facilement et plus vite.

Une observation facile à faire vous permettra de vous rendre compte de ce que nous venons de dire : au repos, votre cœur bat 70 fois par minute ; vous marchez, votre cœur bat plus vite ; vous marchez plus vite, vous courez, votre cœur bat plus vite encore et peut faire 30 pulsations de plus par minute. Si vous montez un escalier rapidement, si vous faites l'ascension d'une montagne à une allure trop rapide, vous suffoquez, vous pâlissez et vous devez vous arrêter pour éviter une syncope.

Voici un autre exemple : à l'École de gymnastique militaire de Joinville on a choisi quatre soldats venant de prendre 20 minutes de repos, le nombre de leurs pulsations était de 78, 80, 70 et 70 par minute ; après 10 minutes de course au pas de gymnastique et 10 minutes de pas accéléré, représentant un parcours de 2 720 mètres, le pouls était devenu respectivement de 112, 106, 104, 94.

Il faut se garder d'abuser des exercices, car le cœur se surmène, se développe trop en épaisseur, s'*hypertrophie* comme on dit, et des troubles circulatoires surviennent. Les gymnastes professionnels et les athlètes sont souvent atteints d'hypertrophie du cœur.

De fortes extensions du tronc, comme celles que l'on fait dans la gymnastique suédoise, ont une grande influence sur la circulation du sang dans les viscères abdominaux et en particulier dans le foie, mais à la condition qu'un obstacle extérieur, comme une ceinture par exemple, ne gêne pas cette circulation. Des vêtements trop serrés, des chaussures trop étroites, peuvent en ralentissant la circulation entraver le bon fonctionnement du cœur.

Enfin, une légère *pression* sur la peau fait contracter les vaisseaux : la peau pâlit. Une *friction* plus énergique est suivie d'une réaction inverse : la peau rougit et le sang arrive à la peau. Le *massage* fait progresser le sang par un effet mécanique, aidant ainsi le cœur dans sa besogne.

Les émotions. — Cœur brisé. — Les émotions agissent sur le cœur et sur les vaisseaux par l'intermédiaire du système nerveux.

Une vive émotion fatigue, épuise les centres nerveux ; aussi le cœur bat plus vite pour envoyer plus de sang et par suite plus d'aliments aux centres nerveux épuisés. Mais si l'émotion est trop violente, le cœur s'arrête et la mort survient, ce qui justifie l'expression poétique de *cœur brisé*. Ce fait explique aussi pourquoi on place volontiers les sentiments dans le cœur ; en réalité, celui-ci ne fait que subir l'action des centres nerveux. En tout cas, il est utile de savoir que trop d'émotions tuent, et qu'il est sage de les éviter ou de les combattre par une forte volonté.

Les émotions agissent sur les vaisseaux comme sur le cœur. La rougeur ou la pâleur subites du visage indiquent une dilatation ou une contraction des vaisseaux. Sous l'action de la joie, par exemple, le sang afflue à la peau ; au contraire, avec la peur ou les actions déprimantes, le sang reflue vers le centre et le visage pâlit.

Effet de l'alcoolisme. — L'abus de l'alcool cause des lésions graves de l'appareil circulatoire. Les artères durcissent et perdent leur élasticité ; c'est un fait qui ne se produit chez les personnes sobres que dans la vieillesse. On dit volontiers, en médecine, que *l'Homme a l'âge de ses artères*, ce qui revient à dire que l'alcoolique, même adolescent, a des artères de vieillard et qu'il est en quelque sorte un jeune vieillard.

Les artères ayant perdu leur élasticité, forcent le cœur à travailler davantage ; aussi il devient plus gros, il s'hypertrophie, ses battements deviennent plus violents, plus rapprochés, et souvent douloureux, produisant ce qu'on appelle des *palpitations*. Chez les vieillards et chez les alcooliques, le choc produit par l'onde sanguine arrivant dans les artères rigides se propage jusqu'à l'extrémité des vaisseaux : de là les battements ressentis dans les organes, dans le cerveau en particulier, comme des coups de bélier.

Au bout d'un certain temps le cœur de l'alcoolique se relâche, devient graisseux, s'amincit par endroits et donne de petites poches ou *anévrismes du cœur*, qui en se rompant entraînent la mort subite.

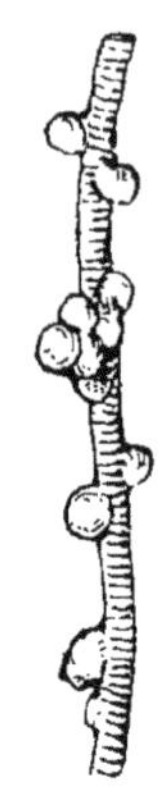

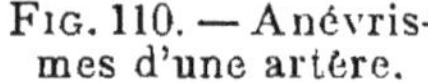
Fig. 110. — Anévrismes d'une artère.

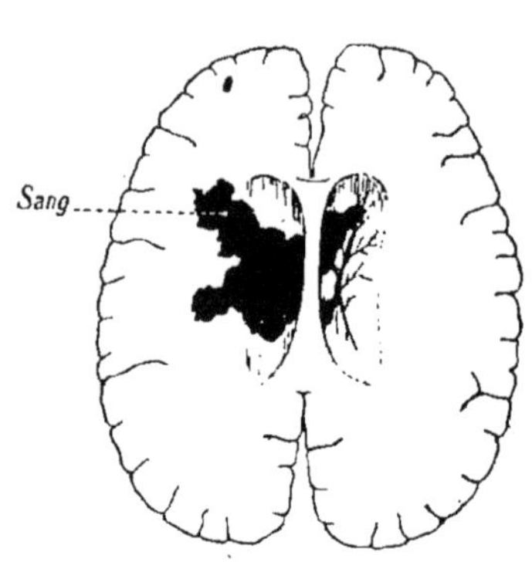

Fig. 111. — Hémorragie résultant de la rupture d'un anévrisme à l'intérieur du cerveau.

Anévrismes. — En certains points des artères la résistance peut être moindre, il se produit alors des sortes de petits sacs ou *anévrismes* (*fig.* 110), dans lesquels le sang s'accumule en les distendant et en amincissant leur paroi. Sous l'influence de la pression sanguine, cette paroi peut éclater et laisser échapper le sang : c'est la *rupture d'anévrisme*, si redoutable quand elle a lieu dans le cerveau (*fig.* 111), produisant ce qu'on appelle l'*apoplexie*.

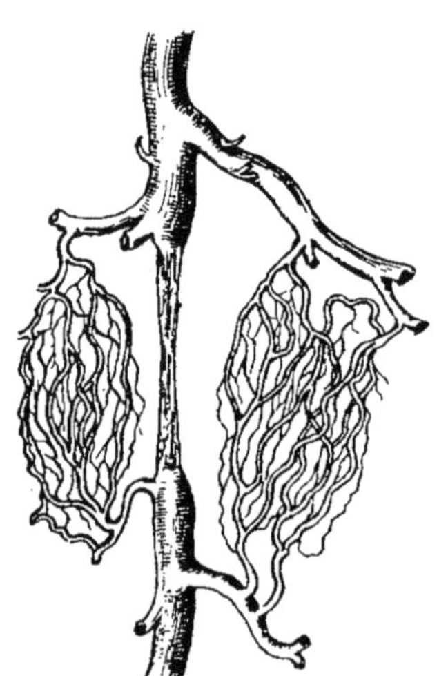
Fig. 112. — Artère fémorale liée depuis trois mois et anastomoses des petites artères.

Quand l'anévrisme est placé sur une artère facile à atteindre, il est possible de sauver le malade en faisant une ligature de l'artère, mais si le mal s'attaque à une artère profondément située, à l'aorte, par exemple, la mort ne peut être évitée, et des soins hygiéniques seuls peuvent retarder l'échéance fatale, qui se produit alors brusquement.

La ligature d'une artère n'arrête pas complètement la circulation ; sinon la gangrène se produirait. Heureusement, le sang passe par des petites artères (*fig.* 112) qui partent de l'artère principale et qui s'anastomosent en permettant une circulation qui suffit à entretenir la vie. D'ailleurs le sang finit par élargir ces petits vaisseaux et par passer en même quantité qu'auparavant. Il se produit ici quelque chose d'analogue à ce qui se passe dans une ville lorsqu'une rue est barrée ou encombrée et que la circulation des voitures s'établit par de petites rues latérales.

Transfusion du sang et injection de sérum. — Il nous faut dire quelques mots d'une pratique qui fut longtemps célèbre, la *transfusion du sang*, et d'un procédé moderne qui donne d'excellents résultats, l'injection *intra-veineuse* d'un sérum artificiel ayant à peu près la même composition chimique que celle du sérum sanguin.

La *transfusion* consiste à injecter dans l'appareil circulatoire d'une personne une certaine quantité de sang. On peut ainsi sauver un blessé qui, par quelque hémorragie, aurait perdu une telle quantité de sang que sa vie eût été en danger. Déjà au XVe siècle la transfusion avait été pratiquée sur le pape Innocent VII par un médecin juif qui fit l'échange d'une portion du sang du vieux et débile pontife contre celui d'un jeune homme. On recommença trois fois l'expérience : les trois jeunes gens moururent et le pape ne fut pas sauvé.

Ce n'est qu'après la découverte de la circulation par Harvey, en 1628, que la transfusion fut très en vogue. En 1667, un médecin français, Denys, pratiqua le premier, à Paris, la transfusion chez l'homme. Quelques résultats furent heureux, mais on ne tarda pas à abuser de la méthode. On était arrivé à saigner à blanc les aliénés afin de leur infuser du sang nouveau pour les rendre sages. La pratique opératoire était si défectueuse qu'on aboutit à de nombreuses catastrophes. D'ailleurs on se servait du sang recueilli chez des animaux, du sang de Veau en particulier (*fig.* 113) ; et l'on sait aujourd'hui que les globules du sang d'une espèce donnée ne sauraient vivre dans le sang d'une autre espèce. Après de nombreux accidents, le Parlement interdit, en 1668, la transfusion, et pendant plus d'un siècle on n'entendit plus parler de cette méthode.

La question fut reprise dans la première moitié du XIXe siècle. Des expériences furent faites sur les animaux, qui démontrèrent ce fait important que la transfusion ne pouvait être utilement faite que sur des animaux de la même espèce ou d'espèces très voisines. Ainsi Magendie, vers 1835, dans sa bizarre « expérience physiologico-morale », choisit deux espèces voi-

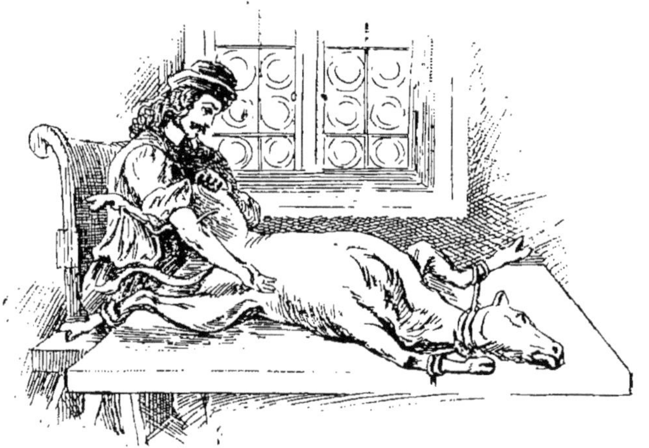

Fig. 113. — La transfusion directe du sang de l'animal à l'homme (d'après une gravure du XVIIe siècle).

sines, le Chien et le Renard. Dans cette expérience, ce physiologiste voulait voir dans quelle mesure le sang de l'animal qui donne agit sur le moral de l'animal qui reçoit. Pour cela, il injecta « dans les veines d'un jeune Renard, méchant et farouche, du sang d'un jeune Chien doux et caressant ». Le résultat de l'expérience ne fut pas ce qu'espérait l'expérimentateur. Le Renard ne fut ni doux, ni caressant, et même cet animal ingrat, une fois « la première émotion passée », s'efforça de mordre le bienfaisant opérateur qui avait tenté de lui réformer le caractère. Et c'est avec une certaine mélancolie que Magendie conclut : « Peut-être faudra-t-il tenter une nouvelle expérience : cela dépendra de sa conduite ultérieure. »

Mais si les physiologistes ne réussirent pas à améliorer

l'âme des Renards, ils purent au moins indiquer une méthode opératoire qui permit de faire la transfusion facilement et sans danger. Le premier danger à éviter est d'injecter de l'air mêlé au sang, car l'entrée de l'air dans les veines peut amener la mort, en arrêtant le mouvement du sang. La transfusion se fait ordinairement de bras à bras (*fig.* 114) à l'aide d'un

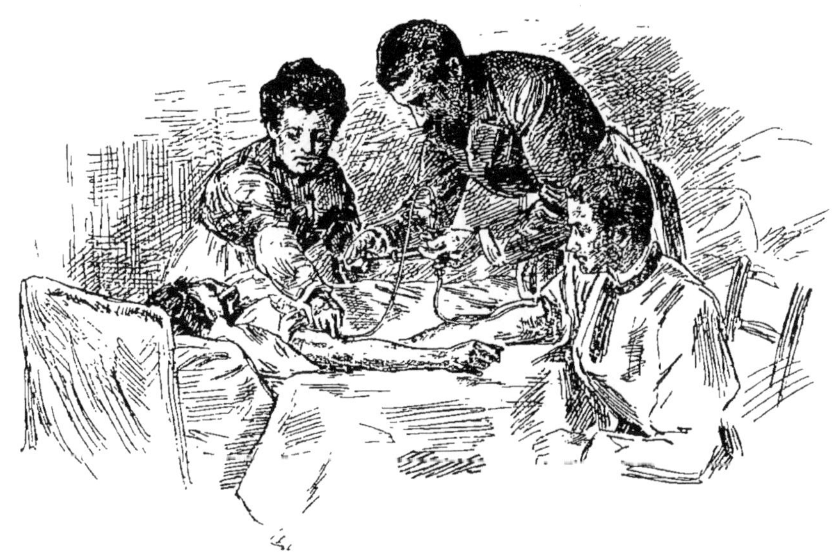

Fig. 114. — Transfusion du sang.

appareil dont les tubes en caoutchouc portent à chacune de leurs extrémités un petit trocart, c'est-à-dire un petit tube effilé, et permettent de faire passer directement le sang de la veine du sujet qui le fournit dans celle du malade qui le reçoit. Il n'y a donc pas contact du sang avec l'air et l'opéré est ainsi à l'abri de tout danger. Lorsque l'on veut pratiquer la transfusion, il faut avoir soin de choisir un sujet sain et vigoureux, exempt de toutes tares héréditaires. La quantité de sang injecté ne dépasse jamais 300 grammes.

La transfusion du sang fut souvent employée non seulement pour ranimer des sujets épuisés par une abondante hémorragie, mais aussi dans l'empoisonnement par l'oxyde de carbone, et dans les cas d'urémie, c'est-à-dire lorsque le sang est empoisonné par des matières toxiques qui n'ont pas été rejetées par l'urine.

Actuellement lorsqu'on veut diluer le sang, le laver en quelque sorte, on injecte plutôt dans les veines un liquide artificiel ayant la même composition chimique que le sérum du sang. Les injections de sérum artificiel sont aujourd'hui d'une application courante en médecine et donnent d'excellents résultats.

Inoculation des maladies contagieuses. — Les découvertes

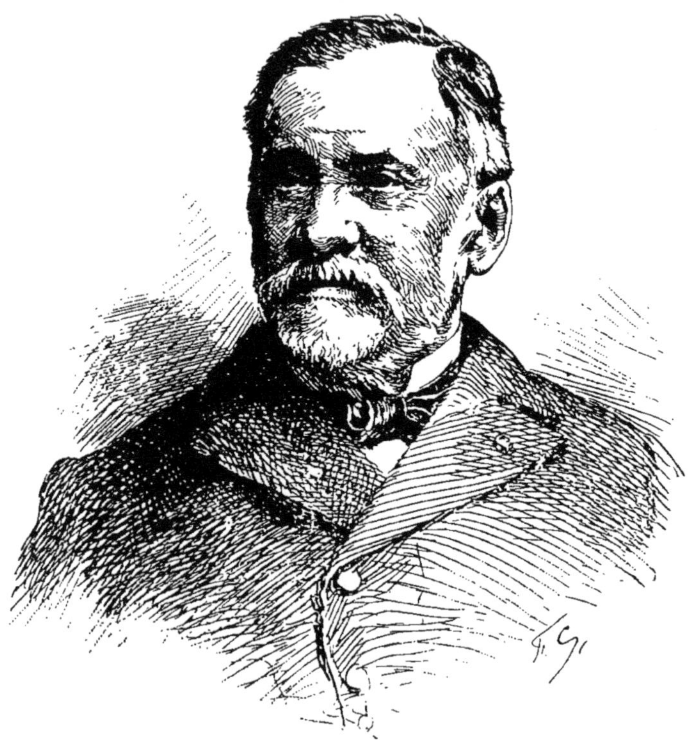

Fig. 115. — Pasteur (1822-1895).

de Pasteur. — Les maladies contagieuses sont des maladies que l'on peut contracter par le contact avec un malade, ou par le séjour dans la chambre d'un malade ou dans son voisinage. Ces maladies ont joué un grand rôle dans l'histoire de l'humanité : la *peste* dans l'antiquité, la *lèpre* au moyen âge, la *variole* au XVIIIe siècle, le *choléra* au XIXe siècle, et la *tuberculose* à notre époque.

Les immortelles découvertes de Pasteur et de ses élèves ont montré que les maladies contagieuses sont dues à des parasites infiniment petits qui se développent dans l'organisme malade et qui peuvent transmettre les maladies en passant de l'individu malade chez l'individu sain.

Par des procédés que nous décrirons plus loin, Pasteur (*fig.* 115) a réussi non seulement à isoler ces germes microscopiques, mais à rendre l'homme et les animaux réfractaires aux attaques de quelques-uns d'entre eux. Les résultats de ses recherches furent tels qu'ils causèrent une véritable révolution dans la médecine et surtout dans la chirurgie. « La médecine, jusqu'ici, dit un de ses élèves, était l'art de guérir les maladies; grâce à Pasteur, c'est l'art de les prévenir. » Poussé par une volonté énergique et servi par la puissance de sa méthode expérimentale, Pasteur, comme l'a dit Berthelot, est monté jusqu'aux plus hauts sommets : il fut un grand bienfaiteur de l'humanité.

C'est le sang qui est ordinairement le véhicule des germes dans l'organisme ; et c'est la pénétration de ces germes dans le sang qu'on appelle *inoculation*. Puisque l'appareil circulatoire est complètement clos, l'inoculation ne peut se produire que par une brèche faite soit dans les *voies digestives* et *respiratoires*, soit dans la *peau*. Pour bien comprendre le mécanisme de ces trois principaux modes de contagion, nous allons étudier trois exemples typiques : le *charbon*, la *diphtérie* et la *malaria*.

Le Charbon. — Le *Charbon* ou *sang de rate* est une maladie qui s'attaque aux animaux domestiques, au Bœuf et au Cheval, et particulièrement au Mouton ; il peut même atteindre l'Homme, pour lequel il est mortel. Cette maladie, jusqu'aux découvertes de Pasteur, faisait les plus grands ravages dans les troupeaux et causait aux agriculteurs de la Brie et de la Beauce des pertes immenses.

Un Mouton atteint du Charbon succombe rapidement et son sang est noir et visqueux. Si l'on prend une goutte de ce sang et qu'on l'examine au microscope, on voit qu'il présente de nombreux globules agglutinés et déformés, et au milieu d'eux de nombreux petits bâtonnets qui sont la vraie cause du Charbon et qu'on appelle les *Bacilles du Charbon* (*fig.* 116). Pasteur a démontré que ces éléments étaient bien la cause de la maladie en inoculant celle-ci à un Mouton sain ; pour cela il prenait quelques gouttes de sang d'un Mouton mort du Charbon, et il injectait ce sang à l'aide d'une petite seringue sous la peau d'un Mouton sain. La figure 117 montre sur un Lapin, comment se font ces inoculations. En 24 heures, le Mouton inoculé avait succombé, et son sang, examiné au microscope, montrait une quantité innombrable de Bacilles. Donc le Bacille était bien la cause de la maladie. Il faut démontrer maintenant qu'il est aussi la cause de la contagion en passant d'un animal malade à un animal sain.

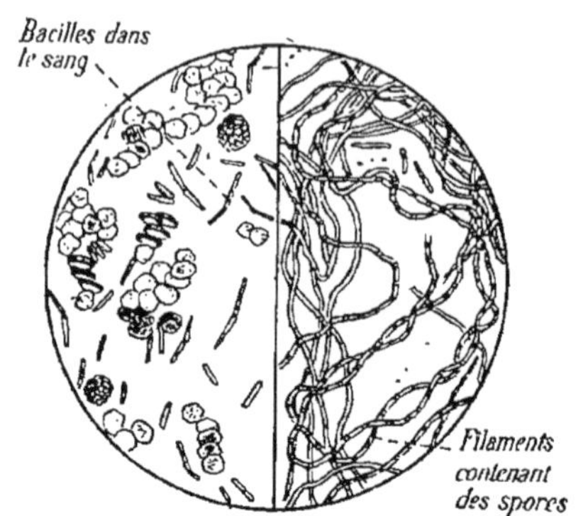

FIG. 116. — Bacilles et spores du Charbon (grossis environ 1 200 fois).

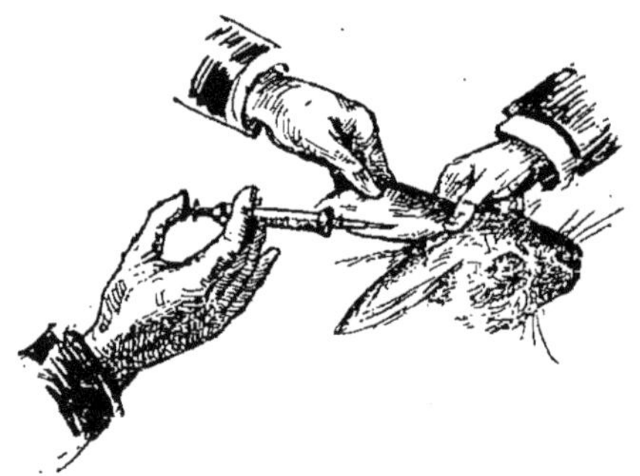
FIG. 117. — Inoculation d'une maladie à un animal.

Pour faire bien saisir le curieux mécanisme de la contagion, il suffit de rappeler les expériences de Pasteur. Ce savant réussit à cultiver le Bacille dans du bouillon de viande. Dans ce liquide nutritif les bâtonnets se placent bout à bout et donnent de longs filaments enchevêtrés au milieu desquels apparaissent des petits corps ronds appelés *spores* (*fig.* 116) qui vont jouer le principal rôle dans la contagion. Ces spores sont très résistantes : elles restent intactes jusqu'à 120° tandis que les Bacilles sont tués à 60°. Elles peuvent se conserver plusieurs années, échappant aux causes habituelles de destruction et attendant le moment favorable à leur développement.

Avec ce bouillon de culture ne contenant que des spores, Pasteur arrosa de la Luzerne mélangée de quelques piquants de Chardon ; puis il la fit manger à des Moutons. Quelques heures après, un certain nombre de ces animaux succombèrent avec les signes ordinaires du Charbon, et leur sang examiné montra de nombreux Bacilles. Les piquants mélangés au fourrage avaient été comme autant de petits stylets qui avaient inoculé la maladie, en faisant passer à travers les parois du tube digestif les spores qui, trouvant un milieu favorable, s'étaient transformées en petits bâtonnets. Ceux-ci se multipliant en nombre infini dans le sang des Moutons tuèrent rapidement ces animaux.

C'est donc la spore qui est l'agent de la contagion, et, dans la nature, voici comment se fait le passage de ce germe d'un animal à un autre. Lorsqu'un animal meurt du Charbon, le sang qui sort par ses naseaux va souiller le sol. Ce sang contient des Bacilles qui vont donner des spores, lesquelles pourront se répandre sur l'herbe. Qu'un Mouton sain vienne à brouter cette herbe, il avalera les spores qui se développeront dans son sang et le tueront rapidement. Il suffit d'un animal charbonneux pour décimer un troupeau.

Depuis longtemps on avait remarqué que les troupeaux ne pouvaient paître dans certains champs sans être ravagés immédiatement par le Charbon. Aussi ces endroits avaient reçu le nom de *champs maudits*. La vérité est que de nombreuses années auparavant des cadavres de Moutons charbonneux y avaient été enfouis et avaient souillé le sol autour d'eux en ensemençant les Bacilles du Charbon, qui s'étaient ensuite transformés en spores. Celles-ci avaient été ramenées de la profondeur du sol à la surface par des Vers de terre qui les avaient avalées, puis rejetées avec les petits tortillons de terre que ces animaux déposent à la surface du sol après la rosée du matin ou une petite pluie. La pluie et le vent intervenaient ensuite pour disséminer les spores sur l'herbe, et il suffisait que les Moutons vinssent manger cette herbe pour contracter la maladie et succomber. Pour éviter ces accidents il a suffi au lieu d'enfouir les cadavres dans les champs, de les brûler ou de les traiter par une solution de sulfate de cuivre à 1 pour 100. Du même coup les « champs maudits » ont disparu.

On avait remarqué depuis longtemps qu'un animal qui guérissait d'une première attaque de Charbon était à l'abri de toute rechute : *le Charbon ne récidive pas*. De son côté, Pasteur avait observé que les Vaches inoculées avec le Charbon ne meurent pas toujours, et qu'elles résistent ensuite aux inoculations les plus actives. Ces animaux devenus réfractaires à la maladie sont *vaccinés*. De plus, Pasteur avait remarqué que le Bacille cultivé à 42° pendant quelques jours perdait de sa virulence : inoculé aux animaux, il ne leur causait qu'une simple indisposition, et il les préservait désormais de toute atteinte de la maladie. Le *vaccin* du Charbon était trouvé. Pasteur en fit le premier essai dans une expérience célèbre qui eut lieu à Pouilly-le-Fort, près de Melun, et dont les résultats furent merveilleux : tous les Moutons vaccinés résistèrent à l'inoculation du Charbon, tandis que les Moutons non vaccinés périrent tous au bout du troisième jour. On est arrivé par l'application de cette vaccination à diminuer énormément la mortalité par le Charbon.

Enfin, Pasteur a montré que certains animaux résistent mieux que d'autres aux inoculations : par exemple, le Cheval et le Bœuf résistent davantage que le Mouton, car la plupart guérissent quand on leur inocule le Charbon ; les Moutons d'Algérie sont même complètement réfractaires aux inoculations les plus meurtrières pour les Moutons indigènes. C'est que leur sang n'est pas un terrain de culture favorable au Bacille du Charbon : on dit que la *réceptivité* de ces animaux est moindre.

En résumé, pour contracter une maladie contagieuse il faut deux conditions : 1° la pénétration du parasite ou *microbe* dans le sang ; 2° l'aptitude plus ou moins grande de l'individu à nourrir le microbe, c'est-à-dire la *réceptivité*. Or, cette réceptivité varie avec les espèces et les individus, ce qui explique pourquoi la même maladie peut revêtir les formes les plus variées.

Ce que nous venons de dire du Charbon pourrait se répéter pour les autres maladies contagieuses ; seulement chaque maladie a son parasite spécial qui produit des effets particuliers, et de plus nous ne connaissons pas toujours d'une façon certaine le mode de contagion non plus que le vaccin.

La diphtérie. — La diphtérie est une maladie qui s'attaque surtout aux enfants, bien que les adultes n'en soient pas toujours exempts. Elle se présente sous deux aspects bien connus : soit à l'état d'*angine couenneuse* lorsque des membranes blanchâtres ou *fausses membranes* se développent dans la gorge ; soit à l'état de *croup* lorsque ces fausses membranes tapissent le larynx et même la trachée-artère. On comprend dans les deux cas que les membranes peuvent obstruer complètement les voies respiratoires et produire l'asphyxie en empêchant l'arrivée de l'air dans les poumons.

A cet accident s'en ajoute un autre encore plus grave : le microbe qui est la cause de cette maladie sécrète un poison, une *toxine* comme on l'appelle, qui se répand dans tout l'organisme en produisant de la paralysie qui arrête les mouvements respiratoires et amène par suite la mort.

Le rôle du microbe et de sa toxine est mis en évidence par l'expérience suivante : on cultive le microbe de la diphtérie dans du bouillon ; ce microbe va sécréter son poison dans le bouillon ; on filtre de façon à séparer complètement les microbes du bouillon ; puis on inocule à un animal sain, à un Lapin par exemple (*fig.* 117), ce bouillon dépourvu de microbes et l'on voit apparaître les symptômes généraux de la diphtérie, mais les fausses membranes n'apparaissent pas. On peut donc dire: 1° que les fausses membranes sont dues au *microbe* lui-même ; 2° que l'empoisonnement qui amène la paralysie et la mort est dû à la *toxine* que sécrète ce microbe.

En chauffant la toxine à 70°, on atténue sa virulence, car inoculée à un animal elle ne produit qu'une indisposition et met désormais l'animal à l'abri de la diphtérie. C'est là un vaccin préventif comme celui du Charbon.

Les docteurs Roux et Behring ont trouvé récemment le moyen de guérir les malades atteints de la diphtérie. Pour cela on inocule à un Cheval une certaine quantité de toxine atténuée comme nous venons de le dire, puis progressivement des quantités plus fortes. Au bout de deux mois ce Cheval est vacciné ; on le saigne à la veine jugulaire ; on recueille le sang, que l'on fait coaguler à l'abri de l'air et l'on extrait le *sérum* qui contient le remède. Ce sérum inoculé à un malade diphtérique fait tomber les membranes et lutte contre la paralysie en neutralisant la toxine, enrayant par conséquent une maladie déjà déclarée.

Ce remède est préparé à l'Institut Pasteur de Paris et dans les établissements semblables. Tous les 20 jours un Cheval en traitement peut fournir 2 litres de sang dont le sérum est mis dans des tubes d'une contenance de 20 centimètres cubes environ et envoyés aux médecins.

La diphtérie est très contagieuse. Aussi importe-t-il d'isoler le malade et de désinfecter tous les objets qui ont été dans son voisinage. Quand la diphtérie entre dans une famille, il est prudent de faire aux divers membres de cette famille des *inoculations préventives,* qui empêcheront le développement du microbe.

Il faut savoir que les germes de la diphtérie conservent pendant des années leur pouvoir contagieux, attendant une occasion favorable pour faire de nouvelles victimes.

En voici un triste exemple qui a été cité devant l'Académie de médecine :

Un enfant de 5 ans meurt de la diphtérie, et la chambre dans laquelle il a succombé est laissée telle qu'elle était lors de la mort, sans aucun changement ni de meubles, ni de tentures, par les soins pieux, mais bien aveugles de la mère, qui tenait à conserver pour ainsi dire vivant le souvenir de l'enfant perdu. Plus de deux ans après, le second enfant, âgé de 4 ans, obtient la permission de coucher dans la chambre de son frère, qui lui avait été jusqu'alors interdite. Trois semaines après il contracte la diphtérie et meurt. Les exemples de ce genre sont malheureusement trop nombreux.

En voici un autre qui pourrait être intitulé: « Histoire d'un berceau. » Au cours d'une épidémie, un enfant meurt de diphtérie dans un berceau en osier, à la campagne. Le médecin recommande aux parents de détruire le berceau. Ils s'y refusent. Dix-huit mois plus tard, un second enfant y contracte la diphtérie, et il n'y a pas d'épidémie dans le village : il meurt. Nouvelles instances du médecin, nouveaux refus des parents. Deux ans après, un troisième enfant contracte la diphtérie dans le même berceau : il guérit. Un an plus tard, le même enfant est repris de diphtérie : il guérit encore. Cette fois, les parents sont convaincus. Le berceau est brûlé. La diphtérie a disparu.

Tandis que le Charbon se propage par les aliments, la diphtérie semble surtout se propager par l'air qui transporte le microbe dans les voies respiratoires. Il nous reste à étudier un exemple où la maladie se transmet par inoculation à travers la peau : c'est le cas de la *malaria.*

La malaria. — La *malaria,* encore appelée *fièvre palu-*

déenne ou *fièvre intermittente*, est une maladie causée par un parasite qui vit dans le sang. On la trouve dans toutes les parties du monde ; mais c'est surtout dans les régions tropicales qu'elle fait le plus de victimes. Les Européens qui ont séjourné dans ces régions ont été presque tous plus ou moins éprouvés par « les fièvres ».

On croyait jadis qu'elle était due au « mauvais air » que l'on respirait. On sait aujourd'hui qu'il n'en est rien, et que le véritable coupable est le *Moustique* (*fig.* 118). Pas de Moustique, pas de fièvre. C'est cet Insecte qui transmet le parasite en suçant le sang d'un malade atteint de malaria et en l'inoculant ensuite, par sa piqûre, à une personne saine. Sa trompe est un merveilleux instrument d'inoculation.

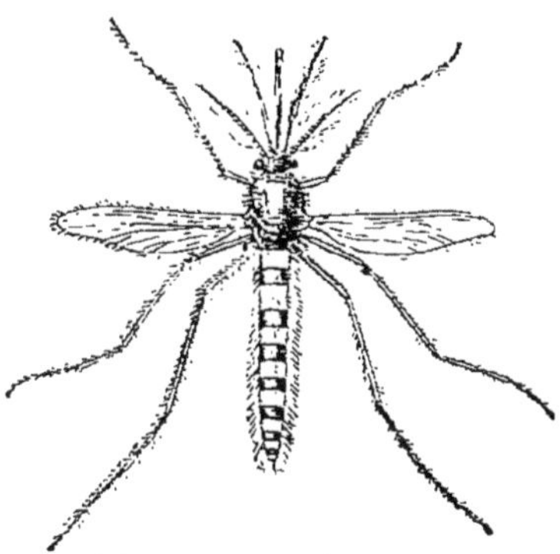

Fig. 118. — Moustique.

Les deux expériences suivantes faites par M. le Pr Manson, de Londres, sont bien démonstratives à cet égard :

On a pris dans les environs de Rome où la malaria est si fréquente, des Moustiques nourris sur le corps de malades atteints de cette fièvre ; puis, après les avoir enfermés dans des cages de mousseline, on les a expédiés à Londres. Là, on plaça une des cages sur le bras d'un sujet sain, le fils de M. Manson, étudiant en médecine, âgé de vingt-trois ans ; les Moustiques piquèrent, et quelques jours après la personne piquée était en plein accès de malaria et son sang contenait le parasite caractéristique. Donc, l'agent de transmission est bien le Moustique.

La seconde expérience montre que si l'on se met d'une manière absolue à l'abri de la piqûre des Moustiques, on ne contracte pas la maladie, malgré un séjour prolongé dans un pays ravagé par la malaria. Pour cela cinq personnes s'installèrent dans une cabane qu'elles placèrent en plein milieu des marécages de la campagne romaine (*fig.* 119), un des endroits les plus fiévreux que l'on connaisse. Cette cabane avait toutes les ouvertures garnies de toile métallique fine à travers laquelle les Moustiques ne pouvaient passer. Pendant le jour, les expérimentateurs sortent de leur cabane, vont et viennent dans les environs ; mais avant le coucher du soleil, ils rentrent dans leur habitation et s'y enferment jusqu'au lever du soleil. C'est que les Moustiques ne piquent que pendant la nuit. Les expérimentateurs respirent pourtant le « mauvais air », mais ils sont à l'abri des Moustiques qui rôdent en vain autour de la cabane. Ils se portent à merveille,

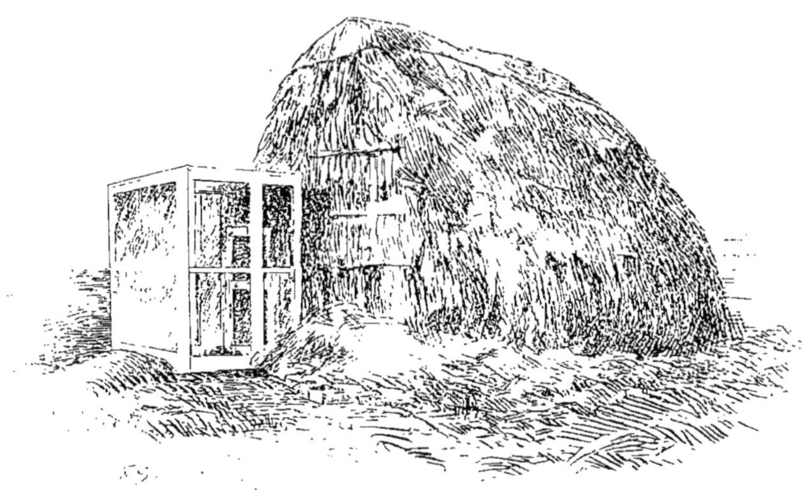

Fig. 119. — Une cabane de la campagne romaine (plaine de Cappacio) à l'abri des Moustiques.

et pendant leur séjour qui a duré cinq mois, ils n'ont pas éprouvé le moindre accès de fièvre. Par contre, tous leurs voisins, qui ne prennent pas les mêmes précautions, sont malades.

Le Moustique qui transmet la malaria n'est pas le même que le *Cousin* de nos pays (*fig.* 120). Celui-ci pique surtout

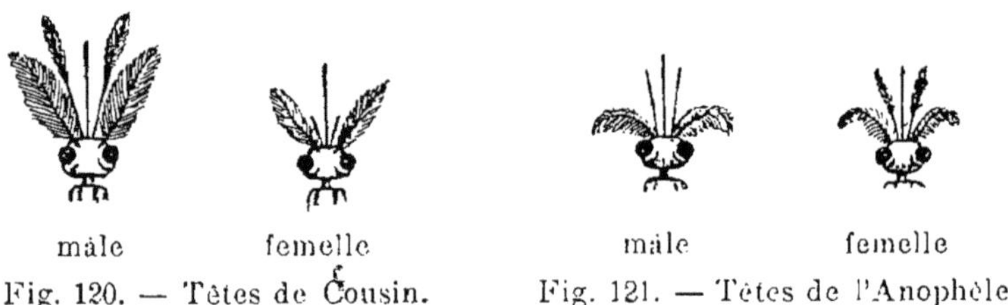

Fig. 120. — Têtes de Cousin. Fig. 121. — Têtes de l'Anophèle.

dans le jour, tandis que le premier qu'on appelle *Anophèle* (*fig.* 121), pique au moment du coucher du soleil ou pendant la nuit : c'est un noctambule. Leur façon de se tenir contre une paroi plane (*fig.* 122) permet de les distinguer. Les larves de ces Insectes vivent dans les eaux stagnantes des mares et des étangs, dans les flaques d'eau. De temps en temps elles viennent respirer à la surface en se tenant différemment (*fig.* 123).

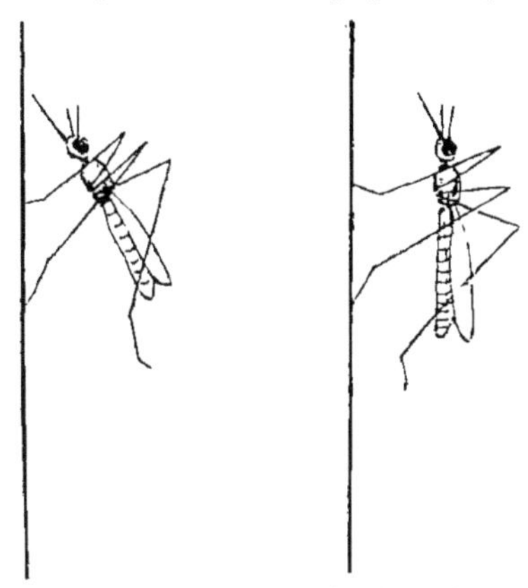

A. Anophèle. B. Cousin.

Fig. 122. — Moustiques le long d'une paroi plane.

Ajoutons que les mâles sont inoffensifs, ce sont d'honnêtes personnages qui se contentent de nous donner des aubades en voltigeant autour de nous. Les femelles, seules, font tout le mal.

En résumé, pour éviter la malaria, il faut se soustraire autant que possible à la piqûre des Anophèles et faire disparaître les eaux stagnantes où se reproduisent ces Insectes. On peut aussi tuer les larves en versant à la surface de l'eau une mince couche de pétrole.

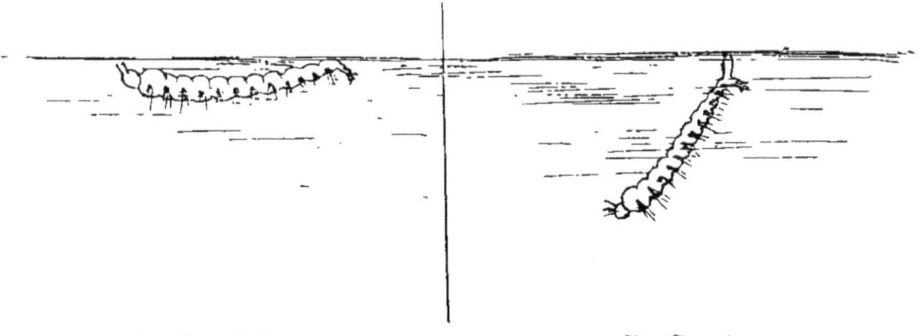

A. Anophèle. B. Cousin.

Fig. 123. — Larves de Moustiques dans l'eau.

La guerre aux Moustiques, aux Mouches et aux Punaises. — La guerre est donc déclarée aux Moustiques, et il faut les détruire partout où ils existent. Se mettre à l'abri des Moustiques sous une moustiquaire ou dans une maison grillagée, ne peut être qu'un expédient provisoire. Ce qu'il faut, c'est exterminer ces Insectes. On peut y arriver en tenant compte de deux faits.

Le premier c'est que la larve du Moustique naît dans l'eau : sans eau, pas de Moustiques. Il faut donc supprimer les nappes d'eau stagnante dans le voisinage des habitations. On a constaté que le Moustique est casanier, il ne s'éloigne guère de l'endroit où il est né : ainsi des observations ont montré qu'un village placé à 400 mètres des mares présente des Moustiques ; situé à 600 mètres, ces derniers s'y font rares ; enfin, ils manquent totalement à 800 mètres. Donc en détruisant les mares à 1 000 mètres à la ronde on sera en sûreté.

Le second fait, c'est que le Moustique a un complice inconscient : l'indigène. Celui-ci, en effet, pour construire sa hutte creuse des trous afin d'avoir de la boue, et ces trous deviendront mares dès la première pluie. De plus, autour de sa cabane sont des bouteilles brisées, des boîtes de conserves, des bidons vides, autant de récipients qui serviront d'abri aux larves des Moustiques. Enfin, les Insectes adultes recherchent ces cabanes sales et obscures où ils sont moins visibles et par conséquent plus en sûreté. Aussi l'on comprend que le voyageur se soit toujours bien trouvé de camper à distance des villages.

Tous ces faits indiquent la tactique à suivre dans cette guerre aux Moustiques, et dans cette guerre nous avons bien des morts à venger, car ils sont nombreux parmi nos coloniaux ceux qui ont succombé à la piqûre des Anophèles. A Madagascar, au Tonkin, en Algérie et en Corse ces Insectes abondent, alors qu'ils font défaut en Nouvelle-Calédonie, où la malaria est inconnue. Un bon exemple de ce qui peut être fait dans ces colonies nous est donné par la Havane, où quelques mois d'une hygiène intelligente ont suffi à chasser la malaria et la fièvre jaune.

En terminant nous devons faire remarquer que les Moustiques, qui peuvent aussi propager la *fièvre jaune,* ne sont pas les seuls Insectes capables d'inoculer les maladies contagieuses. Les Punaises peuvent transmettre la tuberculose, le typhus, la peste ; les Puces transportent la peste du Rat à l'Homme; la Mouche Tsé-Tsé (*fig.* 124) cause de véritables ravages dans les troupeaux Sud-africains. C'est encore à une Mouche Tsé-Tsé que l'on attribue la transmission d'une maladie qui fait en ce moment de terribles ravages parmi les nègres africains et que l'on désigne sous le nom de « maladie du sommeil ». Le malade atteint par ce mal s'endort à toute heure; il essaye de réagir, mais le mal est plus fort : la somnolence s'accentue, peu à peu le sommeil devient complet, et le sujet passe doucement à la mort. D'après de récents travaux, la maladie du sommeil serait due à un Protozoaire, le *Trypanosome*, qui se développe dans le liquide céphalo-rachidien et qui serait introduit dans le sang par une Mouche Tsé-Tsé.

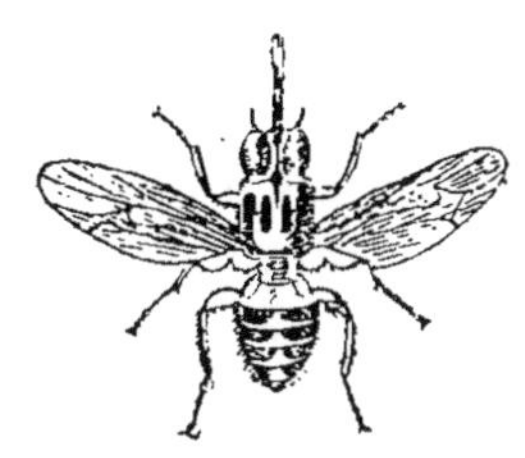

Fig. 124. — Mouche Tsé-Tsé.

Enfin les Mouches de nos pays ne sont pas inoffensives, car on les accuse de transporter le germe du Charbon, de la tuberculose, de la fièvre typhoïde, de la septicémie. Certes, elles sont moins dangereuses que les Moustiques, mais elles sont bien plus nombreuses. Sait-on où elles ont été se poser avant que de venir flâner sur nos aliments ou même sur notre visage? Nous avalons ensuite les aliments qu'elles ont pu souiller. Aussi est-il bon de faire la guerre aux Mouches.

Pansement d'une plaie. — Lorsqu'une plaie vient de se produire, deux dangers sont à éviter : d'abord une *hémorragie* trop abondante; puis un mauvais *pansement*, qui peut devenir la cause des accidents les plus graves.

Lorsque l'*hémorragie* est légère, il vaut mieux ne pas l'arrêter de suite, car le sang en s'écoulant lave la plaie et ramène de la profondeur de la blessure les impuretés et les microbes que l'accident a pu y introduire. Si c'est une artère qui est coupée, il faut arrêter l'hémorragie en comprimant énergiquement le membre au-dessus de la plaie, soit avec les mains, soit avec un lien quelconque, puis on pansera comme nous allons le dire en attendant le médecin. Il faut éviter d'employer de l'amadou, ou du perchlorure de fer, ou d'autres substances comme la toile d'Araignée ou le Tabac : toutes ces matières sont nuisibles.

Le plus grand danger dans le *pansement* d'une plaie, c'est l'infection par les microbes, car ces microbes sont partout : dans l'air, sur les objets et sur les personnes. Ce sont les microbes qui déterminent la formation du pus et empêchent la soudure des bords de la plaie. La personne qui va faire le pansement doit commencer par bien se laver les mains au savon et à la brosse ; puis les mains seront trempées dans une solution antiseptique, de sublimé par exemple. Si l'on ne prend pas ces précautions les mains sont sales, quelle qu'en soit la propreté apparente. Puis on verse sur la plaie de l'eau tiède qui a bien bouilli, qui par conséquent est stérilisée, c'est-à-dire privée de germes. On lave la plaie sans y porter la main. Sur cette plaie on étend ensuite un linge fin, un mouchoir qui a séjourné quelques minutes dans l'eau bouillante. Puis quelque temps après on remplace le linge mouillé par un linge propre, sec, chaud, ou de préférence de la gaze stérilisée. Enfin, un peu d'ouate par dessus, et une bande peu serrée, suffiront à amener la guérison ; ou si l'intervention du chirurgien est nécessaire, on est au moins certain de n'avoir pas contaminé la plaie comme cela a lieu trop souvent.

Ce qu'il faut éviter dans le pansement d'une plaie, c'est le cataplasme si cher aux blessés parce qu'il apaise leur douleur, mais qui leur est funeste, car il fournit aux microbes un véritable bouillon de culture, de l'humidité et de la chaleur, c'est-à-dire toutes les conditions qui favorisent leur développement. Pour les mêmes raisons on doit proscrire le cérat, le beurre, la graisse, les onguents et tous les ingrédients dits *remèdes de bonne femme,* si réputés à la campagne, mais qui peuvent causer de graves accidents. Ces procédés contentent parfois le blessé, mais ils le tuent souvent. En somme, ce qu'exige le pansement d'une plaie, c'est la propreté, la rigoureuse propreté, et rien de plus. Cela est simple, et c'est cependant parce qu'on ne tient pas toujours compte de ce vulgaire conseil que des éraflures insignifiantes ont des terminaisons mortelles en permettant l'inoculation du tétanos ou de la septicémie.

Antiseptie et aseptie. — Il est intéressant de remarquer que la méthode de pansement moderne d'une plaie a passé par deux stades : l'*antiseptie* et l'*aseptie*. Lors de ses débuts la chirurgie moderne crut que les germes infectant les plaies étaient apportés par l'air ; aussi le chirurgien anglais Lister basa sa technique sur l'emploi d'agents chimiques, en particulier de l'acide phénique, qui devaient détruire les germes de l'air et ceux qui existaient à la surface des plaies. Lister n'opérait jamais que sous une pulvérisation phéniquée. Il faisait de l'*antiseptie*.

Pasteur pensa que cela ne suffisait pas, car en 1878 il disait à l'Académie de médecine : « Si j'avais l'honneur d'être chirurgien, pénétré comme je le suis des dangers auxquels exposent les germes des microbes répandus à la surface de tous les objets, particulièrement dans les hôpitaux, non seulement je ne me servirais que d'instruments d'une propreté parfaite, mais, après avoir nettoyé mes mains avec le plus grand soin, je n'emploierais que de la charpie, des bandelettes, des éponges préalablement exposées dans un air porté à la température de 130 à 150° ; je n'emploierais jamais qu'une eau qui aurait subi la température de 110 à 120°. Tout cela est très pratique. De cette manière, je n'aurais à craindre que les germes en suspension dans l'air autour du lit du malade ; mais l'observation nous montre chaque jour que le nombre de ces germes est pour ainsi dire insignifiant à côté de ceux qui sont répandus dans les poussières, à la surface des objets ou dans les eaux communes les plus limpides. » Aujourd'hui, la chirurgie se conforme aux idées de Pasteur : elle fait de l'*aseptie*. Elle n'emploie plus d'antiseptiques chimiques pour nettoyer les plaies, elle ne se sert plus que d'eau ou de matières de pansement rendues stériles par la chaleur ou par des agents chimiques. Les résultats obtenus jusqu'ici justifient pleinement cette méthode.

CHAPITRE V

LA RESPIRATION

Tandis que la digestion apporte à l'organisme les aliments solides ou liquides dont il a besoin, la respiration lui donne un aliment gazeux également indispensable : l'*oxygène*. Sans oxygène il ne peut y avoir ni vie, ni mouvement. On peut rester quelques jours sans manger, mais on peut à peine rester quelques minutes sans respirer.

Tous les êtres vivants respirent : l'Homme et les animaux aériens respirent l'*air libre ;* les Poissons et les animaux aquatiques respirent l'*air dissous* dans l'eau ; le petit Poulet qui se développe à l'intérieur de l'œuf respire l'air qui passe à travers les pores de la coquille ; les plantes, comme les animaux, respirent l'oxygène de l'air ; enfin, certains microbes prennent l'oxygène qui est en combinaison dans la substance où ils se développent, dans le sang par exemple.

Nous étudierons successivement l'*appareil respiratoire*, les *phénomènes mécaniques et chimiques* de la respiration, l'*hygiène de la respiration*.

Appareil respiratoire.

L'appareil respiratoire (*fig.* 125) se compose des *voies respiratoires,* qui amènent l'air dans l'organisme, et des *poumons,* qui sont les organes essentiels.

Voies respiratoires. — Les voies respiratoires comprennent les *fosses nasales*, la *bouche*, le *pharynx*, le *larynx*, la *trachée-artère* et les *bronches*.

L'air, après avoir passé par les fosses nasales, où il s'est réchauffé et débarrassé d'une partie des poussières qu'il contient, pénètre dans le larynx par un orifice appelé *glotte* et qui est protégé, au moment de la déglutition, par une languette appelée *épiglotte*. A la suite du *larynx*, qui est l'organe de la voix et que nous étudierons plus tard, vient la trachée-artère.

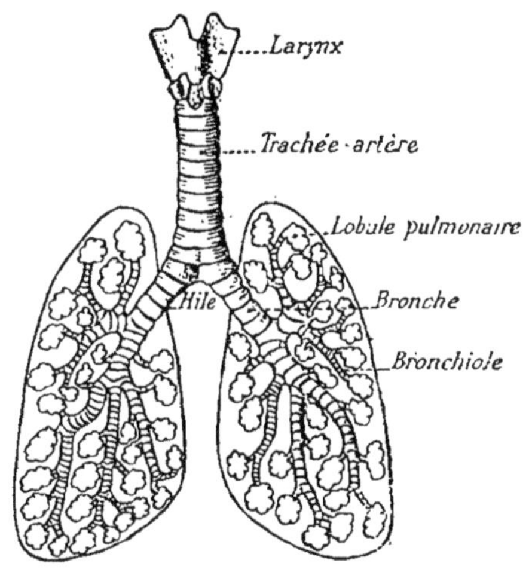

Fig. 125. — Appareil respiratoire.

La *trachée-artère* est un long tube qui descend verticalement le long du cou, en avant de l'œsophage, pour pénétrer dans la poitrine, où elle se bifurque en deux conduits appelés *bronches*. Elle est maintenue béante par des anneaux cartilagineux qui ont la forme d'un fer à cheval et qui sont renfermés dans sa paroi (*fig*. 126). Son intérieur est tapissé par une membrane qui porte des poils excessivement fins et doués d'un mouvement continu : ce sont les *cils vibratiles*. Ces cils, par leur mouvement, sont destinés à rejeter vers l'extérieur les poussières entraînées par l'air.

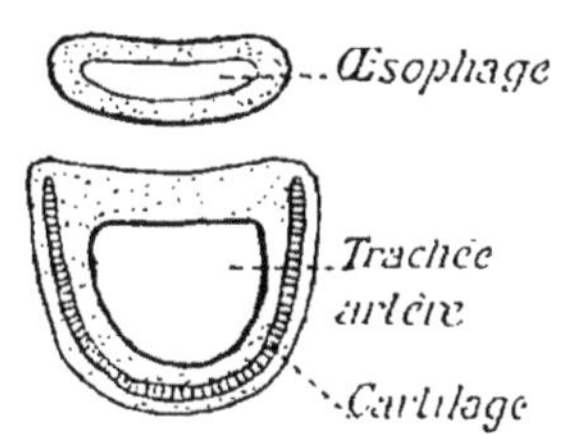

Fig. 126. — Coupe transversale de la trachée-artère et de l'œsophage.

Les *bronches*, qui résultent de la bifurcation de la trachée-artère, ont la même structure qu'elle ; elles se rendent chacune à un poumon, à l'intérieur duquel elles se divisent en rameaux de plus en plus fins, qui aboutissent à de petites poches appelées *lobules pulmonaires*.

Enfin, chaque lobule présente lui-même plusieurs petites cavités appelées *vésicules pulmonaires*.

Poumons. — Les *poumons* (*fig.* 127), au nombre de deux, sont situés dans la poitrine, de chaque côté du cœur. Ils sont constitués par les bronches et les lobules que réunit un tissu spongieux, mou et élastique : d'où le nom de *mou* que les bouchers donnent souvent aux poumons des animaux.

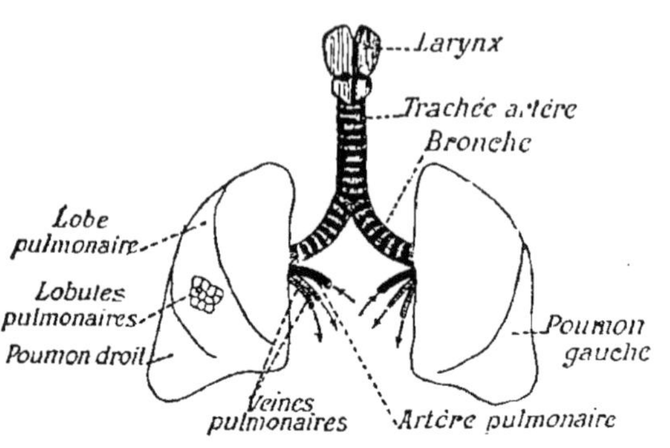

Fig. 127. — Les poumons et les vaisseaux pulmonaires.

Le sang veineux arrive aux poumons par l'artère pulmonaire, qui se ramifie en suivant les bronches jusqu'aux lobules, et en donnant à chaque vésicule pulmonaire une petite artère qui forme autour de cette vésicule un réseau de capillaires à travers les parois desquels s'effectue la respiration (*fig.* 128). Quand le sang a respiré, il passe dans une petite veine qui se réunit aux veines correspondantes à chaque vésicule pour donner les veines pulmonaires chargées de ramener le sang artériel au cœur.

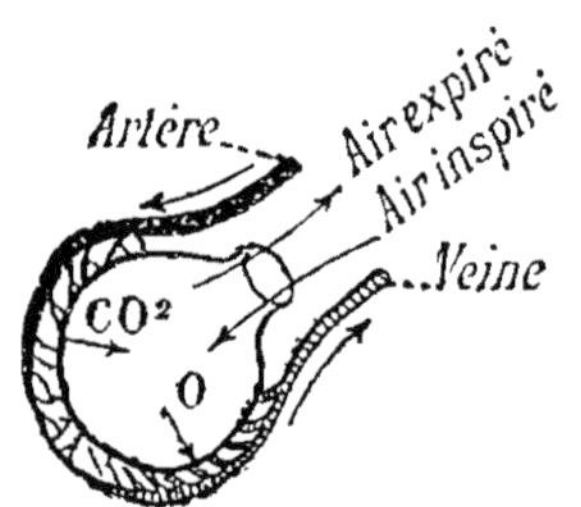

Fig. 128. — Vésicule pulmonaire et ses vaisseaux.

La surface totale des vésicules pulmonaires est d'environ 200 mètres carrés pour les deux poumons ; la surface des capillaires sanguins formant comme on dit la *nappe sanguine*, est de 150 mètres carrés ; enfin le volume du sang étalé à la surface interne des poumons est de 2 litres.

Les poumons sont enveloppés par une membrane appelée *plèvre* (*fig.* 129 et 130). Cette membrane, comme le péritoine qui enveloppe les intestins et le péricarde qui entoure le cœur, est formée de deux feuillets dont l'un, le *feuillet pariétal*, tapisse les parois de la poitrine, tandis que l'autre, le *feuillet viscéral*, est adhérent aux poumons. Entre les deux se trouve un liquide qui facilite le glissement des poumons contre les parois de la poitrine. Ce liquide peut devenir abondant dans

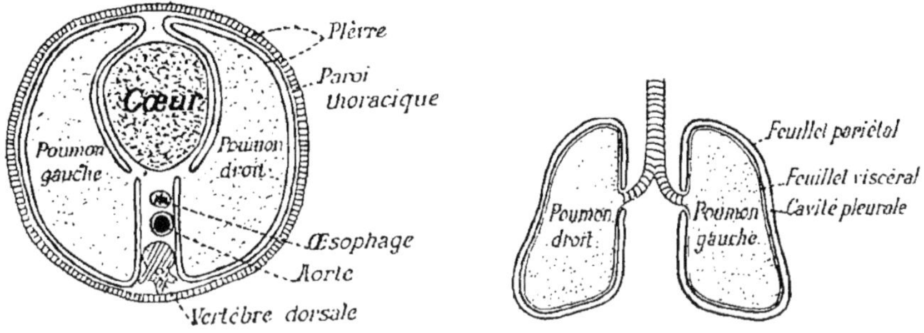

FIG. 129. — Section horizontale du thorax faite au niveau du cœur.

FIG. 130. — La plèvre.

la maladie connue sous le nom de *pleurésie*, et empêcher par suite les mouvements du poumon (*fig.* 131). Si la pleurésie est double, la mort peut survenir rapidement. Le liquide épanché ressemble à celui qui apparaît sous les vésicatoires. Il peut se résorber; mais le plus souvent il faut lui frayer un passage en perçant la poitrine.

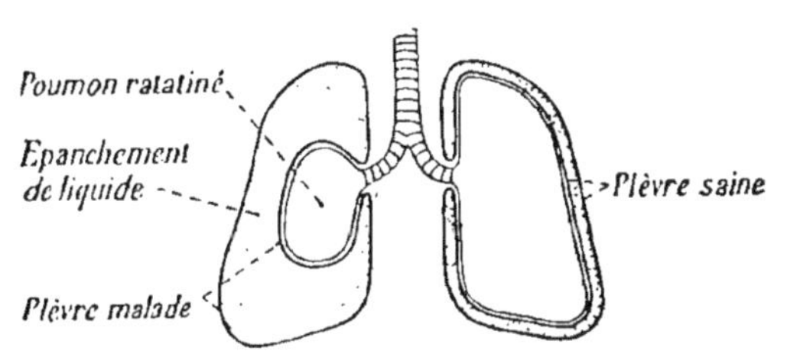

Fig. 131. — Schéma montrant un épanchement de liquide dans la plèvre droite.

Mécanisme de la respiration.

Mouvements respiratoires. — L'air se renouvelle à l'intérieur des poumons par des mouvements de contraction et de dilatation de la poitrine. Ces mouvements respiratoires se font environ 15 fois par minute, et chaque mouvement se décompose en deux : l'*inspiration* et l'*expiration*, c'est-à-dire l'entrée et la sortie de l'air.

Une expérience fort simple va nous permettre de bien comprendre le mécanisme de ces mouvements. Prenons une cloche de verre dont l'ouverture supérieure est fermée par un bouchon traversé par un tube de verre (*fig.* 132). A l'extrémité inférieure de ce tube on attache deux petites vessies élastiques, ou simplement les poumons et la trachée-artère d'un Lapin qu'on vient de tuer. L'ouverture inférieure de la cloche est fermée par une membrane de caoutchouc que l'on peut abaisser à volonté, au moyen d'un bouton placé au centre. Tirons sur cette membrane, qui passe de la position 1 à la position 2 : le volume de la cloche augmente ; il y a donc un appel d'air et celui-ci pénètre par le tube dans les vessies, qui se gonflent : c'est l'*inspiration*. Laissons la membrane revenir sur elle-même, le volume de la cloche va diminuer, l'air sera expulsé et les vessies se dégonfleront : c'est l'*expiration*. En somme, l'air entre quand le volume de la cloche augmente et sort quand ce volume diminue.

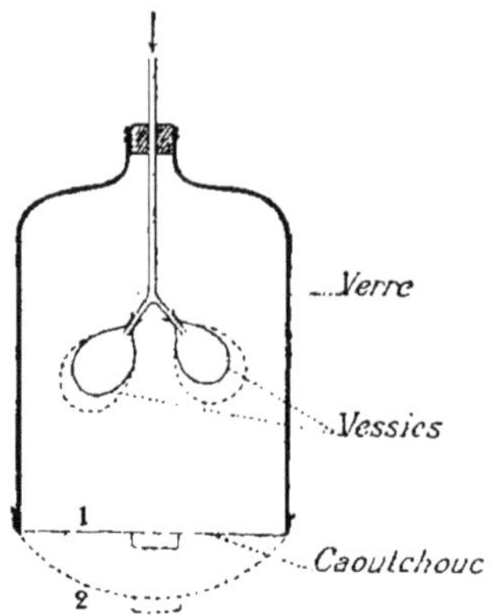

FIG. 132. — Appareil montrant le mécanisme de l'inspiration et de l'expiration.

Dans la respiration, la cavité de la poitrine joue le même rôle que la cloche de verre dans l'expérience que nous venons de décrire. Pour bien comprendre les mouvements de la poitrine, il faut savoir que celle-ci est formée d'un squelette osseux ou *cage thoracique* (*fig.* 133), que recouvrent de nombreux muscles. La cage thoracique est limitée en arrière par la *colonne vertébrale*, sur les côtés par les *côtes*, et en avant par le *sternum*. En bas de la poitrine, le diaphragme, cloison musculaire qui est en forme de voûte, s'abaisse en se contractant, et augmente la dimension verticale de la cavité (*fig.* 134) : il fonctionne comme la membrane en caoutchouc de la cloche. De plus, la poitrine

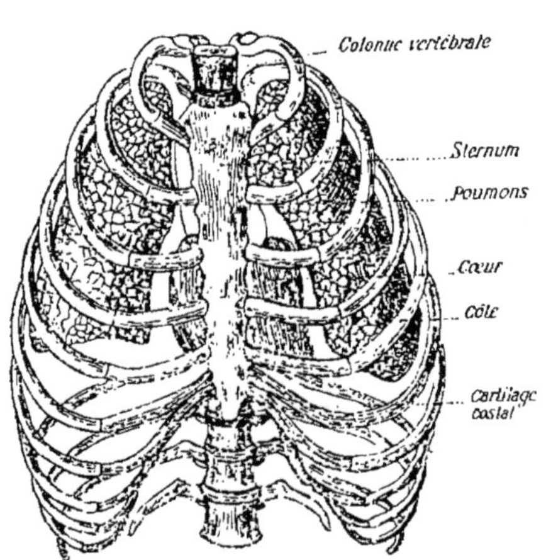

FIG. 133. — La cage thoracique avec les poumons et le cœur.

s'agrandit dans deux autres directions : par la contraction des muscles scalènes les côtes, qui étaient légèrement inclinées,

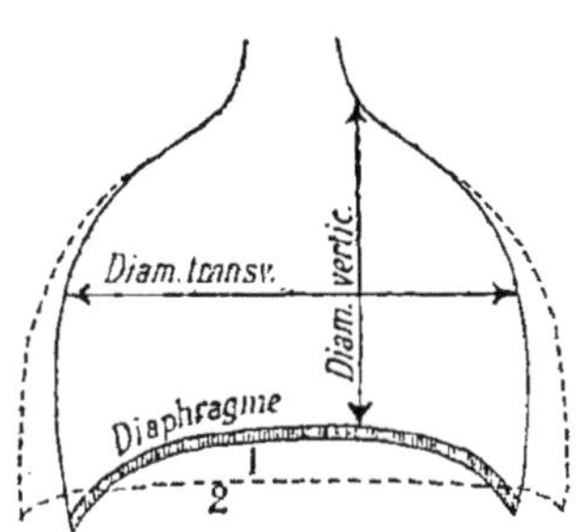

Fig. 134. — Augmentation du diamètre vertical et du diamètre transversal de la poitrine.

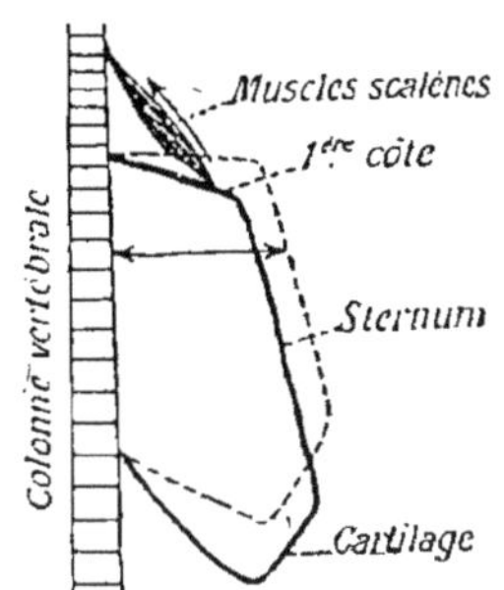

Fig. 135. — Augmentation du diamètre antéro-postérieur de la poitrine.

sont relevées, et le sternum est porté en avant (*fig.* 135), ce qui produit un agrandissement dans le sens antéro-postérieur ; par la contraction de muscles situés entre les côtes, celles-ci s'écartent latéralement et agrandissent transversalement la poitrine. Ces différentes causes s'ajoutent pour augmenter le volume de la poitrine et produire un appel d'air : c'est l'*inspiration*.

A chaque inspiration, il entre un demi-litre d'air. Puis, les muscles vont rentrer au repos : le diaphragme se soulève et les côtes s'abaissent, de sorte que la poitrine diminue de volume, comprime l'air et l'expulse : c'est l'*expiration*.

En somme, la poitrine fonctionne comme un véritable soufflet.

Le nombre des inspirations par minute étant de 15 environ, et chaque inspiration faisant entrer $0^{lit},5$ d'air, la quantité d'air qui passe dans les poumons en 24 heures est de :

$$0^{lit},5 \times 15 \times 60 \times 24 = 10\,800 \text{ litres.}$$

Lorsque l'inspiration est forcée, c'est-à-dire lorsque la poitrine est dilatée à son maximum, le volume de l'air contenu dans les poumons est de 4 à 5 litres.

Certains mouvements respiratoires ne sont pas réguliers. Ainsi, le *hoquet*, le *sanglot* sont des inspirations brusques, souvent dues à des contractions énergiques du diaphragme ; le *rire*, la *toux*, l'*éternuement* sont des expirations brusques : enfin, le *baillement*, le *soupir*, sont des inspirations prolongées suivies d'expirations prolongées.

En appliquant l'oreille contre la poitrine d'une personne qui respire on entend des bruits particuliers dus au mouvement des

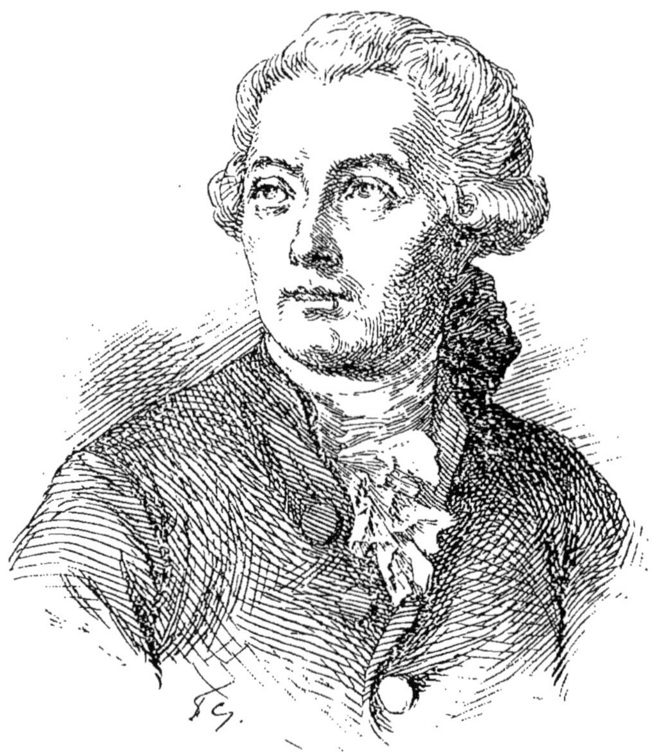

Fig. 136. — Lavoisier, chimiste français (1743-1794).

poumons et au passage de l'air dans les bronches. L'étude de ces bruits ou *auscultation* a une grande importance en médecine, car elle renseigne sur l'état des poumons et des bronches.

Les mouvements respiratoires sont sous la dépendance du système nerveux et particulièrement d'une partie appelée *bulbe rachidien*, dont une blessure, même légère, peut amener instantanément la mort par arrêt de ces mouvements. La peau semble aussi avoir une certaine influence à ce sujet, car on a remarqué que des hommes, à la suite de brûlures généralisées sur toute la surface de la peau, ne pouvaient respirer que par la force de la volonté. Si le sommeil survient, la volonté est suspendue, les mouvements respiratoires s'arrêtent et ces blessés succombent.

Phénomènes chimiques de la respiration.

La respiration est une combustion. — C'est Lavoisier [1] (*fig.* 136), un des plus illustres chimistes français, qui, en 1777, montra qu'un animal qui respire et un corps qui brûle *absorbent de l'oxygène* et *rejettent du gaz carbonique et de la vapeur d'eau.* On peut donc dire que la respiration est une combustion.

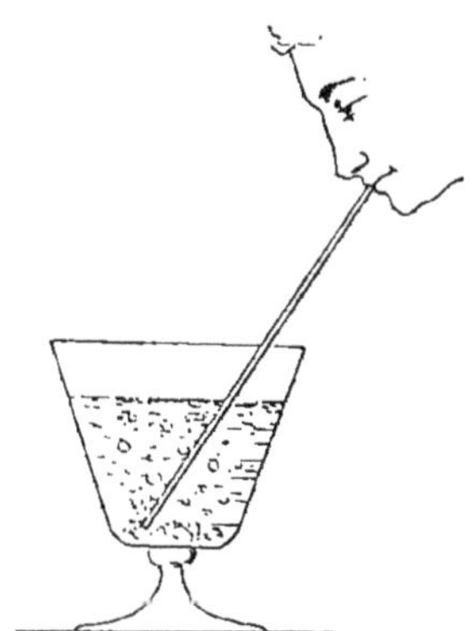

FIG. 137. — Expérience montrant que l'air expiré contient du gaz carbonique.

Si, en effet, on place un animal dans une chambre close, on constate que l'oxygène disparaît.

Pour montrer que l'on rejette du gaz carbonique avec l'air expiré, il suffit de souffler avec un tube de verre dans un vase contenant de l'eau de chaux (*fig.* 137). Cette eau, d'abord limpide, devient laiteuse, se trouble : il s'est formé du carbonate de calcium, insoluble dans l'eau, et qui se dépose sous forme d'une poudre blanche. Ce carbonate s'est formé parce que l'air rejeté contenait du gaz carbonique qui s'est combiné avec la chaux.

Enfin, pour montrer le rejet de vapeur d'eau, on souffle sur un miroir ; on voit alors se former une légère buée due à la vapeur d'eau qui se condense en fines gouttelettes. C'est cette vapeur qui, en hiver, forme devant la bouche une sorte de brouillard.

---

(1) L'œuvre de Lavoisier est immense, et il n'est peut-être pas d'homme qui ait fait autant pour la science. Il fut le créateur de la chimie. Et pourtant l'on sait quelle fut la fin tragique de ce grand homme. Pendant la Terreur, il fut emprisonné, condamné presque sans jugement et exécuté. « Il est donc vrai, écrivait-il quelques jours avant sa mort, que l'exercice de toutes les vertus sociales, des services importants rendus à la patrie, une carrière utilement employée pour le progrès des arts et des connaissances humaines, ne suffisent pas pour préserver d'une fin sinistre et pour éviter de périr en coupable ! »

Il faut bien distinguer ce qui se passe dans les poumons de ce qui se produit dans l'organisme tout entier.

Dans les poumons, il se produit seulement un échange gazeux entre le sang, qui rejette du gaz carbonique dans l'air, et l'air qui abandonne son oxygène au sang.

Le tableau suivant indique la composition de l'air inspiré et celle de l'air expiré :

	AIR	AZOTE	OXYGÈNE	GAZ CARBONIQUE
Air inspiré. . . .	100	79	21	0,0003
Air expiré. . . .	99	79	15,5	4,5

Au lieu de 21 litres d'oxygène que contient l'air inspiré, l'air expiré n'en contient plus que 15[lit].5 ; il y a donc eu absorption de 5[lit],5 d'oxygène, dont la plus grande partie a servi à brûler le carbone des organes pour donner 4[lit],5 de gaz carbonique ; le reste, c'est-à-dire 1 litre, a produit des oxydations et en particulier de l'eau, de l'urée, de l'acide urique, etc.

L'oxygène absorbé dans les poumons se fixe sur l'hémoglobine des globules rouges ; il est alors transporté avec le sang dans toutes les parties du corps.

Dans les organes, au niveau des capillaires sanguins, l'oxygène va abandonner le sang et se combiner avec la matière vivante des cellules ; de son côté, la matière vivante donnera du gaz carbonique, qui sera repris par le sang. Ainsi se transforme le sang artériel en sang veineux.

Une ingénieuse expérience montre bien ce qui se passe dans les organes. On place dans une cuve contenant de l'eau tiède et des globules de Levure des vaisseaux très minces en baudruche (*fig.* 138). Les globules de Levure représentent les cellules des organes dont ils ont la composition, et les vaisseaux en baudruche sont comme les capillaires de ces organes. On constate alors que le sang artériel qui passe dans ces vaisseaux est transformé en sang veineux : c'est que les globules de Levure ont

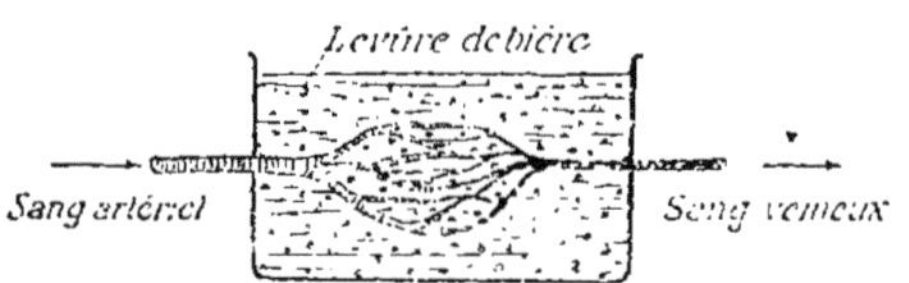

FIG. 138. — Expérience montrant la respiration dans les tissus.

bsorbé l'oxygène du sang artériel à travers la membrane, et u'ils ont rejeté du gaz carbonique qui a été pris par le sang rtériel devenu par ce fait du sang veineux.

En somme, le sang est l'intermédiaire entre l'air, où il puise 'oxygène, et les éléments des organes auxquels il apporte cet xygène; d'autre part, il enlève le gaz carbonique à ces élé- nents pour le rejeter dans l'air extérieur.

Hygiène de la respiration.

L'air est indispensable à la vie. Asphyxie. — L'air est in- lispensable à la vie. Aussi de tout temps les phénomènes de a respiration, par leur régularité et leur constance, ont attiré 'attention de l'Homme. Le premier cri de l'enfant et le der- nier soupir du mourant ne sont-ils pas des mouvements respi- atoires? *Vivre* et *respirer* sont deux expressions synonymes. Priver d'air un être vivant quelconque, c'est le tuer.

Donc, si les mouvements respiratoires s'arrêtent, la mort survient: on dit qu'il y a *asphyxie*.

L'asphyxie peut se produire: par *défaut d'oxygène ;* par *excès de gaz carbonique;* par des *variations de pression de l'air* (air raréfié ou air comprimé); 4° par absorption de *gaz toxiques ;* par des *causes mécaniques*.

Défaut d'oxygène. — Si l'on place un Oiseau sous une cloche remplie d'air, et si l'on enlève avec une dissolution de potasse le gaz carbonique que cet Oiseau rejette, on voit que cet animal meurt lorsque l'air ne contient plus que 4 à 5 pour 100 d'oxygène. La mort arrive pour la même raison lorsqu'on enlève avec une machine pneumatique l'air du vase où est enfermé un animal.

Lorsque la proportion d'oxygène tombe au-dessous de 15 pour 100, ce qui arrive dans les galeries de mine mal ventilées, l'air devient irrespirable pour l'Homme; et l'asphyxie est com- plète quand la proportion d'oxygène descend au-dessous de 9 pour 100.

Excès de gaz carbonique. — Comme précédemment, on dis- pose un animal dans un vase clos; mais on laisse accumuler le gaz carbonique rejeté par l'animal et l'on maintient constante la quantité d'oxygène. L'animal meurt lorsque la pression du gaz carbonique atteint 19 centimètres cubes de mercure. Dans ce cas la pression du gaz carbonique contenu dans l'air étant supérieure à celle qu'il a dans le sang, ce gaz ne peut plus se dégager ; il s'accumule peu à peu dans le sang et produit l'asphyxie.

Quand on place un animal dans un milieu clos, sans prendre les précautions indiquées plus haut, l'asphyxie a deux causes : le défaut d'oxygène et l'excès de gaz carbonique.

L'expérience suivante met ce fait en évidence. On place un Oiseau sous une cloche en verre (*fig.* 139): il va absorber l'oxygène de l'air et rejeter du gaz carbonique. Bientôt l'Oiseau devient inquiet : ses plumes se hérissent et sa respiration devient haletante : enfin la mort survient. Si nous introduisons dans la cloche une allumette enflammée, elle s'y éteint : donc l'air de la cloche n'entretient plus ni la respiration, ni la combustion. Cet air manque d'oxygène et il est vicié par la trop grande quantité de gaz carbonique qu'il contient.

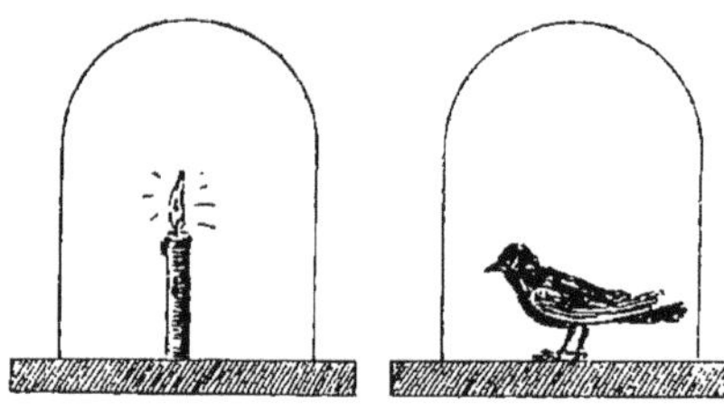

FIG. 139. — L'oiseau enfermé sous la cloche cessera bientôt de vivre comme la bougie cessera de brûler.

Au lieu d'un Oiseau, introduisons dans la cloche une bougie allumée. On voit, au bout de quelques minutes, la flamme qui a d'abord été brillante, pâlir, puis s'éteindre. La bougie, comme l'Oiseau, a rendu l'air irrespirable par sa combustion. A l'Oiseau qui respire, comme à la bougie qui brûle, l'air est indispensable. Comme la bougie, l'Oiseau s'est éteint.

Une autre expérience nous permet de vérifier un fait curieux : si dans une cloche fermée où respire un Oiseau depuis quelque temps, on en fait pénétrer un second, celui-ci tombe brusquement asphyxié, alors que le premier continue de vivre. Il s'est en quelque sorte accoutumé à cet air vicié, à la façon de ces personnes qui, habituées à vivre dans des locaux fermés et insuffisamment aérés, ont perdu le goût de l'air pur alors que vous suffoquez en entrant dans ce milieu infect. Pendant quelques heures, l'Oiseau résiste à l'asphyxie, mais il finit par succomber.

Le danger de placer de nombreuses personnes dans un endroit clos et de dimensions restreintes est montré par des exemples célèbres : c'est ainsi qu'après la bataille d'Austerlitz,

300 prisonniers autrichiens ayant été enfermés dans une cave, 260 succombèrent par asphyxie en peu de temps ; en Angleterre, dans une séance de Cour d'assises où la foule se pressait, juges, spectateurs et accusés furent asphyxiés.

Variations de pression. — Deux cas sont à considérer selon que la pression diminue *(air raréfié)* ou selon qu'elle augmente *(air comprimé)*.

Air raréfié. — L'air raréfié exerce sur la respiration une influence fâcheuse, qui peut aller de la simple indisposition jusqu'aux accidents mortels. Les personnes qui s'élèvent sur les hautes montagnes ou en ballon sont placées dans ces conditions.

A mesure que l'on monte, dans une ascension de montagne par exemple, l'air se raréfie, la pression peut descendre jusqu'à 500. 400 et même 300 millimètres. Les troubles qui surviennent sont bien connus sous le nom de *mal des montagnes* : les mouvements deviennent plus pénibles ; l'essoufflement et la fatigue se produisent ; puis ce sont des lourdeurs de tête, des bourdonnements d'oreille, des saignements de nez, des hémoptysies, c'est-à-dire des hémorragies de la muqueuse respiratoire, et enfin la syncope et des accidents mortels si l'on s'élève trop haut, comme cela arrive dans les ascensions en ballon. La fameuse ascension du ballon le *Zénith*, en 1875, où deux aéronautes trouvèrent la mort, est un triste exemple des dangers de l'air raréfié. Les accidents causés par le mal des montagnes commencent à se faire sentir vers 4 000 mètres (45 centimètres de pression) ; presque tout le monde les éprouve au sommet du Mont-Blanc à 4 800 mètres (41 centimètres de pression).

En réalité, l'asphyxie survient par manque d'oxygène, et l'on peut éviter, dans une certaine mesure, cet accident en respirant de l'oxygène pur.

Air comprimé. — L'influence de l'air comprimé n'est pas moins fâcheuse que celle de l'air raréfié. Disons de suite que l'Homme ne peut supporter une pression supérieure à 5 atmosphères. Or, 5 atmosphères, c'est la pression qui existe à une profondeur de 40 mètres dans l'eau ; de sorte que l'Homme ne peut descendre dans l'eau à une profondeur de plus de 40 mètres. Ce qu'il faut savoir c'est que le danger n'existe pas, de légers inconvénients mis à part, tant que l'on séjourne dans l'air comprimé ; les accidents ne se produisent qu'à la sortie, et ce qu'il faut éviter alors, c'est de passer brusquement de l'air comprimé à l'air ordinaire. Dans cette décompression brusque, les gaz dissous dans le sang sous l'influence de la haute pression, se dégagent et forment dans les vaisseaux sanguins des chapelets de bulles de gaz qui vont opposer une résistance considérable à la circulation, qu'ils pourront même arrêter ; la mort se produira alors brusquement. Pour éviter ces accidents mortels dans les exploitations qui emploient l'air comprimé, on a imaginé des dispositions qui permettent aux ouvriers de revenir *graduellement* à la pression normale.

Les appareils à l'aide desquels les ouvriers travaillent dans l'air comprimé sont les *scaphandres*, pour la pêche des Éponges par exemple, les *cloches à plongeur*, pour la construction des piles de pont, et les *chambres à air comprimé* précédées d'une sorte d'écluse à air ou *sas*, pour le percement de tunnels ou la construction de quais.

Absorption de gaz toxiques. — Certains gaz, même répandus à faible dose dans l'air, peuvent produire l'asphyxie ou plutôt un véritable empoisonnement.

Le plus redoutable de ces gaz, et aussi le plus fréquent, car il se produit chaque fois que la combustion est incomplète, comme dans les cheminées où le tirage est insuffisant par exemple, est l'*oxyde de carbone*. Il forme avec l'hémoglobine des globules rouges du sang un composé très stable qui n'abandonnera plus son oxygène aux tissus ; les globules ne pouvant plus transporter l'oxygène aux organes, la mort surviendra. Quelques millièmes de ce gaz dans l'air sont suffisants pour produire des accidents mortels. Ces accidents ne sont malheureusement pas rares, car les sources d'oxyde de carbone sont nombreuses autour de nous. Parmi ces dernières la plus commune est celle des poêles à combustion lente appelés *poêles mobiles*. Ces poêles dégagent beaucoup d'oxyde de carbone qui peut être entraîné dans la cheminée, mais qui peut aussi refluer vers l'appartement et causer des empoisonnements. Il est surtout dangereux de changer ces poêles de place, comme on le fait souvent, car pendant le transport l'oxyde de carbone peut se dégager dans la chambre. Les poêles à combustion lente ont été, à juste titre, condamnés par l'Académie de médecine.

Il faut aussi condamner le mode de chauffage par *braseros*, c'est-à-dire par des brasiers de charbon que l'on place au milieu d'une pièce, sans s'occuper du dégagement des gaz provenant de la combustion.

Le gaz d'éclairage renferme aussi une quantité notable d'oxyde de carbone (environ 10 pour 100), et c'est à ce poison qu'il faut attribuer tous les accidents d'asphyxie produits par le gaz d'éclairage. Heureusement l'odeur du gaz d'éclairage est si caractéristique que l'on est averti du danger dès qu'une fuite se produit.

Au contraire, il est difficile de s'apercevoir de la présence de l'oxyde de carbone dans l'air, car il est inodore. Le seul moyen que l'on indique consiste à placer un Serin dans sa cage au milieu de la pièce ; cet animal est très sensible au gaz toxique, et s'il meurt au bout de quelques heures, c'est qu'il y a dans la chambre de petites quantités d'oxyde de carbone.

En hiver, on ne saurait trop se préoccuper du mode de chauffage, du bon tirage des cheminées et des poêles, car l'oxyde de carbone nous fait courir des dangers continuels.

On peut encore citer parmi les gaz toxiques, l'hydrogène sulfuré, le gaz sulfureux, l'acide cyanhydrique, etc. L'hydrogène sulfuré qui se dégage des fosses d'aisance asphyxie en tuant brusquement : aussi les ouvriers vidangeurs donnent-ils à ce phénomène le nom de *plomb*. Des accidents semblables se produisent également dans les égouts mal ventilés.

Enfin, il est des gaz qui sont toxiques à forte dose, mais qui, absorbés en faible quantité, produisent l'insensibilité et l'immobilité : ce sont des *anesthésiques* : tels sont le protoxyde d'azote, l'éther, le chloroforme, le bromure d'éthyle, etc. A cause de leur action ces gaz sont employés en chirurgie pour faciliter les opérations ; mélangés à l'air, ils passent avec l'oxygène dans le sang, et emportés par ce dernier ils agissent directement sur les centres nerveux ; mais si l'on force la dose, les mouvements du cœur et de la respiration s'arrêtent et la mort se produit.

Causes mécaniques. — Des causes mécaniques peuvent empêcher l'arrivée de l'air aux poumons et produire l'asphyxie. L'immersion dans l'eau chez les noyés, et la compression de la trachée-artère chez les pendus, causent ainsi une asphyxie brusque.

Cette asphyxie se produit en quelques minutes. Pendant une première période qui ne dure que 30 secondes, l'asphyxié éprouve de l'angoisse ; puis le gaz carbonique s'accumulant dans le sang produit une excitation du système nerveux : certaines facultés intellectuelles, et en particulier la mémoire, sont exagérées ; l'individu voit repasser devant ses yeux, dans l'espace de quelques secondes, les principaux épisodes de sa vie, et cela avec une netteté prodigieuse. Mais le gaz carbonique continuant à s'emmagasiner dans le sang puisqu'il ne peut plus se dégager, les battements du cœur se ralentissent, puis s'arrêtent : c'est la mort qui survient ordinairement au bout de 4 à 5 minutes.

Respiration artificielle et tractions rythmées de la langue. — On peut essayer de ramener l'asphyxié à la vie en prati-

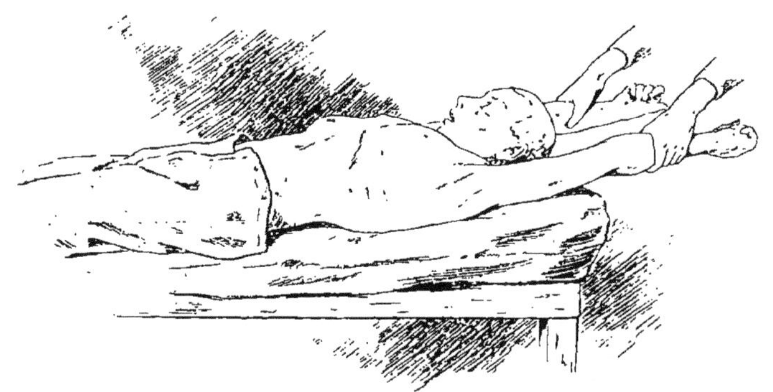

FIG. 140. — Respiration artificielle.

quant la *respiration artificielle*. Pour cela on étend le malade à terre, on comprime lentement et énergiquement la base de la poitrine pour chasser l'air des poumons ; puis on cesse brusquement la compression pour faire entrer l'air. On aide à ces mouvements de poitrine en soulevant et en abaissant successivement les bras : le soulèvement des bras contribue, en effet, à l'agrandissement de la poitrine (*fig.* 140). Enfin, on peut aussi insuffler de l'air dans la bouche de l'asphyxié.

Depuis quelques années on emploie une méthode simple et qui donne d'excellents résultats. Elle consiste à faire des *tractions rythmées* de la langue. On saisit la langue avec un linge et on la tire fortement au dehors ; puis on la laisse revenir en arrière et on la ramène fortement en avant, et ainsi de suite, en ayant soin d'agir régulièrement et suivant un rythme lent et uniforme, en mesure pour ainsi dire. Ces tractions doivent être prolongées longtemps (voire plusieurs heures) au cas où elles ne donnent pas un résultat immédiat.

Conditions d'une bonne respiration. — L'oxygène étant un aliment nécessaire au bon fonctionnement de la machine humaine, nous devons chercher à réaliser les conditions qui peuvent assurer une bonne respiration. Pour cela deux conditions sont essentielles ; il faut d'abord de l'*air pur, respirable,* c'est-à-dire qui ne soit pas vicié par des gaz toxiques, ni par des poussières ou des microbes ; il faut ensuite introduire cet air en quantité suffisante dans les poumons, afin de produire une bonne ventilation, et pour cela il faut apprendre à respirer, il faut une *éducation de l'appareil respiratoire.*

Air respirable et air confiné. — Lorsque la respiration de l'Homme s'effectue à l'air libre dans la campagne, les modifications apportées dans la composition de l'air ambiant sont insensibles.

L'air conserve sa pureté ; aussi vivre le plus possible à l'air libre est une des meilleures conditions de santé. Des statistiques montrent, par exemple, que la mortalité est plus grande parmi les employés de chemin de fer qui travaillent dans les bureaux que parmi ceux qui travaillent sur la voie en plein air. Le paysan qui vit toute la journée au plein air est plus robuste que l'ouvrier des villes enfermé dans un atelier mal aéré.

Dans les grands centres, l'air est souillé par les émanations des usines, les gaz provenant des appareils de chauffage et d'éclairage, les poussières et les déchets de toutes sortes.

Enfin, dans une chambre close où se trouvent plusieurs personnes, la composition de l'air est modifiée profondément par plusieurs causes. D'abord par la respiration, qui absorbe de l'oxygène et rejette du gaz carbonique, de sorte que la proportion d'oxygène va en diminuant et celle de gaz carbonique, en augmentant. Mais ce qui rend plus pernicieux encore l'effet de l'air confiné, c'est qu'en plus du gaz carbonique, l'air expiré contient un poison doué de propriétés toxiques très énergiques. Ce poison est la cause du malaise que l'on éprouve quand on a séjourné dans une salle trop bondée de monde, dans une salle de théâtre, par exemple, malaise que l'on attribue volontiers à la chaleur et qui est en réalité un commencement d'asphyxie.

Quand on pénètre dans une chambre où des personnes ont séjourné longtemps, on est d'abord incommodé par une odeur désagréable de *renfermé*, puis on est empoisonné par une toxine dont les propriétés peuvent être mises en évidence par l'expérience suivante : on suspend dans une salle où se trouvent de nombreuses personnes un ballon de verre refroidi extérieurement par de la glace ; l'eau qui se dépose à l'intérieur du ballon et qui provient de la vapeur condensée prend vite une odeur infecte, et injectée dans la circulation d'un Chien ou d'un Lapin, elle le tue.

On comprend donc qu'un séjour prolongé dans l'air confiné puisse produire l'asphyxie complète : après les lourdeurs de tête, viennent les sueurs abondantes, une soif vive, de la difficulté à respirer, parfois du délire et bientôt la mort. « L'haleine de l'Homme est mortelle à l'Homme. »

Ajoutons que le danger de l'air confiné peut être augmenté par la présence de fleurs, dont les parfums agissent comme des poisons. Dans une chambre à coucher il est bon qu'il n'y ait ni feu, ni animaux, ni fleurs, car tous consomment de l'oxygène et produisent des gaz nuisibles.

Pour éviter tous ces accidents, il faut donner aux salles où doivent séjourner plusieurs individus un *volume suffisant*, et de plus faciliter le *renouvellement de l'air*. Il est possible d'évaluer la quantité d'air nécessaire à chaque personne dans une chambre à coucher. On admet que pour une nuit il faut environ 30 mètres cubes d'air par personne.

Le mieux est encore d'assurer le renouvellement de l'air, c'est-à-dire d'établir une bonne *ventilation*.

Ventilation. — Dormons la fenêtre ouverte. — La ventilation consiste à assurer en quelque sorte la respiration de la maison, c'est-à-dire à lui fournir de l'air pur et à la débarrasser de l'air vicié. Il existe deux sortes de ventilation : la *ventilation naturelle* et la *ventilation artificielle*.

Ventilation naturelle. — Elle est simple et à la portée de tous, car elle consiste à aérer largement, en ouvrant portes et fenêtres le plus souvent possible. C'est ce que l'on fait dans les salles de classe, par exemple, chaque fois que les élèves quittent une salle où ils viennent de séjourner. On a souvent le tort dans les appartements de ne pas aérer suffisamment :

on se calfeutre avec des tentures, des bourrelets aux fenêtres, on entoure le lit d'une cage de rideaux épais où l'on respire plusieurs fois l'air expiré et empoisonné. De telle sorte que cet air souillé ne saurait être mieux comparé qu'à l'eau d'une baignoire qui aurait servi à plusieurs bains. Nous ne devons pas oublier que l'haleine d'un Homme, fût-il sain et bien portant, est toujours un poison.

Ouvrons donc nos fenêtres, afin de permettre l'entrée de l'oxygène qui doit entretenir la combustion de notre machine humaine ; dormons avec les *fenêtres ouvertes pendant la nuit*, à la condition d'avoir le corps bien couvert et la tête seule exposée au froid et à l'air vif. Ne craignons pas de nous refroidir, car dans le lit, à condition d'être bien couvert, l'homme n'a jamais froid ; à travers les couvertures, en effet, il ne se fait presque pas de déperdition de chaleur. Si l'on craint le froid à la tête, ce qui est rare, car la circulation est active dans cette partie du corps, on peut la recouvrir du bonnet de coton, du casque à mèche de nos pères. Si vous dormez dans une chambre close, votre sommeil est pénible, vous vous levez le matin avec la tête lourde, de mauvaise humeur et la mine blême ; au contraire, si votre fenêtre est ouverte, vous serez, le matin, frais et dispos, car votre sommeil aura été plus calme et plus réparateur. Le pauvre qui couche sur un mauvais lit, la fenêtre ouverte, dort d'un sommeil moins agité et se trouve dans des conditions moins malsaines que le riche enfoui sous les édredons dans une chambre somptueusement tapissée et bien fermée. Certaines personnes jugent téméraire de dormir la fenêtre ouverte ; qu'elles en fassent l'essai loyal, en procédant avec précaution (se couvrir chaudement et éviter les courants d'air), et leur bien-être sera tel qu'au bout de quelques jours elles ne voudront plus renoncer à cette excellente habitude. En Angleterre, les élèves du célèbre collège de Harrow on the Hill n'auraient même pas l'idée qu'on pût dormir la fenêtre fermée.

Sans doute il est plus agréable d'avoir la fenêtre ouverte dans l'air tiède et embaumé du midi qu'à Paris, par exemple. Mais il ne faut pas croire qu'un climat spécial soit indispensable. Une seule chose est nécessaire : un air pur et sec. Il est certain qu'un air humide, chargé de poussières et de brouillard, ne vaut rien, et que, dans ce cas, mieux vaut fermer sa fenêtre.

Ventilation artificielle. — Elle se fait par des procédés mécaniques, et exige des appareils perfectionnés qui sont de la compétence des architectes et des constructeurs. Toutefois remarquons que l'air expiré, ayant, à cause de sa température, une densité plus faible que l'air ambiant, s'élève en haut de la salle ; il ne faudra donc pas faire évacuer l'air par le bas, car on ramènerait ainsi au contact des personnes l'air qu'elles ont déjà respiré.

Éducation de l'appareil respiratoire. — Il faut savoir respirer. — Il ne suffit pas de respirer, il faut « savoir respirer ». On devrait apprendre à l'enfant à respirer, comme on lui enseigne à marcher et à parler. Et, cependant, personne ne s'en préoccupe.

Sachons d'abord qu'*il faut respirer par le nez* et non par la bouche. Ce conseil que l'on donne aux coureurs et aux cyclistes est utile à tout le monde. L'inspiration faite par le nez fournit un plus grand volume d'air ; de plus, l'air en passant par les sinuosités des fosses nasales s'échauffe et se débarrasse en partie des poussières qu'il contient et que nous rejetons ensuite en nous mouchant. La respiration par la bouche amenant moins d'air, on conçoit que les enfants dont les fosses nasales sont obstruées par des végétations soient chétifs et que leur développement soit ralenti, car ils subissent une sorte d'asphyxie lente.

D'autre part, en respirant par la bouche, l'air froid et sec arrive directement dans la poitrine, irrite les bronches et provoque la toux. Si l'air est froid et humide, il produit des maux de gorge et des bronchites. Aussi pendant les temps de brouillard est-il prudent de respirer toujours par le nez. La respiration par la bouche est l'origine de maladies des voies aériennes ; de plus, elle gène la parole et la marche.

Les personnes qui dorment la bouche ouverte, et elles sont nombreuses ainsi qu'on peut s'en assurer en parcourant un dortoir, se réveillent avec la gorge sèche et la bouche mauvaise.

Pour qu'une bonne ventilation se produise dans les poumons, et par suite pour que la respiration se fasse le mieux possible, il faut *s'habituer à faire de profondes et lentes ins-*

pirations, car elles sont plus efficaces que des inspirations courtes et rapides. On a montré par des mesures précises que 40 inspirations de 300 centimètres cubes chacune ne produisent pas un renouvellement de l'air aussi parfait que 20 inspirations de 500 centimètres cubes. Il est facile de concevoir, en effet, que les petits mouvements respiratoires atteignent seulement les couches superficielles et laissent immobiles les couches profondes de l'air contenu dans les poumons.

Il est nécessaire aussi de favoriser le développement de la cage thoracique par des exercices physiques (*fig.* 141), et de

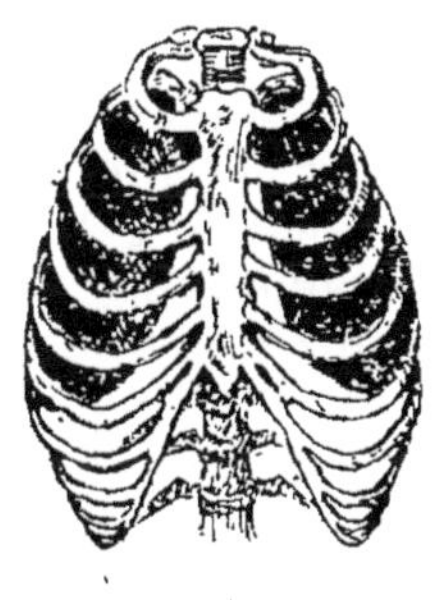
A

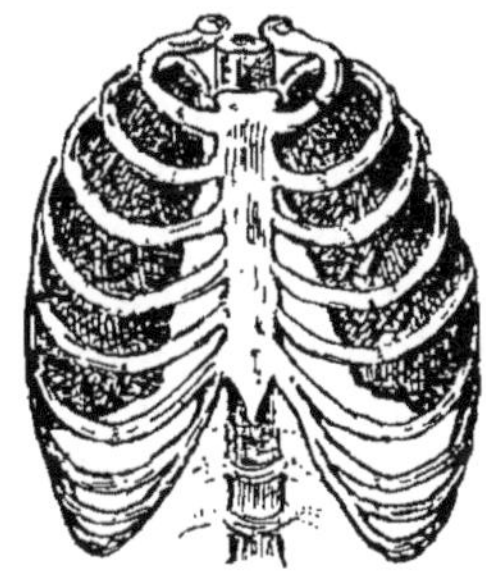
B

FIG. 141. — Cage thoracique : A, d'une personne qui ne fait pas d'exercice ; B, d'une personne qui en fait.

veiller à ce que la dilatation de la poitrine et celle de l'abdomen ne soient pas gênées par des vêtements trop serrés.

Les exercices musculaires accélèrent les mouvements respiratoires.

On a montré par des mesures que l'activité respiratoire augmentait dans les proportions suivantes :

Position assise.	1,18
Debout	1,33
A Cheval, au pas.	2,20
Marche (2 milles à l'heure)	2,76
A Cheval, au galop	3,16
— au trot.	4,05
Natation.	4,8
Course (7 milles à l'heure).	7,09

Ce qui signifie que si, dans les conditions ordinaires, on fait pénétrer dans les poumons : $0^{lit},5 \times 16 = 8$ litres d'air par minute, cette quantité d'air devient 7 fois plus grande c'est-à-dire de 56 litres pendant les exercices violents.

Chez les sujets exercés à la gymnastique et à la course, l'amplitude des mouvements respiratoires s'accroît, tandis que la fréquence diminue.

On peut, en surveillant sa respiration, par le seul effet de la volonté, régler le rythme des mouvements et l'empêcher de s'accélérer pendant le travail. Il faut s'habituer à respirer largement. C'est d'ailleurs un exercice fort agréable ; car pratiquées pendant une promenade, à l'air vif et pur de la campagne, les profondes inspirations donnent une sensation particulière de bien-être qui décongestionne le cerveau et rend plus dispos et plus vigoureux.

Enfin, à ceux qui font des exercices physiques violents, nous recommandons, lorsqu'ils font un *effort*, c'est-à-dire une expiration forcée, de laisser la glotte ouverte pendant le travail des muscles, afin de ne pas emprisonner dans les poumons de l'air sous une forte pression. Pour obtenir ce résultat, il suffit de chanter pendant l'effort ou de pousser un cri quelconque. C'est ce que font les bûcherons et les boulangers quand, au moment de l'effort ils poussent un ha ! qui permet à l'air de sortir au lieu d'être retenu. De cette façon des troubles circulatoires sont évités.

Les poussières de l'air. — Lorsqu'un rayon de soleil pénètre dans une salle, il est facile de se rendre compte de l'abondance extraordinaire de poussières éparpillées dans l'air et que nous faisons pénétrer dans notre organisme en respirant. Ces poussières sont d'origine minérale ou d'origine organique.

Parmi les *poussières minérales,* celles qui dominent proviennent du charbon. L'air des villes, en particulier, est chargé de poussières de charbon qui entrent avec l'air jusque dans les poumons, où elles se fixent. Aussi à mesure que l'on avance en âge, les poumons contiennent davantage de ces particules charbonneuses, si bien que les poumons des vieillards présentent à leur surface un réseau de traînées noirâtres dues aux poussières de charbon.

Dans ce cas, les poussières ne constituent pas un danger : mais dans les mines de charbon elles deviennent tellement abondantes qu'elles obstruent les petites bronches et empêchent la respiration. Aussi les mineurs ont beau rejeter sans cesse des crachats noirâtres chargés de charbon, leurs poumons finissent par se désorganiser ou s'ulcérer ; ils toussent de plus en plus et meurent dans la consomption, à la façon des poitrinaires, de cette maladie qu'on appelle la *phtisie des mineurs*.

Les poussières les plus dangereuses sont celles qui sont dures, celles du silex par exemple, car elles peuvent faire des sortes de plaies dans les bronches et y préparer en quelque sorte une demeure aux germes de la phtisie. Sur 100 tailleurs de silex, 80 meurent phtisiques ; 70 pour 100 parmi les aiguiseurs d'aiguilles, 65 parmi les tailleurs de limes, 40 parmi les tailleurs de meules, 7 parmi les ouvriers en ciment.

Parmi les *poussières organiques* on trouve des débris de tissus, des poils animaux ou végétaux, des brins de laine et de coton, des grains de pollen, etc. On attribue même au pollen de certaines Graminées une affection connue sous le nom de *fièvre des foins*. Ces poussières végétales en suspension dans l'air sont une cause d'irritation des muqueuses du nez, des yeux et même des voies respiratoires. A tel point que certaines personnes ne peuvent traverser une grande pelouse ou un bois sans tousser : c'est le rhume d'été, familier à beaucoup d'arthritiques et de nerveux.

Toutes ces impuretés de l'air ne présentent pas de grave inconvénient ; ce qu'il y a de plus dangereux dans l'air, ce sont les *germes vivants* qu'il contient.

Existence de germes dans l'air. — Expériences de Pasteur. — Pendant longtemps l'existence des germes dans l'air a été niée, et il a fallu les célèbres expériences de Pasteur pour la mettre en évidence.

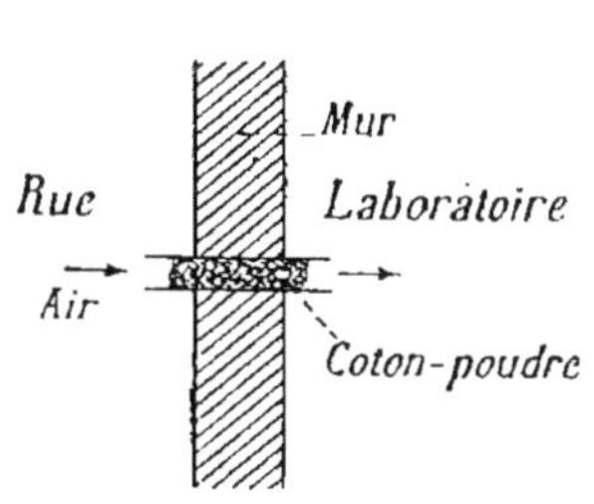

Fig. 142. — Expérience de Pasteur.

Voici une première expérience fort simple (*fig.* 142) : il place dans un tube une bourre de coton-poudre : puis il fait communiquer le tube, d'un côté avec l'air de la rue, de l'autre avec une trompe qui produit un appel d'air. L'air de la rue passe à travers le coton, y laisse déposer les poussières qu'il contient et noircit le coton. Au bout d'un certain temps on dissout le coton dans l'éther et il ne reste plus que de la poussière noirâtre qu'on observe au microscope. On y voit alors des poussières minérales et des spores de Champignons ou d'Algues qui sont bien vivantes, car on peut les faire germer en les plaçant dans un milieu nutritif. L'air contient donc des germes vivants qui peuvent être la cause des maladies et des décompositions organiques.

Ainsi s'explique l'apparition de microbes dans le bouillon, le lait, l'urine, la viande fraîche, que l'on expose à l'air. C'est aussi de cette façon que les moisissures se développent sur le pain humide, les confitures et le vieux cuir. Tous ces êtres vivants microscopiques travaillent à la décomposition des matières organiques dans lesquelles ils vivent.

D'autre part, Pasteur a montré que l'on peut conserver du bouillon ou du lait pendant plusieurs années, indéfiniment même, en les plaçant à l'abri de l'air de la manière suivante : il introduit le liquide dans un ballon, puis il le soumet à une ébullition prolongée afin de tuer les germes vivants qu'il pourrait contenir et qui ne peuvent résister longtemps à une température de 100°. Il *stérilise* ainsi le ballon et son contenu, puis il ferme le col à la lampe (*fig.* 143). Le liquide reste alors intact tant qu'on n'y introduit pas de germes ; mais dès qu'on ouvre le ballon, en cassant la pointe, l'air extérieur rentre en entraînant les germes qu'il contient et la putréfaction du liquide se produit immédiatement.

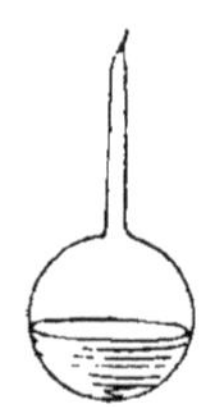

Fig. 143. — Ballon Pasteur pour conserver les liquides à l'abri de l'air.

Par ce procédé, Pasteur a pu étudier la répartition des germes dans l'air. Pour cela il se transportait aux différents endroits dont il voulait étudier l'air, avec des ballons semblables à celui qui vient d'être décrit, c'est-à-dire stérilisés et fermés. Puis il les ouvrait en brisant la pointe : l'air de l'endroit entrait ; enfin il les fermait de nouveau à la lampe. Si le liquide se troublait, c'est que l'air avait introduit des germes ; si, au contraire, il ne se troublait pas, c'est que l'air ne contenait pas de germes. On a pu montrer ainsi que l'air du centre des villes est celui qui contient le plus de microbes ; que celui des campagnes en renfermait beaucoup moins, et qu'enfin l'air des hautes montagnes et de la mer est d'une pureté presque absolue.

D'autres expériences de Pasteur n'ont fait que confirmer les précédentes. Il prend, par exemple, un ballon dont le col communique avec un tube recourbé dans lequel est placé un tampon d'amiante qui a été stérilisé (*fig.* 144). Ce tampon arrête les germes, et la décomposition du liquide n'a pas lieu. Au contraire si l'on introduit le tampon dans un bouillon stérilisé, celui-ci s'altère rapidement.

Il utilisa encore un ballon dont le col était sinueux; il fit bouillir le liquide, et lorsque, par le refroidissement, l'air rentra, il se dépouilla de ses germes au niveau des courbures du tube et le liquide demeura intact. Mais s'il penchait le ballon pour amener le liquide au contact des courbures chargées de poussière, immédiatement la putréfaction commençait.

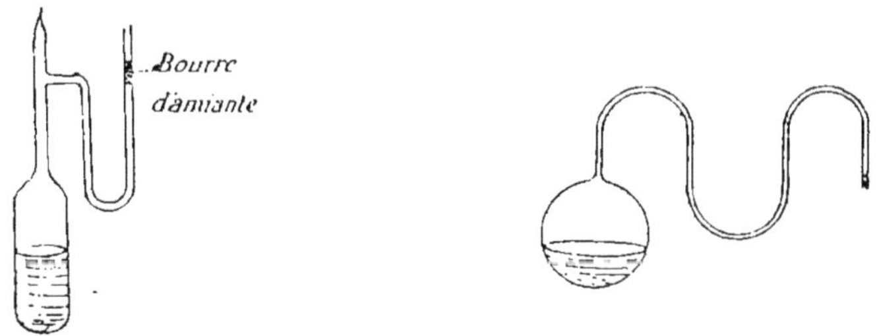

Fig. 144. — Ballons pour conserver les liquides au contact de l'air privé de germes.

En résumé, les expériences de Pasteur ont montré : 1° que les liquides organiques sont incapables de donner naissance à des organismes, à des êtres vivants, car ceux-ci proviennent toujours d'autres êtres vivants qui ont existé avant eux ; 2° que des germes vivants sont contenus dans l'air et par suite qu'ils existent sur tous les corps exposés au contact de l'air.

Une conclusion hygiénique d'une grande importance s'impose donc : c'est que de nombreux microbes étant contenus dans l'air, celui-ci peut les amener au contact de nos voies respiratoires et favoriser ainsi l'invasion de notre organisme par des germes dangereux, en particulier par ceux de la tuberculose, de la diphtérie, de la variole, de la scarlatine et de la rougeole.

Invasion de l'organisme par la voie aérienne. — Nous

avons vu qu'il était relativement facile de lutter contre l'invasion de l'organisme par la voie digestive en surveillant attentivement les aliments et particulièrement l'eau. Au contraire, la contagion par la voie aérienne, par l'air qui nous est indispensable, est difficile à éviter, surtout dans les villes, où l'air est chargé de poussières et de germes de toutes sortes. Pourtant certaines pratiques peuvent être d'une réelle utilité ; nous allons les indiquer sommairement.

Il est prudent de se mettre à l'abri de la poussière, et pour cela il faut en répandre le moins possible dans l'air. Dans les appartements, comme dans les rues, *on ne devra jamais balayer à sec*. Ce balayage, en effet, est *inefficace*, car il déplace les poussières sans les enlever ; de plus, il est *dangereux*, car il répand dans l'air les poussières et les germes des maladies. Il faut lui substituer le balayage à l'aide de la *sciure de bois humide*, qui empêche la poussière de se soulever, ou bien le nettoyage au moyen d'une toile humide. Après chaque balayage, la sciure, avec la poussière qu'elle aura ramassée, devra être détruite par le feu.

Pour la même raison, *il faut essuyer* les meubles et *non les épousseter*. En époussetant, en effet, on ne fait que changer la poussière de place, avec une circonstance aggravante, c'est qu'on la répand dans l'air.

Il faut aussi, autant que possible, éviter les tapis, qui sont de véritables réceptacles à microbes. Le parquet qui peut être nettoyé facilement, le linoleum ou le pavé de céramique qui peuvent être lavés rapidement, sont évidemment préférables aux tapis les plus somptueux. Les murs peints à l'huile et que l'on peut laver à grande eau devraient remplacer les tapisseries et les tentures. Mais tout cela n'est guère en accord avec nos goûts modernes ; il est pourtant utile que nous consentions quelque sacrifice à l'hygiène si nous voulons lutter avec succès contre les maladies contagieuses.

Les microbes trouvent aussi un excellent moyen de propagation dans les voitures publiques et dans les wagons, où chacun vient s'asseoir, sans savoir qui l'a précédé. A tel point qu'une même voiture a pu servir à transporter un enfant atteint du croup, et quelques instants après toute une famille se rendant à une partie de plaisir. Cette simple remarque montre l'utilité des voitures d'ambulance pour le transport des malades, et la nécessité de désinfecter les voitures après chaque transport.

Enfin, lorsque nous secouons les vêtements, les draps, les tapis par la fenêtre, nous contribuons à la dissémination des microbes dans l'air.

Prenons comme exemple de maladie transmise par la voie aérienne la *tuberculose*, qui est la plus redoutable des maladies contagieuses de notre époque.

La tuberculose. — La tuberculose peut atteindre la plupart des êtres vivants. Elle est si fréquente que sur 10 000 habitants elle en tue, chaque année : 40 en Russie, 36 en Autriche, 30 en France, 22 en Allemagne, 20 en Suisse, en Irlande et en Danemark, 18 en Hollande et en Italie, 17 en Belgique, en Norvège, 13 en Angleterre. Elle est donc de tous les pays, mais la France est de ceux qui lui payent le plus lourd tribut, puisque chaque année 150 000 Français meurent de la tuberculose, ce qui représente le quart de la mortalité totale de notre pays. Enfin, retenons ce fait alarmant que la tuberculose augmente en France, et qu'elle est surtout répandue dans les grandes agglomérations et dans les endroits où l'hygiène générale est le plus défectueuse.

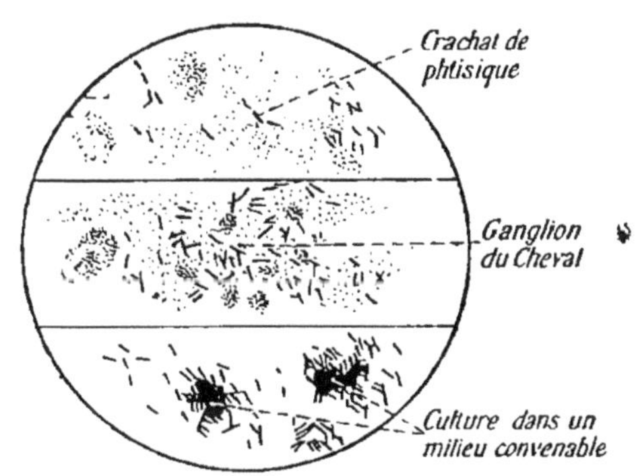

FIG. 145. — Microbe de la tuberculose dans divers milieux.

La tuberculose est causée par un microbe (*fig.* 145) qui se trouve dans les crachats et dans le mucus nasal des tuberculeux et qui envahit ordinairement l'appareil respiratoire. De là le mot de *poitrinaire* par lequel on désigne vulgairement un tuberculeux. L'expression scientifique employée pour désigner la tuberculose pulmonaire est *phtisie pulmonaire*. *Phtisie* veut dire *consomption*, et c'est bien là le caractère de la maladie, car le malade atteint de phtisie perd ses forces, maigrit d'une façon progressive et qui peut aller jusqu'aux dernières limites de la consomption.

La tuberculose est très contagieuse : elle est par conséquent évitable. Elle est aussi curable, ainsi que le montrent les observations de nombreux médecins. C'est ainsi qu'à l'hospice de Bicêtre, plus des 6/10 des vieillards présentent des lésions tuberculeuses des poumons parfaitement guéries, cicatrisées. « A la Morgue, dit le Dr Brouardel, lorsqu'un individu est âgé de plus de 30 ans, et qu'il a séjourné quelques années à Paris, je trouve des lésions tuberculeuses anciennes cicatrisées dans les poumons de la moitié des sujets. » Elle n'est pas héréditaire, c'est-à-dire qu'un enfant ne naît pas tuberculeux, il le devient. La contagion est la seule cause de la tuberculose, et c'est ordinairement par l'air qu'elle se fait, de la façon suivante : les crachats des phtisiques rejetés sur le sol ou sur des linges, se dessèchent, et les particules desséchées, riches en microbes, se mêlent aux poussières, sont soulevées par le vent, par l'époussetage ou le balayage à sec, et peuvent pénétrer dans les poumons d'une personne bien portante qui les respire et qu'elles vont contaminer. On peut donc contracter la tuberculose dans la rue, mais c'est surtout dans les locaux habités par les tuberculeux que se fait la contagion. Ce fait montre bien l'utilité de la recommandation de ne jamais cracher sur le sol, ni sur le parquet des omnibus ou des voitures de chemins de fer. Il est donc nécessaire d'imposer au tuberculeux le soin de cracher dans un linge ou dans un crachoir (*fig*. 146 et 147). Puis le linge et le crachoir devront être désinfectés.

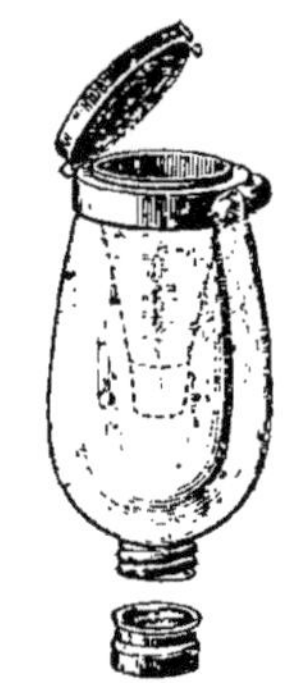

Fig. 146. — Crachoir de poche dont la disposition permet un nettoyage facile.

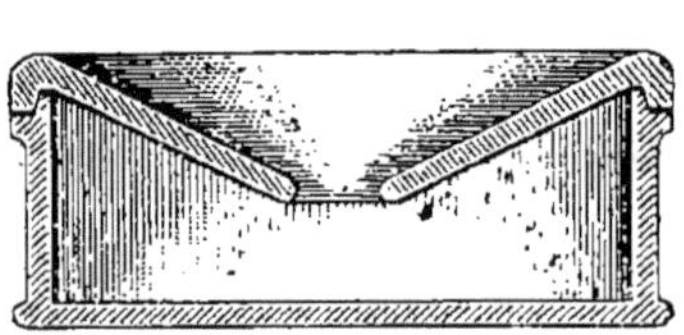

Fig. 147. — Crachoir d'appartement.

On peut aussi contracter la tuberculose par le voisinage de tuberculeux qui, en parlant, en toussant, en éternuant, projettent dans l'air des gouttelettes de salive chargées de Microbes. Des expériences récentes ont montré qu'une personne qui parle, tousse et éternue peut disséminer des germes à plus de 7 mètres de distance, dans toutes les directions et à plus de 2 mètres de hauteur. On en retrouve même en arrière de la personne qui tousse. Ces germes humides retombent à la surface des planchers ; toutefois, ils peuvent rester en suspension une heure, le plus souvent un quart d'heure, quand l'air est peu agité dans une chambre close. Les microbes les plus petits, comme ceux de l'influenza, de la coqueluche, sont les plus diffusibles ; ceux de la tuberculose et de la diphtérie le sont moins, car ils sont plus gros. C'est surtout dans l'éternuement que la dissémination des germes est le plus marquée.

On peut encore prendre la tuberculose en faisant usage d'objets ayant appartenu à des tuberculeux. On devra donc interdire aux écoliers de porter leurs crayons à la bouche, de laver leurs ardoises avec de la salive, de tourner les pages des livres et des cahiers avec les doigts humectés de salive : c'est à la fois malpropre et dangereux. Il faut aussi éviter de porter à la bouche des pièces de monnaie, qui sont toujours recouvertes de microbes. Les pièces de 5 et de 10 centimes et les pièces d'or sont les plus riches en microbes ; les plus pauvres sont celles d'argent. Sur une pièce de 10 centimes on a trouvé 11 000 microbes, 3 000 sur une pièce d'or, tandis qu'il n'y en a que 500 sur une pièce de 1 franc et à peine 1 000 sur une pièce de 5 francs. L'argent est l'ennemi du microbe. Tandis que sur une pièce d'or le microbe de la fièvre typhoïde peut vivre 5 jours, celui de la diphtérie, 6 jours, ils meurent en 18 heures sur une pièce d'argent. A la température de 36 degrés, qui est celle de la poche d'un pantalon, les microbes sont tués par les pièces d'argent en moins de 6 heures.

Enfin, les livres ayant appartenu à des tuberculeux sont souvent des agents de transmission de la tuberculose.

Le fait suivant le montre suffisamment. Vingt employés d'un Bureau de santé, aux États-Unis meurent successivement de la phtisie. On examine les livres manipulés par ces employés, et on les trouve farcis de microbes de la tuberculose ; enfin, des recherches démontrèrent que l'infection initiale était due à un employé, reconnu phtisique par tout le monde, et qui avait l'habitude de tourner les feuillets des livres avec les doigts mouillés de salive. D'ailleurs, il est évident qu'un phtisique, courbé sur un livre pendant des heures, peut infecter les pages du livre rien que par sa toux.

Un livre ne devrait donc être donné à un autre élève qu'après avoir été soumis à une désinfection efficace.

Fort heureusement, il ne suffit pas d'être exposé au germe de la tuberculose pour prendre cette maladie, sans cela personne n'y échapperait ; il faut aussi une prédisposition personnelle, une *réceptivité* particulière.

A côté de la tuberculose, on peut citer parmi les maladies se propageant par l'air : la *diphtérie,* étudiée précédemment ; la *variole,* que l'on combat sûrement par la vaccination ; la *scarlatine,* qui est surtout contagieuse pendant la convalescence, et la *rougeole,* qui l'est depuis le début de la maladie jusqu'à la fin de l'éruption. Pour lutter contre la contagion de ces maladies, il est toujours utile d'isoler le malade, mais il y a d'autres moyens que nous allons indiquer.

Moyens de se préserver des maladies contagieuses. — Désinfection et résistance de l'organisme. — On sait que pour contracter une maladie contagieuse, il ne suffit pas de recevoir le germe, il faut encore que ce germe trouve un terrain favorable à son développement. Ces deux conditions étant nécessaires, il suffit d'en supprimer une pour échapper à la maladie.

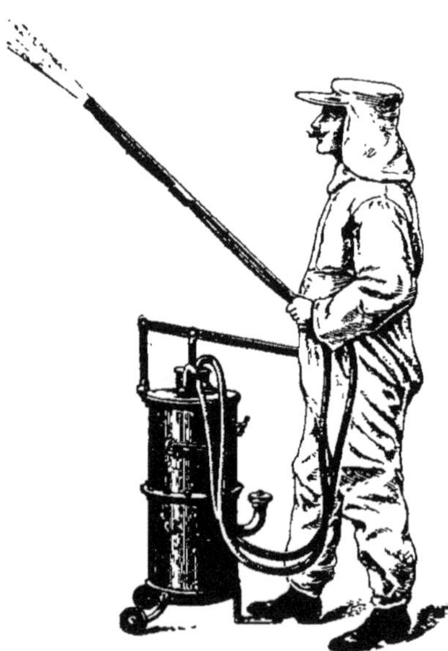

FIG. 148. — Pulvérisateur à désinfection.

Pour détruire les germes, il y a la *vaccination* et la *désinfection.* Nous avons dit ce qu'était la vaccination pour le charbon, la diphtérie et la variole ; elle n'existe malheureusement pas encore pour toutes les maladies.

Quant à la *désinfection,* elle peut se faire par les *antiseptiques* ou par la *chaleur.* Parmi les antiseptiques on peut citer : l'eau phéniquée, le sublimé, le gaz sulfureux, le lait de chaux, le formol, le lysol, etc. Pour désinfecter les murs et l'air des chambres on se sert ordinairement de *pulvérisateurs* (*fig.* 148) à l'aide desquels des liquides antiseptiques sont pulvérisés en fines gouttelettes dans l'air et contre les murs.

La chaleur fournit le moyen le plus sûr de destruction des germes, surtout si l'on se sert de la vapeur humide sous pression à 115°. On a construit pour désinfecter des objets, comme les matelas et la literie en général, de grandes étuves à vapeur humide sous pression (*fig.* 149), où la désinfection se fait méthodiquement et sûrement.

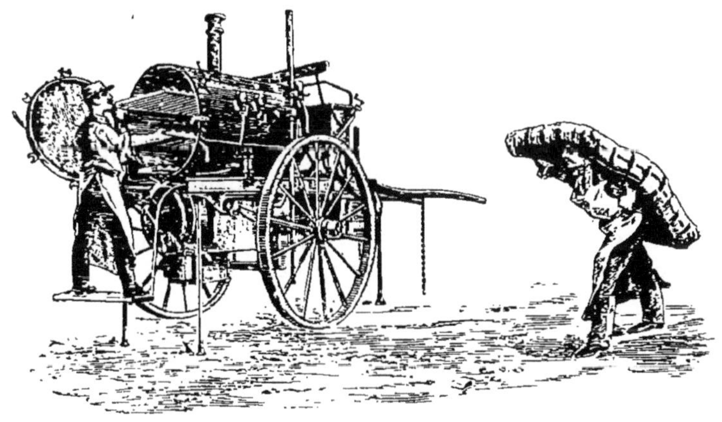

Fig. 149. — Étuve à désinfection.

Pour diminuer le degré de réceptivité de l'organisme, c'est-à-dire pour permettre à celui-ci de résister victorieusement à l'invasion du microbe, il faut augmenter les forces physiques et les forces morales. Tout ce qui affaiblit l'organisme, tout ce qui le met dans un état de misère physiologique, diminue ses moyens naturels de défense et favorise le développement des maladies. Nous devons donc, par la salubrité du milieu et par une bonne hygiène individuelle, donner à l'organisme la force qui lui permettra de résister aux attaques toujours possibles du microbe.

Le *froid* et la *fatigue*, par exemple, favorisent le développement des microbes. Une expérience de Pasteur, restée célèbre, montre bien l'influence du froid sur l'éclosion des maladies : La Poule à l'état normal résiste au Charbon ; au contraire, elle succombe si on lui plonge les pattes dans l'eau froide après l'avoir inoculée. Une autre expérience, due au Dr Charrin, a montré l'influence de la fatigue. Il inocule deux séries de Rats avec la toxine du Charbon. Une série est placée dans un tambour analogue à celui d'une cage d'Écureuil et qui fait 12 tours à la minute. Les Rats forcés de marcher en sens inverse faisaient 2 200 mètres à l'heure. La mort survenait chez ces Rats fatigués dans un espace variant de 5 heures à 4 jours, tandis que les Rats non enfermés ne succombaient qu'au bout de 7 à 9 jours. Ces faits montrent combien il est utile d'aguerrir l'Homme contre le froid et la fatigue.

Prenons un exemple où se trouvent rassemblées plusieurs causes qui augmentent le degré de réceptivité de l'organisme. Si la tuberculose se propage avec une effrayante facilité, c'est que les organismes modernes sont affaiblis par plusieurs causes qu'il est difficile de supprimer. La première est le *surmenage* : travailler sans cesse au delà de ses forces, s'épuiser en veilles, manger mal, respirer l'air vicié des usines et des ateliers, négliger la propreté corporelle, s'énerver par l'inquiétude du lendemain, c'est préparer l'invasion du microbe qui rôde autour de chacun de nous. La seconde cause est le *séjour dans la ville,* avec ses rues sales et ses égoûts insalubres, avec ses maisons sans air et sans soleil, contaminées du haut en bas par la tuberculose, et semblables à des tubes de culture de microbes dont la chair humaine constitue un merveilleux milieu nutritif. Enfin, une troisième cause est l'*alcoolisme,* dont nous avons montré l'action néfaste dans toutes les classes de la société. Voilà trois racines du mal tuberculeux (il y en a d'autres) que l'Homme doit attaquer s'il veut combattre avec acharnement la propagation du fléau. Arriverait-il à tarir ces trois sources de la tuberculose, que la contagion ne serait pas encore vaincue, mais du moins serait-elle considérablement diminuée.

La peur du microbe. — L'hygiène et la morale. — Aux deux conditions que nous venons d'étudier et qui nous permettent d'éviter les maladies contagieuses, il n'est peut-être pas inutile d'en ajouter une troisième : le *raisonnement.* Certaines personnes, en effet, très préoccupées de leur santé, ayant une crainte un peu enfantine des microbes, ne boivent, par exemple, que des eaux minérales ; mais à côté, elles font leur toilette, se lavent les dents avec de l'eau de Seine, et consomment des légumes crus lavés avec le même liquide ; ou bien elles obligent leurs domestiques à mettre des gants propres pour tenir leurs objets personnels, et elles mangent le beurre, le fromage et bien d'autres mets qui, aux étalages de l'épicier et du crémier, se sont couverts des microbes les plus virulents.

De même, faute de raisonnement, certaines personnes ont une peur exagérée du microbe. On recommande, et l'on a raison, les précautions les plus minutieuses à tous ceux qui se trouvent en contact avec des tuberculeux ; de là nombre de gens ont conclu qu'il fallait fuir jusqu'au voisinage des personnes atteintes de maladies contagieuses. Telle personne qui, naguère, eût exposé sa vie, sans une seconde d'hésitation, en soignant des malades dangereux, prend peur aujourd'hui, à force d'avoir entendu parler du péril de la contagion, même quand elle se trouve en présence d'un cas où l'hygiène la plus élémentaire garantit l'immunité. Sans doute, il est bien que la crainte de la contagion s'éveille partout, mais à la condition que partout aussi pénètre la confiance dans les précautions recommandées par l'hygiène, et que nulle part ne s'affaiblisse le sentiment de compassion à l'égard de ceux qui souffrent. Avant les découvertes scientifiques récentes, celui qui soignait un malade courait de grands risques ; il n'en court presque plus aujourd'hui s'il observe raisonnablement quelques règles élémentaires. La science et l'hygiène ne sont donc pas les adversaires de l'altruisme et de la charité, puisqu'elles les facilitent en les rendant moins dangereux ; elles n'ont pas tué ce besoin naturel qu'a tout homme de cœur de venir en aide aux malades. Il ne faut ni dire, ni laisser dire, que si les hygiénistes font aux microbes nuisibles une guerre active, ils ont permis, au contraire, le développement de celui qu'on a appelé le microbe de l'égoïsme. Dire que les progrès de l'hygiène sont en opposition avec la morale est une absurdité contraire à la raison. Quant à nous, nous croyons que dans le monde moderne en formation, la science crée des conditions nouvelles à la vie sociale et à la vie morale, et que par suite elle impose à l'homme des devoirs nouveaux. Et c'est à bien faire comprendre ces conditions que nous devons nous appliquer, afin d'aider l'Homme à mieux s'adapter aux obligations morales de cette vie nouvelle qui, tout nous donne lieu de le penser, ne pourra qu'être meilleure et plus clémente.

Les Oiseaux et les épidémies. — Depuis longtemps on a prétendu que les Oiseaux abandonnaient les pays infestés par les maladies contagieuses, notamment par la peste, la fièvre jaune et le choléra. Partout où régnerait une épidémie, certains Oiseaux, surtout les Hirondelles, fuiraient à qui mieux mieux. Déjà au IVe siècle, Saint-Augustin disait dans un de ses discours « qu'il fallait fuir le péché avec le même empressement que les Hirondelles fuient les lieux malsains ». Plus récemment, M. le Dr Laveran, membre de l'Institut, a raconté le fait suivant à propos du choléra : « Un phénomène remarquable et qui mérite confirmation, c'est l'éloignement des Oiseaux des localités atteintes. Les Moineaux, les Hirondelles, les Corbeaux ne reviennent dans les villes qu'après la terminaison de l'épidémie. Le fait a été constaté à Saint-Pétersbourg en 1848, à Riga, en Allemagne, en France et en Italie. »

Certains Oiseaux pourraient donc avoir, en temps d'épidémie, la notion du danger. Il y aurait intérêt à savoir si ces observations ont été sérieusement faites. Or, le P. Victor, trappiste au monastère d'El-Athoum, près Jaffa, en Palestine, a adressé récemment à l'Académie des sciences une intéressante lettre qui vient à l'appui de ces observations. « Je fus élevé, dit le P. Victor, chez un de mes oncles, curé en Normandie, qui exerça son ministère pendant un demi-siècle : dans sa longue carrière, il se trouva plusieurs fois face à face avec le choléra. En 1846, 1847 et 1848, le fléau fit de grands ravages, particulièrement du côté du Havre. Mon vieil oncle, malgré mon jeune âge, pour m'habituer aux malades, m'entraînait, au désespoir de ma mère, au chevet des cholériques. Or, en chemin, il me faisait remarquer que l'on ne voyait plus d'Hirondelles ni aux cheminées, ni aux murailles ; il n'y en avait plus une seule au presbytère. En 1865 et 1866, le choléra fit encore de nombreuses victimes ; j'étais prêtre alors, et j'affirme que je n'ai aperçu aucune Hirondelle ni à Rouen, ni dans les environs de la ville pendant toute la durée de l'épidémie. »

En 1897, le P. Victor est envoyé en Syrie, près d'Alexandrette, où, pendant l'été, les fièvres paludéennes règnent constamment. Il constata qu'à cette époque il n'existait ni Hirondelles, ni Moineaux et qu'on n'entendait aucun chant d'Oiseau. Vers le mois de novembre, tout le monde ailé était revenu dans cette région. Les années suivantes il fit les mêmes observations. Au commencement d'octobre 1902, les Hirondelles étaient encore dans le pays en grand nombre, et particulièrement au monastère d'El-Athoum dans le dortoir duquel elles avaient établi leurs nids, lorsque le bruit se répandit que le choléra venait d'éclater à Gaza, ville située à 25 kilomètres environ du monastère. Aussitôt toutes les Hirondelles disparurent ; on n'en vit plus une seule.

Tous ces faits semblent bien montrer la relation qui existe entre le départ des Oiseaux et l'apparition d'une épidémie. Si, par leur arrivée, les Hirondelles sont les messagères du Printemps, elles peuvent, par leur départ prématuré, être le signal d'une épidémie et nous donner un salutaire avertissement.

CHAPITRE VI

L'EXCRÉTION

Élimination des matières inutiles ou nuisibles. — Reprenons la comparaison que nous avons déjà faite d'un moteur mécanique avec la machine humaine.

On sait que dans un moteur mécanique, la combustion du charbon ou du gaz produit de la chaleur qui se transforme en travail. Mais, si perfectionné que soit le mécanisme du moteur, la chaleur n'est pas entièrement transformée en travail : environ 80 pour 100 seulement sont utilisés ; le reste est perdu, ou se retrouve sous forme de déchets, en résidus de la combustion et en usure de la machine.

Dans la machine humaine les choses se passent de la même façon : les cellules empruntent au sang ce qui est nécessaire à leur entretien et rejettent les résidus provenant de leur travail, de leur vie. Comme le moteur, la machine humaine a des déchets. Les principaux sont : l'eau, le gaz carbonique, l'urée, l'acide urique, etc.

Ces déchets provenant de l'activité organique sont éliminés par trois voies principales : les résidus de la digestion, par l'*intestin* ; la vapeur d'eau, le gaz carbonique et certains acides, par la *peau* et les *poumons* ; enfin, l'eau et l'urée, par la *peau* et les *reins*.

Par la respiration, le sang se débarrasse du gaz carbonique et d'une partie de la vapeur d'eau ; par l'*excrétion*, il va rejeter des produits inutiles ou même nuisibles sous forme de deux liquides : l'*urine* et la *sueur* ; enfin, l'organisme a la curieuse faculté de neutraliser les poisons ou *toxines* qu'il produit par des *antitoxines* que fabriquent certaines glandes.

L'urine et les reins. — L'*urine* est extraite du sang par des glandes spéciales appelées *reins*.

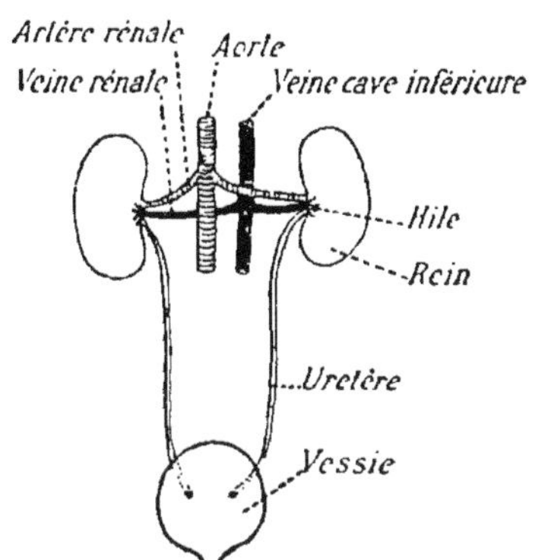

FIG. 150. — Appareil urinaire.

Les **reins** sont au nombre de deux (*fig.* 150); ils ont la forme d'un haricot et sont situés dans l'abdomen, de chaque côté de la colonne vertébrale. Chez les animaux on les désigne souvent sous le nom de *rognons*. Leur couleur est rouge *lie de vin*.

Le sang contenant les matières nuisibles qui vont former l'urine arrive au rein par l'artère rénale, venant de l'aorte. A travers le rein l'urine du sang va filtrer et tomber goutte à goutte dans une cavité appelée *bassinet*, pour se déverser ensuite dans un long canal appelé *uretère*, qui s'échappe du rein par l'échancrure ou *hile*. Les deux uretères viennent déboucher dans un réservoir appelé *vessie*, d'où l'urine sera rejetée au dehors.

Le sang, après avoir été débarrassé de l'urine, sort du rein par la veine rénale, qui se rend dans la veine cave inférieure.

L'**urine** de l'Homme est un liquide acide, de couleur jaune ambré. La quantité d'urine émise par un homme adulte est d'environ 1 500 grammes par jour. Le rein est donc la principale voie de l'excrétion de l'eau ; car en évaluant à 3 litres par jour la quantité d'eau qui pénètre dans le corps par les aliments et les boissons, on estime que les reins en éliminent $1^{lit},5$, la peau 1 litre et les poumons $0^{lit},5$. Il existe une sorte de balancement entre l'excrétion de l'eau par les reins et par la peau, de telle sorte que l'on urine peu lorsqu'on transpire beaucoup, et inversement.

La composition de l'urine peut se résumer dans le tableau suivant :

Eau.	955 grammes
Urée.	25 —
Acide urique.	$0^{gr},5$
Sel ordinaire.	11 grammes
Sels minéraux (phosphates et sulfates).	$8^{gr},5$
Urine. . .	1 000 grammes

L'*urée* peut se transformer en carbonate d'ammonium sous l'influence d'un microbe contenu dans l'air ; ce qui explique l'odeur ammoniacale de l'urine qui se décompose au contact de l'air. L'*acide urique*, très abondant quand l'alimentation est trop riche en matières albuminoïdes, peut s'accumuler dans l'organisme, et en particulier dans les articulations, sous forme de cristaux qui causent alors les douleurs si caractéristiques de la *goutte*. Lorsque l'urine est abandonnée à l'air, les *phosphates* se déposent souvent sous forme de petits grains jaunâtres ; ce dépôt peut se faire aussi à l'intérieur de la vessie et donner par agglomération des sortes de petits cailloux appelés *calculs urinaires* : c'est la maladie connue sous le nom de *pierre* ou de *gravelle*. Le passage de ces corps étrangers dans les voies urinaires produit les atroces douleurs des *coliques néphrétiques*.

La composition de l'urine varie avec le régime. Ainsi l'urine des personnes qui ont un régime trop carnivore est très acide et riche en urée et en acide urique. De même les fiévreux ont une urine très acide ; ce qui se comprend facilement, car ne prenant pas d'aliments ces malades se nourrissent aux dépens de leurs tissus et sont par conséquent des carnivores. Chez les herbivores, le Cheval par exemple, l'urine est alcaline et trouble. Claude Bernard a montré qu'un Lapin qu'on fait jeûner pendant deux ou trois jours a son urine qui, de trouble et d'alcaline qu'elle était, devient claire et acide. C'est que pendant ce jeûne le Lapin s'est nourri aux dépens de son sang, de sa graisse : d'*herbivore* il est donc devenu *carnivore*.

Enfin, on trouve, au cours de certaines maladies, des produits anormaux dans l'urine : tels sont le *sucre* et l'*albumine*. Lorsque le sang contient trop de sucre (plus de 3 pour 1 000), l'excès est rejeté avec les urines : c'est le *diabète sucré*. L'urine d'un diabétique peut contenir plus de 200 grammes de sucre par jour. Si l'albumine apparaît dans l'urine, ce qui indique une altération des tissus du rein, on a ce qu'on appelle de l'*albuminurie*. Pour reconnaître la présence de l'albumine dans l'urine, on se contente souvent de chauffer l'urine, ou bien d'y verser de l'acide nitrique : on voit alors l'albumine se coaguler en une matière floconneuse blanche. L'analyse est beaucoup plus sûre.

Il est absolument nécessaire que l'urine soit extraite du

sang. Sinon, en s'accumulant dans le sang, elle agit comme un poison en produisant des troubles graves du système nerveux, qui se traduisent par des attaques convulsives et qui peuvent être mortels. Cet empoisonnement, décrit sous le nom d'*urémie*, survient souvent dans les maladies du rein appelées *néphrites*.

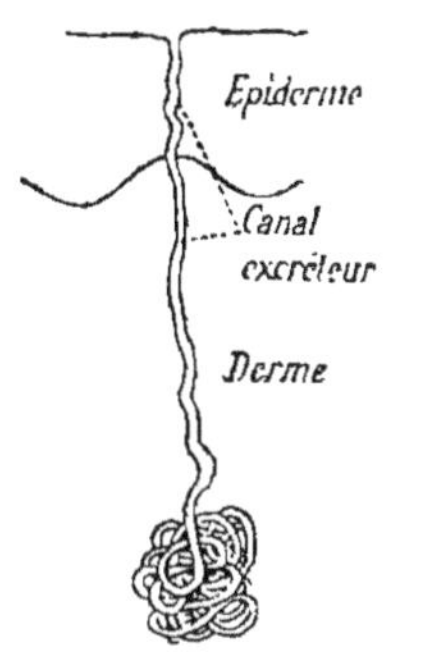

FIG. 151. — Glande de la sueur.

La fonction excrétrice de l'urine doit donc s'accomplir régulièrement, et il est important de la surveiller.

La sueur et la peau. — La *sueur* se forme à l'intérieur de glandes appelées *glandes sudoripares*, qui sont situées dans l'épaisseur de la *peau*. Ces glandes (*fig.* 151) sont de petits tubes très étroits qui se pelotonnent dans la partie profonde de la peau appelée *derme* et qui, après avoir traversé la partie extérieure appelée *épiderme*, viennent déboucher à la surface par un petit orifice. Ces glandes sont au nombre de 2 millions à la surface du corps.

La sueur est un liquide acide qui, en imbibant l'épiderme, lui donne une certaine souplesse et une moiteur caractéristique. Son odeur spéciale est due aux acides gras volatils qu'elle contient. Elle renferme beaucoup d'eau, du chlorure de sodium et un peu d'urée. C'est en quelque sorte de l'urine étendue. La quantité de sueur rejetée par un adulte en 24 heures est d'environ 1 000 grammes.

Cette quantité varie suivant diverses conditions : sous l'influence d'un exercice physique violent, elle peut aller jusqu'à 400 grammes par heure ; elle augmente avec une alimentation carnivore ; de même les boissons chaudes et alcooliques donnent une sueur abondante : des émotions, comme la peur et la douleur, ont aussi une grande influence ; certains poisons, comme la nicotine, augmentent l'excrétion de la sueur, tandis que d'autres, comme l'atropine, l'arrêtent ; enfin, dans la fièvre, malgré la température élevée de la peau, la diminution de la transpiration fait que la moiteur de la peau est remplacée par une sécheresse particulière ; au contraire une émotion, dans certains cas, augmente la sueur (*sueur froide*), bien que la peau soit froide.

Nous verrons plus loin que la transpiration a pour effet de rafraîchir l'organisme et de régulariser sa température.

Occupons-nous seulement de son rôle excréteur : elle débarrasse l'organisme de produits inutiles ou nuisibles, venant en aide par conséquent à la fonction urinaire. Il est donc hygiénique de la favoriser par l'exercice musculaire, mais il faut, bien entendu, éviter les refroidissements et ne pas s'arrêter dans un courant d'air, et surtout ne pas absorber de boissons froides quand le corps est échauffé par le travail.

La sueur, comme l'urine, contient des matières toxiques, car si l'on supprime la transpiration en recouvrant d'un vernis la peau d'un animal, la sueur reste dans le sang et l'on ne tarde pas à constater des symptômes d'empoisonnement. Ce fait montre bien l'importance hygiénique du nettoyage minutieux de la peau, qui pourrait se recouvrir d'une couche imperméable.

Il existe aussi dans l'épaisseur de la peau, et ordinairement à la base des poils, des petites glandes appelées *glandes sébacées*, qui sécrètent une matière grasse, le *sébum*. Cette matière, qui a la même composition que la cire, donne de la souplesse aux poils et rend la peau imperméable. Au contraire, la paume de la main et la plante des pieds, qui n'ont pas de glandes sébacées, gonflent dans un bain prolongé parce qu'elles absorbent l'eau.

Hygiène de la peau. — Le corps est une machine qui brûle des combustibles, qui laisse des résidus et qui s'encrasse avec les produits des sécrétions. Comme toute machine, il devra être nettoyé pour fonctionner régulièrement. Or, nous sommes les mécaniciens de notre machine, et comme tels, nous devons veiller soigneusement à l'entretien et à la propreté de tous ses rouages, sous peine de l'exposer aux avaries. Donc, pour que l'excrétion de la sueur se fasse convenablement, il faut veiller à la *propreté de la peau*. Il est non moins nécessaire d'éviter les *parasites* qui peuvent se fixer dans la peau et causer des affections qui, pour n'être pas dangereuses, n'en sont pas moins désagréables.

Propreté de la peau : bains et ablutions. — La sueur, le sébum, les poussières de l'air et des vêtements forment à la surface de la peau un enduit gras et malpropre que seuls les bains chauds et le lavage au savon peuvent enlever. Des frictions sèches, vigoureusement faites, détacheront la couche morte de l'épiderme et rajeuniront par suite ce tissu.

Les *bains* et les *ablutions* sont les procédés ordinairement employés pour entretenir la propreté générale du corps et pour activer les fonctions de la peau.

Les bains. — Ils sont *chauds* ou *froids.*

Le *bain chaud* est le véritable bain de propreté ; sa température doit être de 35 à 40° ; elle ne devra jamais dépasser 40°, car elle pourrait amener des congestions du cerveau. Un thermomètre spécial maintenu à la surface de l'eau par un flotteur en liège renseigne sur cette température. Après 15 minutes de séjour dans cette eau, la peau se ramollit et se dépouille de ses impuretés. Dans les agglomérations ouvrières, en particulier dans les mines, on remplace le bain chaud par un *bain-douche,* dans lequel une douche à 35° tombe en pluie sur le corps des individus placés dans des bassins.

Le *bain froid* ne nettoie pas la peau aussi bien que le bain chaud, mais il a d'autres avantages ; il active la circulation et régularise les fonctions nerveuses. Sa durée ne doit pas dépasser 10 minutes si sa température est de 15 à 20°. Le premier effet du bain froid est de contracter les vaisseaux de la peau et de faire refluer le sang vers les organes internes ; puis vient ensuite ce qu'on appelle la *réaction,* pendant laquelle le sang revient en abondance dans les capillaires de la peau en décongestionnant les organes internes et en produisant une sensation de chaleur. En même temps les battements du cœur sont plus rapides, et les mouvements respiratoires, plus accélérés. Pourtant la température du corps s'abaisse, parfois de 1° pendant une heure après le bain ou la douche.

Les *bains de mer* agissent par leur eau froide, mais aussi par le sel et par le choc des vagues. Leur durée ne doit pas dépasser 10 minutes, et à la condition d'exécuter des mouvements pendant toute cette durée. Les bains de mer sont favorables aux scrofuleux et aux lymphatiques, mais ils sont interdits aux nerveux et aux rhumatisants.

On remplace souvent les bains froids, qui ne sont pas toujours faciles à prendre, par des ablutions d'eau froide.

Les *ablutions froides.* — Elles sont d'une pratique facile, et doivent être recommandées à tous les sujets faibles et à tous ceux surtout qui ont une vie sédentaire. Il est certain que combinée avec les exercices physiques, l'*hydrothérapie*, comme on appelle ces applications d'eau froide, donne à l'individu le maximum de résistance et de santé dont il est susceptible. Les Romains connaissaient déjà ces bienfaits, car leurs piscines étaient ouvertes à tous gratuitement, et les robinets y distribuaient à volonté l'eau chaude, l'eau tiède et l'eau froide. Aussi lorsqu'ils fondaient une ville, ne commençaient-ils pas par y bâtir un temple, une caserne ou une prison ; ils fondaient d'abord une piscine. Quinze cents ans ont passé depuis, et c'est seulement depuis quelques années qu'on apprécie de nouveau les bienfaits de l'hydrothérapie. On semble comprendre enfin que le bain ne doit pas être réservé seulement aux classes aisées, mais qu'il est surtout une chose de première nécessité pour les travailleurs, car ce sont eux qui en ont le plus besoin, parce qu'ils séjournent dans des locaux poussiéreux et parce que leurs ressources ne leur permettent pas de changer souvent de linge.

Les ablutions sont ou bien de simples lotions d'eau froide, ou bien des douches.

La *lotion* d'eau froide (*fig.* 152) doit se prendre au saut

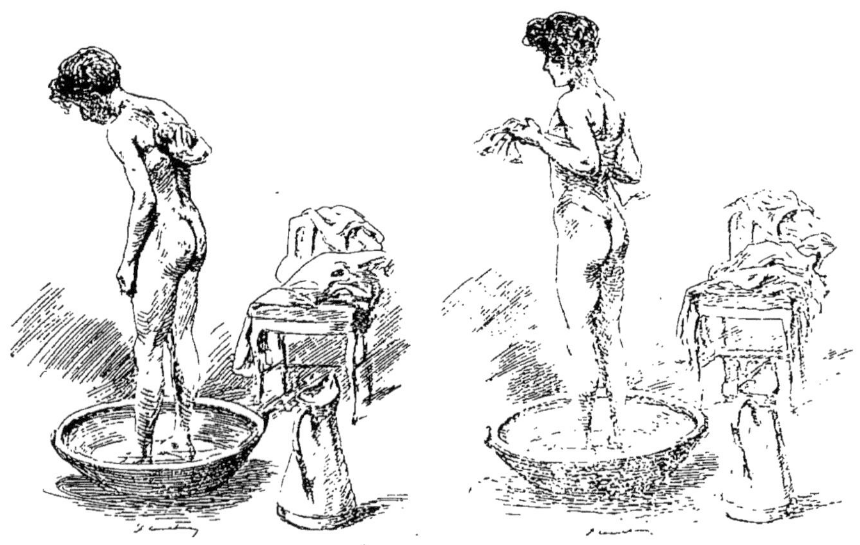

Fig. 152. — Lotion froide.

Fig. 153. — Friction après la lotion froide.

du lit. Le matériel qu'elle exige est des plus simples et à la portée de tous : un *tub* ou grand vase en zinc, une éponge, une serviette et de l'eau. On trempe l'éponge dans l'eau et on l'exprime successivement sur la nuque et le dos, sur le devant de la poitrine et sur l'abdomen et les jambes. On termine par le bain de pieds et une friction énergique du dos (*fig.* 153), de la poitrine et des jambes, faite avec une serviette bien sèche et rugueuse. De cette façon on obtient rapidement la réaction, qu'on peut d'ailleurs provoquer en se remettant au lit pendant quelques instants. L'habitude journalière de ces lotions est excellente, car elle augmente la résistance de l'organisme et elle aguerrit contre la température extérieure trop froide ou trop chaude. Aussi c'est une pratique que l'on ne saurait trop encourager dans nos établissements scolaires, où elle semble à peu près ignorée. D'autant mieux qu'elle n'est pas seulement la solution d'une question de propreté, mais qu'elle est aussi une véritable gymnastique pour l'appareil circulatoire et qu'elle favorise par suite la nutrition générale. Il est certain que lorsqu'on considère les enfants des écoles anglaises et les étudiants des Universités, si robustes, aux chairs colorées et fermes, on ne peut s'empêcher de croire que cet état de santé est dû pour beaucoup à l'habitude qu'on leur donne de faire tous les matins de grandes ablutions.

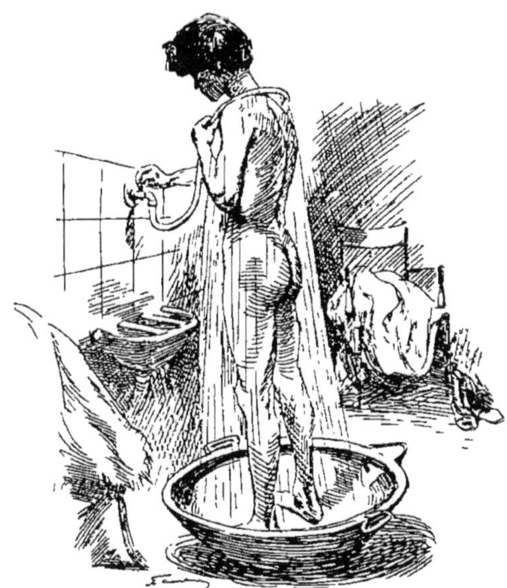

FIG. 154. — Collier à douche.

La *douche* diffère de la simple lotion en ce que l'eau est lancée en jet et qu'elle agit par conséquent par deux moyens : la température de l'eau et la force de projection du jet. Son application exige une installation assez compliquée, et il faut placer un réservoir d'eau à une assez grande hauteur pour alimenter les appareils à douche et donner à l'eau une certaine force de percussion.

Un procédé intermédiaire entre la lotion et la douche est très répandu actuellement : c'est le *collier à douche* (*fig.* 154), simple tube creux, percé de trous, que l'on place autour du cou ; on l'adapte par un tube en caoutchouc sur le robinet d'une conduite d'eau, et la pression de l'eau est ordinairement suffisante pour donner d'excellents résultats.

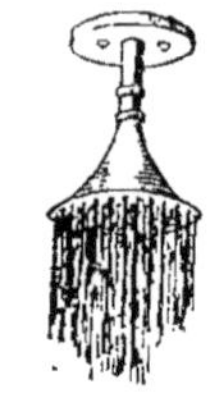

Fig. 155. — Douche en pluie.

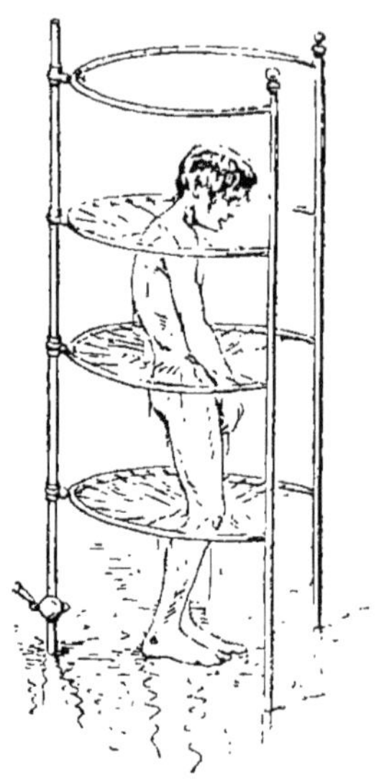

Fig. 156. — Douche en cercle.

Les appareils à douche sont différents suivant que l'on veut obtenir la douche en *pluie*, en *cercle* ou en *jet*. Dans la *douche en pluie* (*fig.* 155), l'eau passe à travers les trous d'une pomme dont la surface doit être plane, de façon que l'eau tombe en filets verticaux. La *douche en cercle* (*fig.* 156) se donne au moyen d'une série de demi-cercles creux superposés, percés de trous sur leur face concave, et qui laissent échapper l'eau en jets très fins. Enfin, dans la *douche en jet* (*fig.* 157) on se sert d'une vulgaire lance d'arrosage que le doucheur dirige sur telle ou telle partie du corps ; celui-ci peut même, en plaçant son pouce sur l'ouverture de la lance, transformer le jet en pluie (jet brisé).

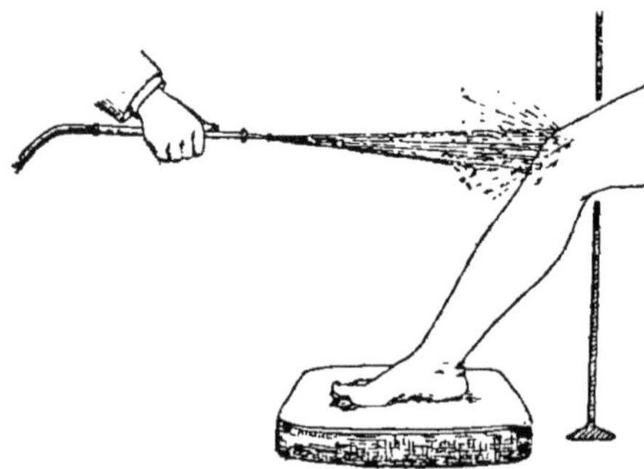

Fig. 157. — Douche en jet.

Sans établir de règles générales pour l'application des douches, il est possible cependant de donner quelques indications pour obtenir l'effet hygiénique et éviter des accidents. La douche doit être prise ayant chaud, même en moiteur ; la température de l'eau doit être de 10 à 12° et celle de la salle, de 20 à 25°. C'est grâce à la différence entre les deux températures que l'on obtient la réaction amenant le sang à la peau et la sensation de bien-être finale. Il faut diriger le jet d'abord sur les côtés de la colonne vertébrale, sur les épaules et les membres supérieurs, puis sur les membres inférieurs. Sur l'abdomen et la poitrine le jet devra être brisé. La durée totale ne doit pas dépasser 15 secondes. On fera suivre la douche d'une friction sèche et d'un exercice modéré. La douche ne doit être prise que si la digestion est terminée. Les personnes atteintes d'affections du cœur ou de la poitrine devront s'en abstenir.

Soins de toilette. L'art de se laver les mains. — Les ablutions assurent la propreté générale du corps, mais certaines parties exigent des soins spéciaux. Les *pieds*, par exemple, à cause de leurs excrétions plus abondantes, ont besoin de lavages fréquents; chez les personnes qui marchent beaucoup, des bains de pieds, surtout froids, sont utiles tous les soirs. Les ongles ne doivent pas dépasser les orteils afin d'éviter les *ongles incarnés*, qui sont fort douloureux. Enfin, le *visage*, les *mains* et les *ongles* doivent être tenus rigoureusement propres : l'hygiène autant que les convenances l'exigent. Les mains surtout ont besoin d'être nettoyées avec le plus grand soin, car avec leurs replis, leurs rides et les sillons des ongles, ce sont de véritables collecteurs de microbes. Et il suffit souvent pour faire « tourner » un pot de lait ou un bol de bouillon d'y plonger un doigt. Pour la toilette ordinaire l'eau chaude, le savon et la brosse suffisent ; mais pour les chirurgiens et pour les personnes qui ont un pansement à faire, il faut faire suivre le brossage au savon d'un brossage à l'alcool, puis enfin tremper les mains dans un antiseptique comme le sublimé. De cette façon on aura réalisé l'aseptie des mains, qui est de la plus grande importance pour les chirurgiens. Ces derniers doivent être des maîtres dans l'art de se laver les mains. De plus, ils doivent, ainsi que toutes les personnes qui approchent des malades, surveiller attentivement l'état de leur épiderme, éviter les petites plaies et les coupures, car il est toujours vrai que « la moindre écorchure est une porte ouverte à la mort ».

Les *cheveux* et la *barbe* réclament aussi des soins spéciaux, car ils retiennent facilement les poussières. Les cheveux doivent être portés courts autant que possible : ils doivent être brossés tous les jours et savonnés de temps à autre. Il faut éviter les peignes fins, qui cassent les cheveux, irritent la peau et augmentent la formation des *pellicules*, poussières blanches formées par des débris d'épiderme. La barbe exige les mêmes soins que les cheveux, et ce qu'il faut surtout éviter, c'est que les ciseaux et les rasoirs soient malpropres et servent à plusieurs personnes. Les maladies contagieuses de la peau et même certaines autres plus graves encore peuvent être inoculées par ce procédé.

On sait que les Mahométans ont la tête rasée, sauf une mèche à la partie supérieure de la tête. Cette pratique de la loi du Prophète n'est en somme qu'une mesure hygiénique, car il est certain qu'une fois la tête rasée, la transpiration s'y fait mieux et l'on évite cette chaleur humide de la sueur retenue par les cheveux. Et puis la propreté est plus facile à obtenir.

Enfin, les fards et les cosmétiques fabriqués avec des substances vénéneuses telles que le plomb, le mercure et l'arsenic, sont dangereux, dessèchent la peau et lui donnent un aspect parcheminé. Quant aux pommades « pour faire repousser les cheveux », elles ne profitent qu'à ceux qui les vendent.

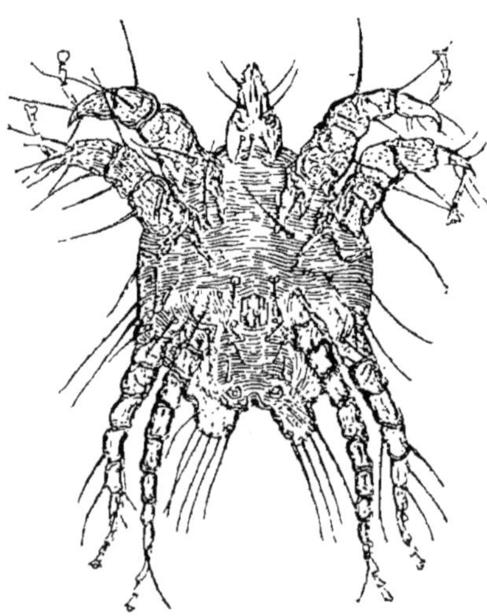

Fig. 158. — Sarcopte de la gale.

En résumé, les soins journaliers de la peau sont une condition essentielle du bon fonctionnement de l'excrétion, car ils facilitent le rejet à l'extérieur des déchets provenant de la nutrition et du travail des cellules.

Les parasites de la peau. — Ils sont animaux ou végétaux. Parmi les premiers on peut citer le Sarcopte de la *gale* (*fig.* 158), le Pou (*fig.* 159), la Puce, la Tique (*fig.* 160) ; les seconds sont des Microbes, Algues ou Champignons, qui causent les maladies de la peau et du cuir chevelu.

La *gale* est une affection de la peau causée par un animal du groupe des Araignées, le *Sarcopte*, dont la femelle creuse des galeries dans la peau pour y déposer ses œufs en causant ainsi des démangeaisons extrêmement vives. Cette maladie est contagieuse, mais heureusement facile à guérir.

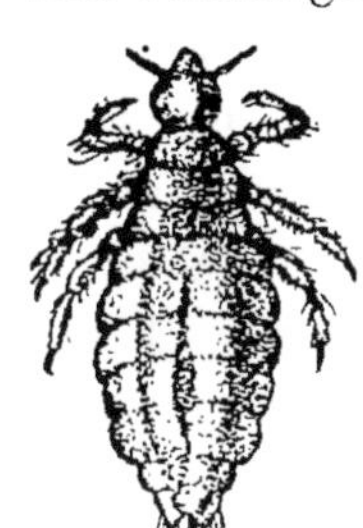

Fig. 159. — Pou.

Les démangeaisons ne sont pas toujours le fait de la gale ; elles peuvent être causées par la *Puce*, le *Pou*, dont les œufs nombreux s'accrochent aux cheveux sous le nom de *lentes*. On peut encore citer : le *Rouget*, qui pénètre sous la peau des jambes quand on passe dans les hautes herbes en automne ; la *Tique*, qui s'attache sur les animaux et parfois sur l'Homme, et dont le volume, quand elle est repue de sang, est quintuplé. Des soins de propreté appropriés suffisent à détruire ces parasites.

Les maladies du cuir chevelu sont ordinairement décrites sous le nom de *teignes*. Elles sont de deux sortes : la *teigne faveuse* et la *teigne tonsurante*.

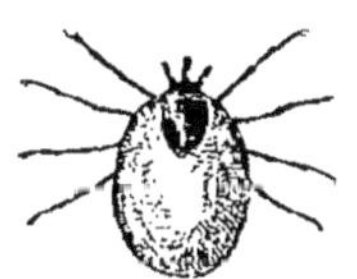

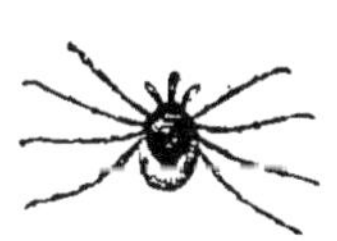

Fig. 160. — Tique, repue et à jeun.

La *teigne faveuse* est causée par un Champignon dont les spores germent dans la racine du cheveu et dont les filaments se développent dans le cheveu et causent sa mort. A la base du cheveu sont de petites croûtes sèches d'un jaune clair. La tête exhale une odeur particulière, qu'on a comparée à celle de la Souris. Les cheveux tombent et ne repoussent plus.

La *teigne tonsurante* est causée par un Champignon dont les filaments pénètrent et enveloppent les cheveux, qui deviennent cassants et tombent en laissant une place malade qui ressemble à une tonsure. Elle s'attaque parfois à la tête, au cou, à la figure, aux bras et aux mains. Elle est très contagieuse et peut durer des années, mais sans laisser de traces, car les cheveux repoussent.

Ces deux teignes se transmettent par les peignes et les brosses, et aussi par les coiffures. Elles sont plus fréquentes chez les garçons, qui mettent souvent les coiffures les uns des autres, que chez les filles, ordinairement plus soigneuses.

On a rangé pendant longtemps parmi les maladies contagieuses du cuir chevelu la *pelade,* qui est caractérisée par des places arrondies où les cheveux tombent en laissant une surface nette, pelée, qu'on a comparée à la surface de l'ivoire. Mais on a montré récemment que cette maladie n'était pas contagieuse, et qu'elle était due à une mauvaise nutrition du cuir chevelu, qui serait elle-même causée par une irritation nerveuse. Celle-ci peut être d'origine variée ; elle peut résulter d'une émotion, d'une maladie de l'oreille ou de la gorge, mais elle provient le plus souvent des maladies des gencives et des dents cariées. Il en résulte que les personnes atteintes de la pelade n'ont rien de dangereux pour leurs voisins, et que d'autre part il faut soigner et surveiller ses dents si l'on veut conserver les cheveux et la barbe.

L'organisme fabrique des toxines et des antitoxines. — Les cellules de l'organisme fabriquent, en même temps que le gaz carbonique et les différents produits de l'urine et de la sueur, des toxines qui se répandent dans le sang et qui pourraient, si elles n'étaient pas neutralisées par certaines substances, causer l'empoisonnement de l'organisme. Ces substances qui détruisent les poisons du sang sont fournies par des glandes spéciales dont les principales sont le *corps thyroïde* et le *thymus.* Le corps thyroïde est situé au-dessous de la pomme d'Adam, cette saillie du cou que tout le monde connaît et que nous étudierons plus loin ; il peut s'hypertrophier et donner le *goitre.* Le thymus est situé entre la trachée-artère et la paroi de la poitrine ; il est très développé chez les jeunes animaux, c'est le riz de Veau ; mais il s'atrophie chez l'adulte.

Les médecins savent depuis longtemps que si le corps thyroïde s'atrophie, des troubles surviennent dans la nutrition, le derme s'infiltre de graisse et donne une peau monstrueuse rappelant celle de l'Éléphant. Ces troubles connus sous le nom d'*éléphantiasis* ont été également observés par les chirurgiens après l'ablation du corps thyroïde. Ordinairement ils se complètent par un affaiblissement des facultés intellectuelles aboutissant à l'idiotie et au crétinisme, et chez les jeunes individus il se produit un arrêt dans le développement.

Si, au contraire, on n'enlève qu'une partie du corps thyroïde, rien de semblable ne se produit. On peut même empêcher ces troubles en faisant absorber au malade le liquide obtenu par l'expression du corps thyroïde d'un animal. Ce qui paraît bien montrer que cette glande fabrique la substance qui détruit les toxines du sang, puisque, d'autre part, ces toxines agissent dès que cette glande est atrophiée ou enlevée. L'organisme est donc capable de fabriquer des toxines et des antitoxines.

CHAPITRE VII

CHALEUR ANIMALE

Tout le monde sait que le corps de l'Homme possède une chaleur naturelle qui ne disparaît qu'avec la vie : c'est la *chaleur animale*. Elle est, avec la production de travail mécanique, une des principales formes de l'énergie chez l'être vivant.

Nous allons donc montrer que la chaleur animale est une manifestation extérieure de la vie, puis nous étudierons quelles sont les principales sources de cette chaleur et comment l'organisme arrive à maintenir un degré de chaleur constant malgré le milieu dans lequel il vit et qui présente des variations de température considérables.

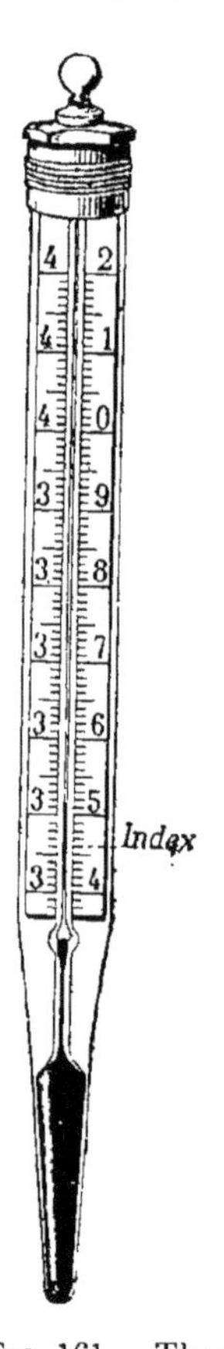

Fig. 161. — Thermomètre médical.

La chaleur est nécessaire à la vie. — La chaleur animale peut être facilement mise en évidence en plaçant un thermomètre dans la bouche ou sous l'aisselle pendant quelques minutes ; on constate alors que la température est d'environ 37°. C'est ce qu'on appelle *prendre la température*. Cette mesure de la température est fréquemment faite sur les malades afin de voir s'ils ont la fièvre ; dans ce cas la température s'élève au-dessus de 37°. On se sert pour cela d'un thermomètre à maxima (*fig.* 161) dont la graduation est généralement limitée aux 5 ou 6 degrés au-dessus et au-dessous de 37, c'est-à-dire qu'elle s'étend entre les températures extrêmes en deçà et au delà desquelles la vie n'est ordinairement plus possible.

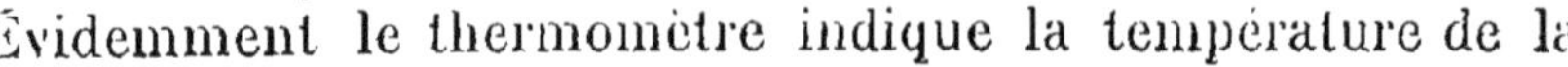
Évidemment le thermomètre indique la température de la

partie du corps où il est placé, mais il ne renseigne pas sur la quantité de chaleur produite par l'Homme. Pour connaître cette dernière, des mesures calorimétriques sont nécessaires.

La chaleur est une condition nécessaire à la vie ; mais cette condition varie suivant les animaux. A ce point de vue il faut bien établir la différence entre la température du milieu extérieur et celle de l'organisme lui-même. Ainsi l'organisme peut supporter un abaissement considérable de la température du milieu extérieur, mais il ne survit pas dès que sa température s'abaisse de quelques degrés seulement.

Certains animaux pourtant peuvent résister à la congélation, mais leur activité est suspendue. Ainsi des Poissons et des Batraciens peuvent être pris dans la glace, s'y congeler et revenir ensuite à la vie : leurs organes sont devenus durs et cassants comme du verre, mais ils redeviennent flexibles si on les réchauffe. De même la congélation du nez ou des oreilles de l'Homme n'est pas forcément destructive de ces organes, mais leur vie est suspendue.

Animaux à température constante et à température variable. — Lorsqu'on touche un Mammifère ou un Oiseau, on éprouve une sensation très nette de chaleur : c'est pourquoi on dit que ce sont des animaux à *sang chaud*. Si, au contraire, on prend une Grenouille dans l'herbe, ou un Poisson dans l'eau, on éprouve une sensation de froid : ces animaux sont dits à *sang froid*. Il est préférable, comme nous allons le montrer, d'appeler les premiers *animaux à température constante*, et les seconds *animaux à température variable*.

Animaux à température constante. — Ce sont les Mammifères et les Oiseaux. Leur température est invariable, quelle que soit celle du milieu extérieur. La température de l'Homme, par exemple, sera de 37°, qu'il habite les pays tempérés, les pôles ou l'équateur. Les variations qu'elle peut présenter sont minimes et ne portent que sur des dixièmes de degré ; ainsi, chez le même individu, elle varie un peu suivant les heures de la journée : elle est minimum vers 4 heures du matin (36°,6), et maximum vers 4 heures du soir (37°,8). D'ailleurs la température du corps ne saurait subir de grandes variations sans amener la mort. Il est une maladie (choléra) où elle peut cependant descendre jusqu'à 24°, et dans d'autres maladies (tétanos) on cite des cas où la température a pu s'élever jusqu'à 45°.

La température varie avec les espèces : elle est en général plus élevée chez les Oiseaux que chez les Mammifères, ainsi que le montrent les chiffres suivants :

Mammifères	Homme. . .	37°	Oiseaux	Faucon. . .	40°,5
	Cheval. . .	37°,7		Chat-huant. .	41°
	Singe. . . .	38°,1		Perdrix. . .	42°
	Chien. . . .	39°,2		Poule. . . .	43°
	Lapin. . . .	39°,5		Pigeon. . .	44°
	Loup. . . .	40°,5		Moineau. . .	44°,5

Animaux à température variable. — Ce sont tous les autres animaux, c'est-à-dire les Reptiles, Batraciens, Poissons et tous les Invertébrés. Ces animaux ont, en général, leur température qui se met en équilibre avec celle du milieu extérieur, tout en lui restant un peu supérieure. Leur température est donc variable suivant le milieu.

Il existe des animaux qui sont en quelque sorte intermédiaires entre les deux catégories que nous venons de citer : ce sont ceux qui, à l'approche de l'hiver, s'engourdissent et semblent s'endormir. On les appelle *animaux hibernants*. Tels sont la Marmotte (*fig.* 162), le Loir, le Hérisson (*fig.* 163), etc. Pendant ce sommeil, qui peut durer plusieurs mois, l'activité organique est ralentie et la température du corps s'abaisse au-dessous de 10°, c'est-à-dire qu'elle se rapproche de celle du milieu ambiant. On peut constater aussi que les mouvements respiratoires sont ralentis (3 ou 4 par minute chez la Marmotte), de même les battements du cœur. Mais dès le réveil, la circulation et la respira-

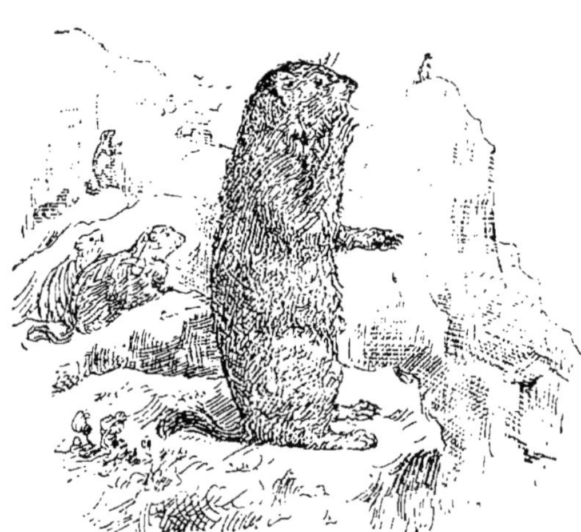

Fig. 162. — Marmotte (Taille d'un gros Lièvre).

tion reprennent leur rythme habituel et la température remonte vers 37°.

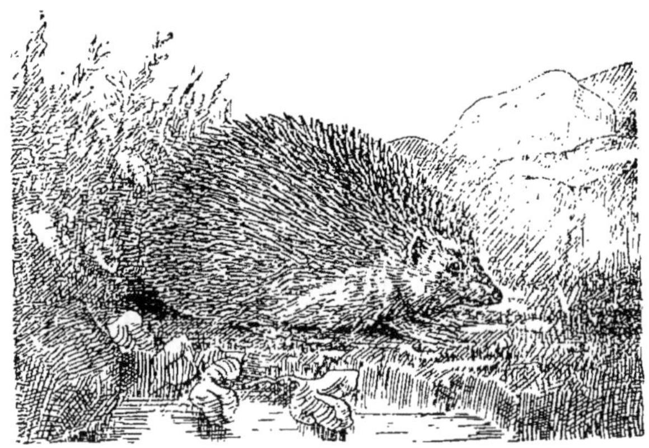

Fig. 163. — Hérisson.

Production de la chaleur. — On sait que la respiration peut être considérée comme une combustion dans laquelle l'oxygène de l'air vient brûler le carbone de nos tissus en formant du gaz carbonique et en produisant par suite un dégagement de chaleur : c'est là une source de chaleur considérable. D'autres réactions se passent dans les cellules et produisent aussi de la chaleur, mais c'est surtout la formation du gaz carbonique qui est la source principale de la chaleur animale. De sorte que l'on peut avoir une idée de la quantité de chaleur dégagée par la quantité de gaz carbonique formé.

La chaleur se produit donc dans tous les organes, et c'est le sang qui distribue cette chaleur dans tout le corps, les vaisseaux fonctionnant en quelque sorte comme les tuyaux de conduite d'un calorifère à liquide chaud. C'est surtout dans les *muscles*, les *glandes* et les *centres nerveux* que la chaleur est produite avec plus d'intensité.

Les *muscles en activité* sont le siège d'une combustion active ; le sang y circule plus que dans les muscles au repos, par suite les oxydations sont plus énergiques, la quantité de gaz carbonique formé plus considérable, et la chaleur dégagée plus abondante. Aussi sous l'influence d'un exercice musculaire violent la température peut-elle monter à plus de 38° ; et c'est aux contractions violentes des muscles qui se produisent dans le tétanos que l'on doit attribuer l'élévation si considérable de la température observée souvent au cours de cette maladie.

Les *glandes* en activité, et en particulier le foie, ont leur température qui s'élève de plusieurs degrés.

L'*activité nerveuse* détermine aussi une légère élévation de la température.

On estime à 2 500 calories environ la quantité de chaleur produite par l'Homme au repos en 24 heures. La chaleur dégagée chez l'homme qui effectue un travail varie de 3 200 à 3 900 calories, suivant l'intensité du travail. On a calculé que si la chaleur produite par les combustions restait accumulée dans l'organisme, la température du corps atteindrait celle de l'eau bouillante au bout d'un jour et demi. Or, la température du corps reste constante, c'est donc que la quantité de chaleur produite est égale à celle qui est perdue pendant le même temps.

Les principales causes de déperdition de la chaleur sont : le *rayonnement* de la peau et surtout la *transpiration* à la surface de la peau et des poumons, car on sait que l'eau en s'évaporant absorbe une grande quantité de chaleur qui, dans ce cas, est empruntée au corps.

Pour que l'*équilibre thermique* existe, c'est-à-dire pour que la température du corps ne s'élève ni ne s'abaisse, il faut donc que la chaleur que nous produisons soit égale à celle que nous perdons. Or, les conditions de déperdition changent avec le milieu selon qu'il fait froid ou chaud. L'organisme a donc à lutter contre le *froid* et contre la *chaleur*.

Lutte contre le froid. — Pour se défendre contre le refroidissement, l'organisme a deux procédés : augmenter ses combustions, diminuer la déperdition de chaleur.

L'augmentation des combustions s'obtient par une respiration plus active, une alimentation plus abondante et une activité musculaire plus grande.

Quand la température extérieure s'abaisse, l'intensité des phénomènes chimiques de la *respiration* augmente ; par suite la quantité de gaz carbonique formé est plus grande, la chaleur dégagée s'accroît et maintient la température du corps. Les combustions étant plus actives, les combustibles, c'est-à-dire les aliments, devront être plus abondants : c'est pourquoi dans les pays froids l'Homme mange beaucoup plus que dans les pays chauds.

L'*alimentation* doit donc être abondante et composée de préférence de graisses, qui sont, parmi les aliments, ceux qui dégagent le plus de chaleur en brûlant. On s'explique ainsi le goût que les habitants des régions polaires, les Esquimaux et les Lapons, ont pour l'huile. D'ailleurs on sait que dans nos régions les ragoûts, les mets à la sauce, qui sont plutôt gras, sont des aliments plus appréciés en hiver qu'en été. Des expériences ont montré qu'à poids égal, les aliments gras développent dans l'organisme plus de chaleur que les sucres et les féculents, et ceux-ci plus que les viandes.

L'*activité musculaire* étant la principale source de chaleur, il est évident qu'elle sera un excellent moyen pour lutter contre le froid. Le tremblement musculaire ou *frisson* que l'on éprouve sous l'influence du froid est un indice de la réaction de l'organisme contre l'abaissement de température.

La diminution de déperdition de chaleur s'obtient chez les animaux par les plumes et les poils, et chez l'Homme par les vêtements et les fourrures.

Le refroidissement se faisant surtout par le contact avec l'air froid, il est nécessaire de placer autour de l'organisme une sorte d'écran mauvais conducteur de la chaleur. Cet écran, chez les animaux, est naturellement formé par les *plumes* ou les *poils*, qui emprisonnent dans leur feutrage une couche d'air mauvaise conductrice de la chaleur. Aussi une fourrure formée de poils fins, longs et soyeux, qui retiennent entre eux une épaisse couche d'air, protège-t-elle mieux contre le froid qu'une fourrure formée de poils raides. On a d'ailleurs montré par l'expérience qu'un Lapin rasé perd plus de chaleur qu'un Lapin couvert de ses poils.

L'usage des fourrures remonte à l'origine de l'humanité, car les hommes primitifs employaient la peau des animaux pour se protéger contre le froid et l'humidité.

Les ***fourrures*** des Mammifères sont en rapport avec la température du milieu où ils vivent. Ordinairement les poils sont d'autant plus abondants et plus souples que les animaux vivent dans des régions plus froides, tandis que les bêtes des pays chauds ont un pelage sec et peu fourni. C'est pour cette raison que les belles fourrures, aux poils longs et soyeux, proviennent de la Sibérie et de l'Amérique boréale, où les hivers sont des plus rudes et des plus longs. Une peau de Martre de France a une valeur bien inférieure à une peau de Martre de Sibérie, et l'Écureuil des régions boréales fournit une des fourrures les plus estimées, le *Petit-gris*. C'est aussi pour cette raison que la chasse des animaux à *pelleteries*, c'est-à-dire à *fourrures*, ne se pratique que pendant la saison froide.

Le froid semble empêcher la matière colorante du poil de se développer. Ainsi la couleur de la fourrure des animaux des régions polaires est blanc bleuâtre ou gris clair, tandis que le pelage des animaux des pays chauds est de couleur foncée, sauf le ventre qui est blanc ou clair. Un exemple frappant est donné par l'Hermine (*fig.* 164) : en été, elle est rousse avec le ventre blanc et le bout de la queue noir, tandis qu'en hiver, elle est entièrement blanche, sauf le bout de la queue qui reste noir et qui forme ces petites taches noires que l'on aperçoit sur la fourrure que portent sur leurs robes certains magistrats. La couleur blanche est évidemment avantageuse pour l'animal, pendant l'hiver, car c'est cette couleur qui s'oppose le plus à la déperdition de la chaleur.

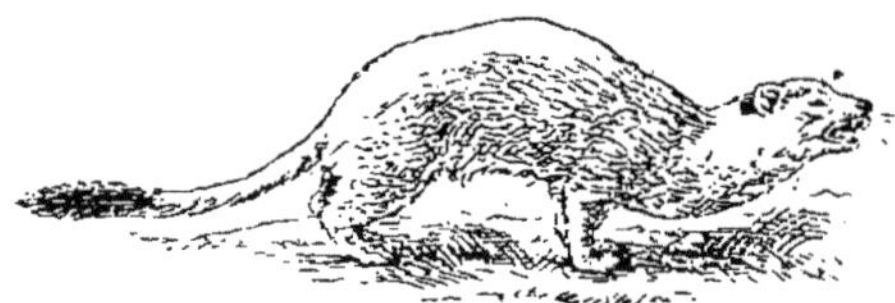

Fig. 164. — Hermine.

L'adaptation des animaux à la température extérieure est encore plus frappante quand on compare des animaux de même espèce ou d'espèces voisines habitant les pays chauds ou les pays froids. Ainsi le Tigre de l'Inde a le poil court et raide, celui de l'Himalaya a une fourrure épaisse ; le Bœuf de nos régions a le poil court, le Bison de l'Amérique du Nord a une épaisse toison ; les Chèvres du Thibet (*fig.* 165) sont célèbres par la finesse de leurs poils, utilisés pour fabriquer de belles étoffes.

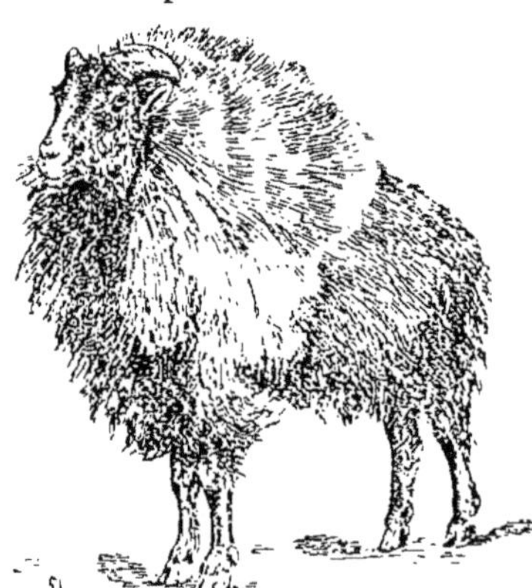

Fig. 165. — Chèvre du Thibet.

Enfin, l'accumulation de la ***graisse*** sous la peau remplit le même rôle que les poils ou les plumes, car cette matière est mauvaise conductrice de la chaleur. C'est pourquoi on trouve une épaisse couche de graisse chez certains Mammifères marins, comme la Baleine, dont la peau est nue et qui pourtant vivent dans les régions froides. L'habitant des pays froids peut aussi lutter contre le refroidissement des organes exposés à l'air en les recouvrant d'une couche de graisse. C'est ainsi qu'en Sibérie, les soldats russes s'enveloppent parfois les oreilles et le nez dans des papillottes de parchemin enduites de graisse d'Oie qui reste fluide.

La mort par le froid. — En somme, l'Homme peut, en prenant certaines précautions, se défendre contre un froid exagéré, pouvant aller jusqu'à — 50° et même — 60°. Les explorations faites sur les hauts plateaux du Thibet ont parfaitement démontré ce fait. Mais si ces précautions sont négligées et si l'organisme est débilité, la mort survient. On sait les effets désastreux de la retraite de Russie en 1812. Voici d'ailleurs la description qu'en fit le célèbre chirurgien Larrey : « La mort de ces infortunés était devancée par la pâleur du visage, par une sorte d'idiotisme, par la difficulté de parler, la faiblesse de la vue et même la perte totale de ce sens ; dans cet état, quelques-uns marchaient plus ou moins longtemps, conduits par leurs camarades ou leurs amis. L'action musculaire s'affaiblissait sensiblement, les individus chancelaient sur leurs jambes et tombaient... Cette mort ne m'a pas paru cruelle. »

Lorsque le refroidissement est lent et continu, l'homme éprouve de la fatigue, de l'engourdissement et un besoin impérieux, irrésistible de repos et de sommeil. Et ce besoin est tel que même prévenus des conséquences fatales qu'ils encourent, les individus demandent en pleurant qu'on les laisse dormir. Le médecin du célèbre voyageur Cook disait à ses compagnons : « Quiconque s'assied s'endort, et quiconque s'endort, ne se réveille plus ! » Larrey avait également remarqué que ceux qui conservaient assez d'énergie pour marcher étaient moins en danger, tandis que ceux qui se laissaient gagner par le sommeil restaient morts à la place où ils s'étaient endormis. Jacques Balmat, qui fit le premier l'ascension du Mont Blanc, n'ignorait pas qu'il fallait tout faire pour combattre cette tendance à l'assoupissement. Surpris par la nuit sur un plateau à 4 000 mètres d'altitude, il lui était impossible, à cause de l'obscurité, de descendre ni de monter. Il se promena alors sur la neige, de long en large, jusqu'à ce que l'aube parut.

Lutte contre la chaleur. — L'organisme se défend contre la chaleur surtout en augmentant les pertes de chaleur par la *transpiration* à la surface de la peau et par l'*évaporation pulmonaire.* Il lui est difficile, en effet, d'obtenir la diminution des combustions d'une façon appréciable ; pourtant il est certain qu'une *alimentation légère,* et le repos ou *sieste,* aident l'Homme dans sa lutte contre la chaleur. Tout le monde connaît la sobriété légendaire de l'Arabe du désert, qui se nourrit de quelques dattes et d'un peu de lait de Brebis ou de Chamelle. Enfin, dans les climats chauds, la sécrétion biliaire est augmentée ; or, la bile rejette des matières combustibles, ce qui diminue la production de chaleur par l'organisme. Cette activité du foie explique l'augmentation de volume de cet organe dans les pays chauds.

Mais c'est surtout la peau qui est le régulateur de la chaleur animale, car dès que la température extérieure s'élève, la transpiration augmente à la surface du corps, absorbe plus de chaleur et empêche la température de s'élever. Le corps se refroidit à la façon de ces vases poreux ou *alcarazas* où l'on garde de l'eau fraîche. La sécheresse de l'air et son renouvellement à la surface de l'organisme activent l'évaporation de la sueur et permettent de mieux lutter contre la chaleur ; inversement, dans un milieu humide, cette lutte devient plus pénible. C'est pourquoi on résiste beaucoup mieux à la *chaleur sèche* qu'à la *chaleur humide.* On cite des hommes ayant pu rester pendant quelques minutes à une température de 100°, mais dans l'air sec. Rappelons aussi le cas célèbre de cette jeune fille qui, au XVIIIe siècle, était la plus grande attraction de la foire Saint-Germain : elle entrait dans un four, tenant dans une assiette de bois un morceau de viande, et n'en sortait que lorsqu'il était cuit. Les membres de l'Académie des sciences constatèrent que la température du four s'élevait à 110°. D'autre part, des expériences faites sur le

Lapin montrent que cet animal résiste 10 minutes dans une étuve sèche à 100°, 7 minutes à 120° dans les mêmes conditions, et 2 minutes seulement dans l'air humide à 80°.

L'évaporation de l'eau à l'intérieur des poumons produit aussi un peu de refroidissement. Cette évaporation a plus d'importance chez les animaux qui ne suent pas, comme les Chiens par exemple, dont on peut remarquer la langue pendante, après une course, de façon à augmenter la surface d'évaporation. Chez l'Homme l'évaporation pulmonaire enlève environ 15 pour 100 de la chaleur totale perdue.

En étudiant le rôle hygiénique du vêtement nous verrons qu'un vêtement de laine, qui est mauvais conducteur de la chaleur, met aussi à l'abri de la chaleur extérieure.

Coup de chaleur et coup de soleil. — Sous l'influence directe du soleil ou d'une chaleur très intense, il peut se produire un accident grave connu sous le nom d'*insolation* ou *coup de chaleur*. Il ne faut pas confondre cet accident avec le *coup de soleil*, qui n'est qu'une simple brûlure causée par les rayons solaires et qui n'est pas dangereux. Le coup de soleil n'est qu'une affection locale plus ou moins douloureuse qu'il suffit de panser avec un corps gras, la vaseline par exemple, et qui se termine par une desquamation de la peau.

Le *coup de chaleur*, au contraire, est une véritable maladie, frappant brusquement l'organisme et nécessitant des soins énergiques. Il atteint aussi bien le paysan qui travaille en plein soleil que le soldat campé sous les arbres et le mécanicien enfermé dans la chambre de chauffe d'un navire. Le malade tombe brusquement, brisé, anéanti, comme asphyxié. Il faut alors le transporter au frais, la tête basse afin de lutter contre la syncope, le dévêtir afin de faciliter les mouvements respiratoires et circulatoires, le frictionner, le masser, le flageller avec des linges mouillés, et placer sur la tête et la nuque des compresses d'eau fraîche ou même glacée. Le médecin indiquera ensuite le traitement à appliquer.

Le coup de chaleur paraît être produit par des toxines qui amènent une élévation de température trop forte. On sait, en effet, que la fièvre est un symptôme fréquent dans les maladies infectieuses. Lorsque la température atteint 42°, température ordinairement suivie de mort, les cellules sont altérées et la matière albuminoïde qui les constitue est coagulée. Les cellules qui sont surtout atteintes sont celles du cerveau, et l'on comprend que, ainsi modifiées, elles ne puissent plus accomplir leurs fonctions et que la mort survienne bientôt au milieu des convulsions.

Hygiène des vêtements. — Les vêtements sont comme une petite habitation intime qui exige autant de soins hygiéniques que la grande habitation.

Ils ont un double rôle : protéger le corps contre les poussières et les germes de l'atmosphère, et le préserver contre les variations de la température extérieure.

Les vêtements sont pris entre deux ennemis : au dehors, les germes de l'air ; au dedans, les produits de notre excrétion. Aussi les étoffes des vêtements deviennent-elles rapidement le refuge des microbes et le véhicule des maladies contagieuses. Le marchand de vieux habits est un propagateur d'épidémies, car le vêtement qu'il vend peut recéler des germes infectieux capables de transmettre quelque maladie. Pour parer aux dangers des vêtements contaminés par un malade, il est utile de faire désinfecter ces vêtements à l'étuve à vapeur, ou à son défaut dans l'eau bouillante.

Nous avons dit, à propos des maladies contagieuses, combien il était utile d'empêcher le refroidissement de l'organisme. Un des meilleurs moyens d'obtenir ce résultat est d'aguerrir l'homme contre le froid. De tout temps ce système hygiénique a été préconisé. Les jeunes Spartiates n'étaient-ils pas déposés nus sur le bouclier paternel? Sans aller jusqu'à cette méthode d'une application trop rigoureuse, il est bon que l'endurcissement au froid commence dès l'enfance. Il faut éviter en couvrant trop chaudement l'enfant, en le laissant enfermé dans des chambres trop chaudes, de le rendre trop sensible au froid. Une éducation molle rendra l'enfant plus apte à contracter des rhumes.

D'ailleurs, les adultes, dans les pays tempérés, ont aussi la fâcheuse habitude d'être trop couverts. Montaigne raconte qu'on demandait à un gueux, qui allait en chemise en plein hiver, comment il pouvait supporter le froid. « Et vous, Monsieur, répondit-il, vous avez bien la face découverte : or moy je suis tout face. » Entre l'excès et l'absence de vêtement, il existe un juste milieu que nous allons essayer de déterminer.

Pour préserver l'organisme contre le froid et contre la chaleur, les vêtements doivent être mauvais conducteurs. La *laine* offre cet avantage plus que le *coton*, et celui-ci, plus que la *toile*.

Ce fait peut être mis en évidence par l'expérience suivante : trois cruchons remplis d'eau bouillante sont recouverts, le premier, de toile, le second, de coton et le troisième, de laine. C'est le cruchon enveloppé de laine qui conserve le plus longtemps sa chaleur, puis celui de coton, et enfin c'est celui recouvert de toile qui se refroidit le plus vite.

Il est bon de tenir compte aussi de la façon dont les étoffes sont tissées : si les mailles du tissu sont lâches et emprisonnent beaucoup d'air, l'étoffe est mauvaise conductrice. C'est pour cette raison que la flanelle est excellente pour protéger la poitrine et l'abdomen ; mais lorsqu'elle a été portée, les intervalles de la trame sont obstrués par une sorte d'encrassement et cette étoffe perd toutes ses qualités. De même, lorsque la flanelle a été lavée plusieurs fois le tissu s'est resserré et protège moins contre le froid.

Il y a aussi avantage à ce que les vêtements, surtout ceux qui sont au contact de la peau, absorbent le plus de sueur possible et la laissent évaporer lentement et graduellement. De cette façon la sueur ne s'évapore pas sur la peau même, et le refroidissement est moindre. C'est la flanelle, et surtout les vêtements de laine tricotée qui, à ce point de vue, donnent les meilleurs résultats. Mais il faut que ces vêtements soient renouvelés fréquemment. La flanelle, imprégnée de sueur, a l'inconvénient d'irriter la peau et de produire même des affections cutanées. D'ailleurs, on attache une trop grande importance au port de la flanelle quand on croit qu'il préserve des refroidissements et des maladies de poitrine. Il n'en est rien. On peut ne pas faire usage de flanelle, au moins dans nos pays. Dans ce cas, il est bon de porter une chemise de coton de préférence à une chemise de toile, tissu qui se refroidit trop facilement. L'important est de ne pas garder pour la nuit la chemise qu'on a portée pendant le jour. Il est bon que l'une et l'autre puissent se débarrasser à l'air de la sueur qu'elles ont pu absorber. A ce propos, il est curieux de noter que jusqu'au XIIIe siècle, la plupart des Français couchaient sans leurs vêtements, c'est-à-dire tout nus, car l'usage de la chemise est de date plus récente.

Enfin, la *couleur* des vêtements a aussi une influence : on apprend, en physique, que les corps noirs sont ceux qui absorbent le plus la chaleur, par opposition aux blancs. Les vêtements noirs sont donc les plus chauds. Les couleurs peuvent être rangées dans l'ordre suivant, selon qu'elles absorbent plus ou moins la chaleur : *noir, bleu, vert, rouge, jaune, gris, blanc.* Aussi dans les pays chauds la couleur blanche des vêtements est-elle généralement adoptée, d'autant plus que, pendant la nuit, c'est aussi la couleur blanche qui s'oppose le plus à la perte de chaleur ; ce qui a fait dire aux Arabes que le vêtement qui protège le mieux contre la chaleur est aussi celui qui abrite le mieux contre le froid. On a remarqué que la superposition de deux étoffes de couleurs différentes protégeait mieux la peau contre l'ardeur du soleil. De nombreux exemples peuvent être cités : les noirs et les indiens, qui se vêtent de blanc, les pur-sang arabes, qui ont le poil blanc sur une peau noire, les Bœufs égyptiens à peau noire, qui résistent mieux au travail que les autres, enfin l'Arabe, qui se couvre d'un manteau rouge et blanc.

Les vêtements doivent aussi nous mettre à l'abri de l'humidité extérieure, et c'est pour remplir ce rôle qu'on emploie les étoffes *caoutchoutées,* dont l'usage se répand de plus en plus. Malheureusement, si le caoutchouc empêche l'humidité extérieure de pénétrer, il empêche de même l'évaporation de la sueur de se faire et ralentit par conséquent les fonctions de la peau. Aussi est-il prudent de ne porter de tels vêtements qu'au moment de la pluie et de les faire assez larges pour que l'air puisse circuler entre le caoutchouc et les autres vêtements.

La *forme* des vêtements a bien aussi son importance, mais nous sommes convaincu de l'inutilité des conseils que nous allons donner, car on obéit plus aisément à la mode qu'à l'hygiène. L'homme de nos climats tempérés au lieu de rechercher le vêtement le plus rationnel, préfère satisfaire aux caprices de la mode. Disons pourtant que les vêtements ne doivent être ni *trop amples,* ni *trop étroits.* Trop amples, ils ne protègent pas suffisamment ; trop étroits, ils gênent le jeu des organes et la circulation du sang. Ainsi, on ne peut méconnaître les désordres produits dans l'organisme par le port d'un corset trop serré, qui déplace les principaux organes de la digestion et les irrite d'une façon continue par une compression exagérée, sans oublier la déformation du squelette qu'il produit et dont nous parlerons plus loin. Il est bon aussi que le cou soit dégagé, et non pas serré dans un col rigide ; d'autre part, l'abus des foulards et des cache-nez est souvent l'origine de maux de gorge, le cou n'ayant pas été aguerri contre le froid. Le caleçon de coton, même pendant l'été, est utile, car il protège les membres inférieurs du contact direct du pantalon, qui peut être souillé ; dans les pays chauds surtout, il est indispensable, car il protège la peau contre la piqûre des Moustiques.

La *coiffure* doit être légère et protéger la tête contre le soleil. Elle doit être de paille ou de feutre dans nos pays, et de liège ou de moelle de sureau dans les pays chauds. On sait avec quel soin l'Arabe enroule de l'étoffe autour de sa tête pour préserver les centres nerveux de l'élévation de température.

A ce point de vue le chapeau haut de forme est bien l'appareil le plus incommode que l'on puisse imaginer : non seulement il est lourd, mais il emmagasine la chaleur à ce point qu'un thermomètre placé dans un tel chapeau exposé au soleil indique une température de 40° à 45°. Par sa forme et par sa fonction il mérite bien son nom vulgaire de « tuyau de poêle ».

La *chaussure* doit être souple, large pour ne pas comprimer le pied et forcer les orteils à chevaucher l'un sur l'autre, avoir des semelles épaisses pour amortir les chocs et éviter l'humidité du sol, enfin avoir des talons larges et bas pour ne pas déformer le pied. Il est nécessaire aussi de changer souvent de chaussures afin de leur permettre de sécher.

Le lit. — Nous venons de parler du vêtement de la journée ;

il nous semble utile de dire quelques mots du *lit*, qui est le vêtement de la nuit. Il ne doit être qu'un vêtement protecteur contre le refroidissement de la nuit et non pas un milieu de culture où viendront s'entasser les germes que l'homme transporte avec lui. La plus grande propreté s'impose donc ; il faut renouveler aussi souvent que possible le linge de couchage et surtout les draps. Pas de lits de plume, dont le nettoyage est si difficile, et qui sont mauvais à cause de la chaleur et de la congestion qu'ils donnent à la tête et à la moelle épinière : d'où cette lassitude et cet énervement ressentis après une nuit passée dans un lit de plumes et sous des couvertures trop épaisses. Pour les matelas la laine est préférable à la plume, et le crin, à la laine. Pas d'oreillers de plume, dans lesquels la figure est enfouie et qui sont cause de nombreux maux de tête. Au contraire, les oreillers de crin laissent la tête fraîche.

Les lits de fer sont préférables à ceux en bois, qui se nettoient plus difficilement et abritent plus aisément des parasites. Ni alcôve, ni rideaux qui gênent la circulation de l'air (*fig.* 166). Enfin, d'une manière générale on s'habitue

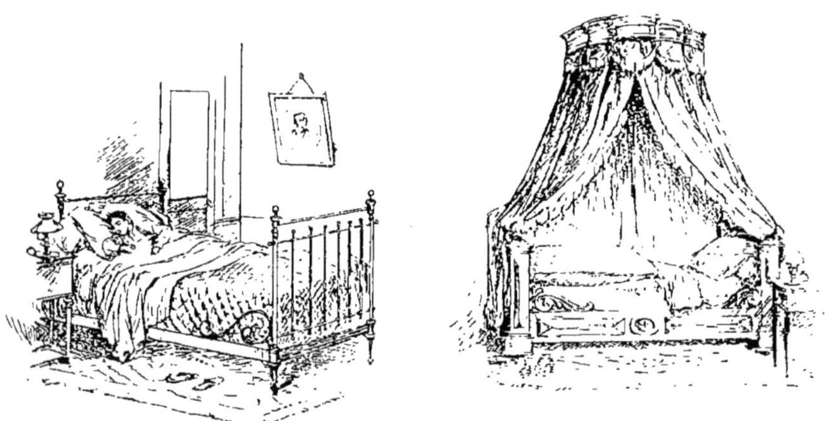

Fig. 166. — Lits hygiénique et antihygiénique.

volontiers à trop se couvrir, ce qui gêne les mouvements respiratoires et devient une cause de fatigue. Dans le couchage, comme dans le vêtement, il faut savoir résister aux besoins factices du luxe qui est presque toujours préjudiciable à la santé.

Matières premières des vêtements. — Les matières premières qui servent à faire les vêtements sont d'origine végétale ou d'origine animale.

Matières d'origine végétale. — Les principales sont le *Coton*, le *Lin*, le *Chanvre*.

Le ***Coton*** est fait avec les poils qui recouvrent la graine du Cotonnier (*fig.* 167) et qui peuvent avoir de 4 à 5 centimètres de longueur. Ces poils peuvent adhérer les uns aux autres et être transformés en fil qui servira à tisser les étoffes.

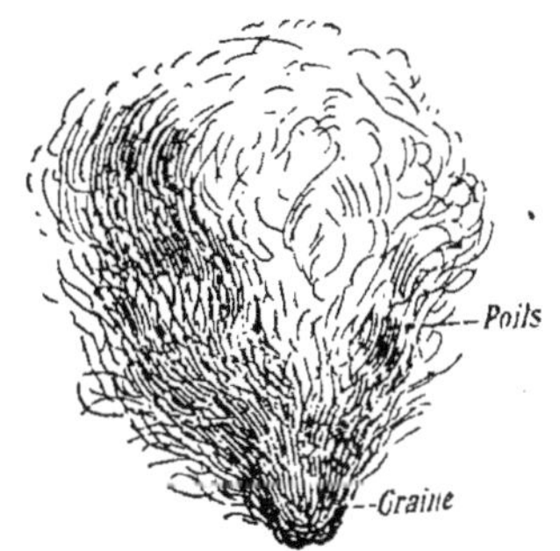

FIG. 167. — Graine du Cotonnier.

Les États-Unis produisent à eux seuls les trois quarts du coton consommé dans le monde entier. Sur les 255 millions de francs de coton que la France importe annuellement, nos colonies en fournissent à peine pour 10 000 francs. Cependant des essais fort sérieux sont faits actuellement par l'industrie cotonnière française, pour acclimater en Afrique occidentale, et en particulier au Sénégal et au Soudan, de bonnes espèces de Cotonniers. Le coton est souvent mélangé avec la laine dans les étoffes, mais on le distingue facilement en traitant l'étoffe par une dissolution de soude, qui détruit la laine et laisse le coton.

La *toile de* ***Lin*** est faite avec les fibres d'une plante (*fig.* 168) cultivée dans les pays tempérés.

Quand le Lin est coupé, on le fait *rouir*, c'est-à-dire qu'on détruit la gomme qui unit les fibres, de façon à les isoler : pour cela on étale le Lin dans des prés humides ou dans des ruisseaux, ou mieux encore, comme on le fait actuellement, on opère dans des cuves à l'aide de la vapeur. Puis le Lin roui est séché, battu, peigné pour enlever l'étoupe, et enfin porté à la filature, où, avec les fibres longues et souples, on fera des toiles fines, de la batiste, de la dentelle, etc. Les étoupes, travaillées, servent à faire des toiles moins fines.

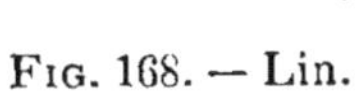

FIG. 168. — Lin.

La *toile de* ***Chanvre*** est faite avec les fibres d'une plante (*fig.* 169) cultivée dans nos régions ; mais ses fibres, moins souples que celles du Lin, donnent des toiles plus grossières telles que les toiles à voiles, les toiles d'emballage.

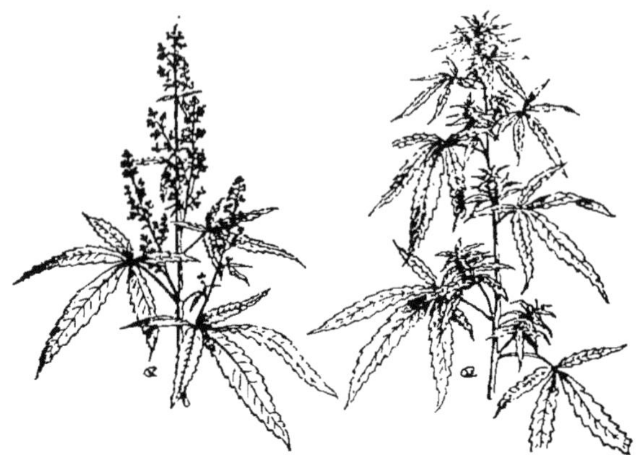

Fleurs à étamines. Fleurs à pistil.
FIG. 169. — Chanvre en fleurs.

Matières d'origine animale. — Les principales sont la *laine*, la *soie*, les *fourrures* et les *plumes*.

La **laine** est fournie par le Mouton, dont l'espèce Mérinos

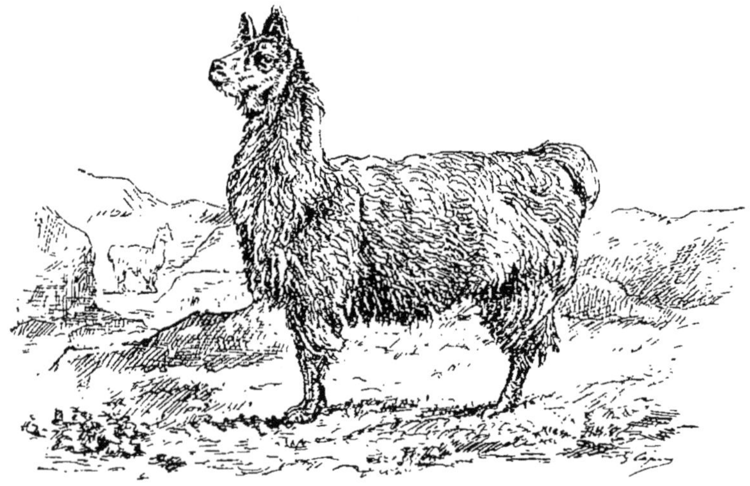

Fig. 170. — Lama.

(*fig.* 48) est particulièrement estimée pour la laine fine et abondante qu'elle fournit. D'autres animaux, comme le Lama alpaca (*fig.* 170), qui vit dans les Andes, fournissent aussi de la laine. Le drap et la flanelle sont faits avec de la laine. La laine est d'autant plus estimée qu'elle est plus blanche et plus fine.

La ***Soie*** est fournie par le *Ver à soie,* qui est la Chenille d'un Papillon connu sous le nom de *Bombyx* (*fig.* 171).

Ce Papillon pond des œufs de la grosseur d'une tête d'épingle et appelés dans le commerce *graine de Ver à soie.* Ils sont placés dans une chambre à la température de 25° ; au bout de 12 jours ils donnent naissance à de petites Chenilles, qui vont se nourrir de feuilles de Mûrier. Chacune de ces Chenilles va grossir et subir cinq mues, et au bout de 32 jours, elle va filer son cocon : il sort de sa bouche une sorte de salive, qui va durcir et donner le fil de soie. En se contournant sur elle-même, la Chenille finit par être complètement enveloppée dans un cocon soyeux à l'intérieur duquel elle va se métamorphoser en donnant une Chrysalide, puis un Papillon, lequel pourra s'échapper par un trou percé dans le cocon. Dans l'industrie, afin que le Papillon ne perce pas le cocon, on étouffe la Chrysalide dans une étuve ou dans l'eau bouillante, puis on dévide le fil de soie qui est continu et qui peut avoir plus d'un kilomètre de longueur. Des expériences récentes ont montré qu'en nourrissant les Vers à soie avec des feuilles recouvertes d'une matière colorante, on pouvait obtenir de la soie colorée naturellement.

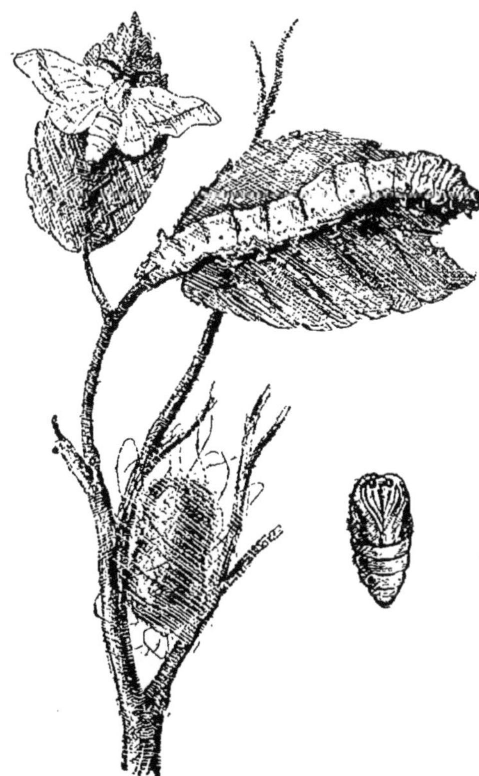

FIG. 171. — Bombyx : Papillon, Ver à soie, Chrysalide et cocon.

L'élevage du Ver à soie ou *sériciculture* se fait dans le Midi de la France, dans des établissements appelés *magnaneries*; il fournit la matière première à l'une des branches les plus importantes de notre industrie nationale, car c'est la France qui tient le premier rang pour la production des tissus de soie.

Les **fourrures** sont surtout fournies par des Mammifères des pays froids. Deux régions produisent presque toute la pelleterie du monde entier : ce sont l'Amérique du Nord et la Russie. Londres est le grand centre de vente où viennent s'approvisionner tous les fourreurs de l'univers. Les fourreurs actuels utilisent le pelage de plus de 600 espèces, depuis la vulgaire peau de Brebis qui garnit la pelisse du paysan, jusqu'aux Zibelines valant leur poids d'or.

Les qualités de la fourrure dépendent surtout, nous l'avons dit plus haut, du milieu où a vécu l'animal : ainsi, une peau de Loutre de France ne vaut pas plus de 15 francs, celle de Behring vaut 100 à 130 francs, et celle du Kamtchatka se vend jusqu'à 1 500 francs. On voit que la peau des bêtes sauvages, qui était la couverture des hommes primitifs, est devenue un vêtement fort coûteux pour les peuples civilisés. Aussi la plupart des fourrures aux noms fantaisistes sont-elles fabriquées avec du vulgaire poil de Lapin : 8 millions de Lapins français sont utilisés chaque année pour donner aux petites bourses l'illusion de porter des fourrures rares d'origine septentrionale.

La capture des bêtes à fourrures exige de grandes précautions, car il faut éviter de déchirer les peaux et de les souiller de sang. Pour cette raison les chasseurs sibériens, par exemple, utilisent des flèches terminées par une boule en bois ou en os, dont le choc assomme le gibier ; ou bien encore ils se servent de pièges très ingénieux qu'ils fabriquent eux-mêmes.

Ajoutons que les poils de Lapin et de Lièvre, foulés et mêlés en tous sens, forment le *feutre* des chapeaux. Ainsi pour faire un chapeau rond ordinaire il faut environ 100 grammes de poils, ce qui représente la tonture de deux Lapins domestiques ou de quatre Lapins de garenne.

Les **plumes** des Oiseaux sont surtout employées dans l'ornement. Les plus importantes sont celles fournies par l'Autruche (*fig.* 172), l'Aigrette et les Oiseaux de paradis. A cet égard nous ne pourrions que répéter ce que nous avons dit d'elles dans notre *Zoologie*.

Les plumes des Oiseaux, comme les poils des Mammifères, sont plus abondantes et plus souples dans les régions froides ;

de même, elles sont aussi plus épaisses pendant l'hiver que

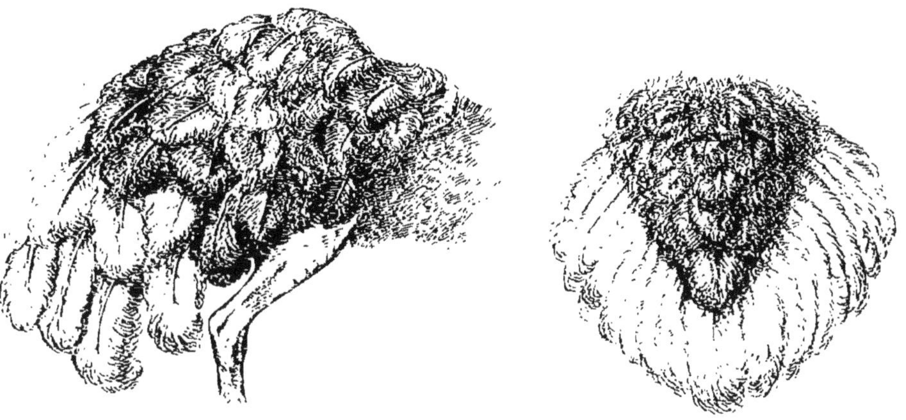

Fig. 172. — Plumes de l'aile et de la queue de l'Autruche.

pendant l'été, dans nos pays tempérés. Le duvet le plus soyeux est celui de l'Eider, d'où a été tiré le nom d'édredon.

DEUXIÈME PARTIE

LES FONCTIONS DE RELATION

L'animal, pour chercher sa nourriture, est obligé de se déplacer : il doit accomplir des *mouvements*. Mais ces mouvements, pour lui être utiles, ont besoin d'être guidés par une certaine *sensibilité*. Le *mouvement* et la *sensibilité* sont donc les deux principales fonctions de relation : c'est par elles, en effet, que l'Homme et les animaux se mettent en rapport avec les objets et les êtres qui les entourent.

CHAPITRE PREMIER

LE MOUVEMENT

L'appareil du mouvement comprend deux parties bien distinctes : le *squelette* et les *muscles*.

Le squelette.

Le squelette, qui forme la charpente du corps, est constitué par l'ensemble des *os*. Chez l'Homme, ces os sont au nombre de plus de 200, et c'est sur eux que s'attachent les muscles dont les contractions produisent les mouvements. Nous allons étudier successivement l'*os* et sa formation, puis les différents os qui composent le *squelette*, et enfin le mode d'union de ces os ou *articulations*.

L'os : forme, structure, composition. — D'après leur forme les os peuvent être rangés en trois groupes : les *os longs*, comme ceux des membres ; les *os plats*, comme ceux du crâne ; les *os courts*, comme ceux du poignet.

Les os sont rarement lisses : ils présentent des rugosités, des saillies appelées *apophyses*.

En coupant transversalement un os long (*fig.* 173) tel que l'os de la cuisse ou *fémur*, on voit trois parties qui sont, de dehors en dedans : le *périoste*, l'*os* proprement dit et la *moelle*.

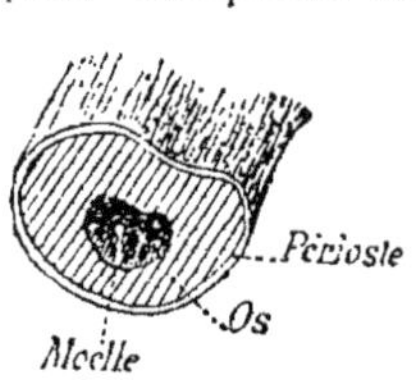

Fig. 173. — Coupe transversale d'un os long.

Le *périoste* est une membrane fibreuse formant comme une gaine autour de l'os.

L'*os* proprement dit est une partie dure parcourue par de petits canaux dans lesquels circulent des artères et des veines qui assurent sa nutrition. Quant à la matière osseuse, elle est formée de deux parties : une partie *minérale*, constituée par du carbonate et du phosphate de calcium ; c'est de ce phosphate des os des animaux que l'on extrait le phosphore ; une partie *organique*, appelée *osséine*, qui est élastique et qui, traitée par l'eau bouillante, a la propriété de se transformer en gélatine.

Si l'on place un os dans un acide, la matière minérale est dissoute, et il ne reste que l'osséine. Si l'on calcine l'os à l'air, on brûle toute la matière organique et il ne reste plus que la matière minérale sous forme d'une cendre blanche : si, au contraire, on calcine l'os en vase clos, le charbon de l'osséine reste combiné avec la matière minérale pour donner le *noir animal*, qui sert dans l'industrie comme décolorant.

La *moelle* est une substance molle, de couleur jaunâtre, ayant l'aspect de la graisse, et qui est parcourue par de nombreux capillaires sanguins. Elle remplit une cavité creusée au centre des os longs et appelée *canal médullaire*.

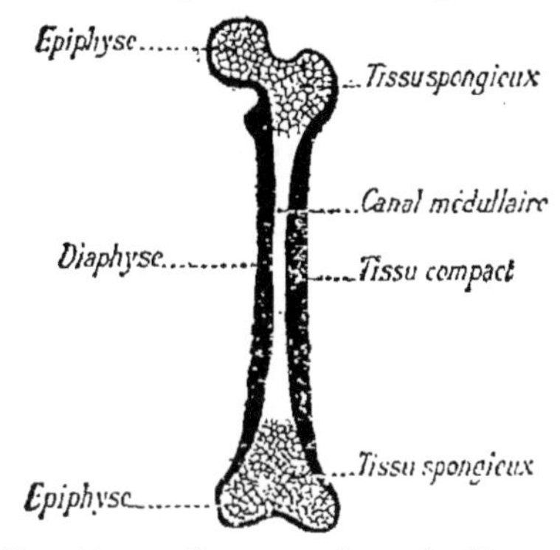

FIG. 174. — Coupe en long du fémur.

Ordinairement l'os long (*fig.* 174) présente une partie moyenne appelée *diaphyse*, plus mince que les deux extrémités, appelées *épiphyses*. Dans la diaphyse l'os est compact, mais du côté des épiphyses il est formé de lamelles limitant des cavités qui donnent à l'os un aspect spongieux.

Formation du squelette : le cartilage et l'os. La greffe osseuse. — Chez le jeune enfant, le squelette n'est pas osseux ; il est tout entier formé par une matière molle et élastique appelée *cartilage*.

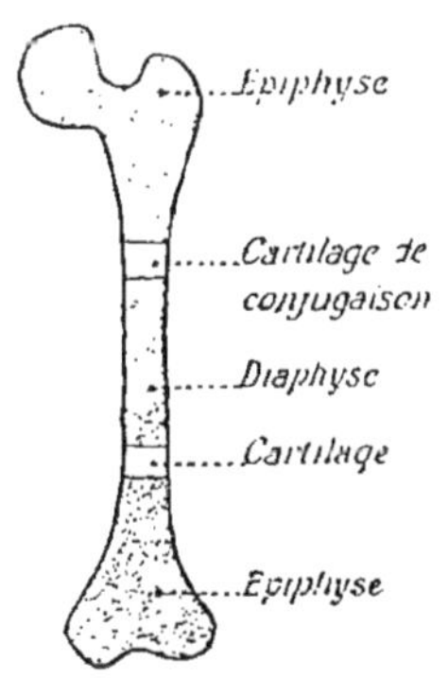

FIG. 175. — Formation d'un os long.

Puis à mesure que l'enfant grandit, l'os apparaît à la place du cartilage, mais pas brusquement. L'os commence à apparaître en certains points appelés *points d'ossification* et s'étend peu à peu dans toutes les directions jusqu'à ce que l'ossification soit complète. Ainsi dans un os long, l'os se forme d'abord aux deux extrémités et à la partie médiane (*fig.* 175). Le cartilage qui persiste pendant longtemps permet l'allongement de l'os ; mais dès que l'os aura complètement remplacé le cartilage, la croissance s'arrêtera et l'os ne s'allongera plus. Chez l'Homme, le squelette est complètement ossifié de 20 à 25 ans ; c'est pourquoi à cet âge, l'Homme cesse de grandir : sa taille est définitive.

L'os s'accroît en épaisseur par des couches concentriques qui se forment à la périphérie, sous le périoste.

On peut démontrer ce fait en nourrissant des Porcs avec de la garance : on voit alors la couche externe de l'os, formée pendant cette période d'alimentation, colorée en rouge. Si l'on supprime la garance, une couche blanche se forme autour de l'os, pendant que la couche rouge s'enfonce dans l'épaisseur.

L'expérience suivante (*fig.* 176) est encore plus démonstrative : on place sous le périoste d'un jeune animal, un fil de platine ; la plaie se ferme et plus tard, en sacrifiant l'animal, on retrouve le fil de platine plus profondément dans l'os, et même dans le canal médullaire.

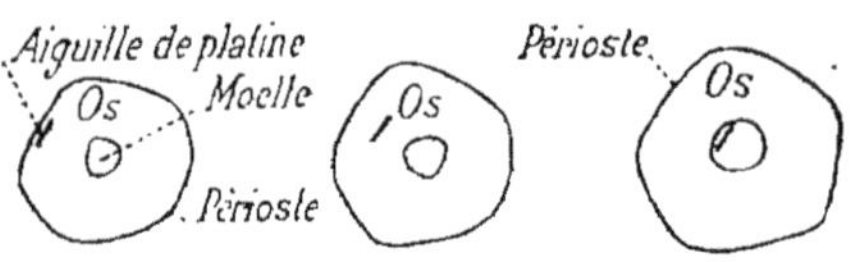

FIG. 176. — Expérience montrant l'accroissement en épaisseur d'un os long.

De nouvelles couches d'os se sont donc formées à l'extérieur, sous le périoste, tandis que les parties centrales se résorbent et agrandissent par suite la cavité médullaire.

On peut même détacher un lambeau de périoste de l'os, en le laissant attaché à l'os par l'un des bouts, tandis que l'autre bout est placé dans les tissus voisins : le périoste *fait de l'os* au milieu de ces tissus. On a même réussi à transplanter des lambeaux de périoste soit dans la chair, soit sous la peau, et là ce périoste produisait de l'os. C'est ce qu'on appelle la *greffe osseuse*. Les chirurgiens tirent parti de cette merveilleuse propriété, et c'est chose admirable que de voir, par exemple, un enfant auquel on a dû enlever le tibia entier, en ayant pris soin de respecter le périoste, marcher plus tard sur un tibia nouveau.

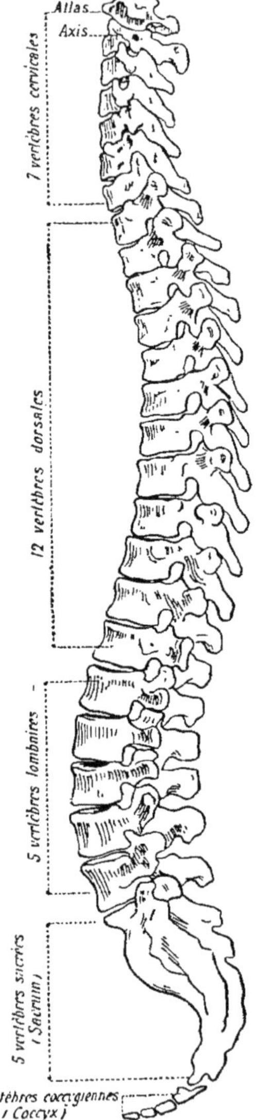

FIG. 177. — La colonne vertébrale.

Description du squelette. — Le squelette de l'Homme comprend trois régions : le *tronc*, la *tête* et les *membres*.

Le tronc. — Le squelette du tronc est formé de trois parties : la *colonne vertébrale*, en arrière ; les *côtes*, sur les côtés ; le *sternum*, en avant.

La *colonne vertébrale* (*fig.* 177), qui forme l'axe du corps, est constituée par une série d'os empilés les uns au-dessus des autres ; ce sont les *vertèbres*.

Chaque vertèbre (*fig.* 178) se compose d'une partie centrale appelée *corps*, prolongée en arrière par une sorte d'anneau dans lequel passe la moelle épinière. Cet anneau porte trois prolongements : deux sur les côtés, ce sont les *apophyses transverses* ; un en arrière, c'est l'*apophyse épineuse*. L'ensemble des apophyses épineuses forme l'*épine dorsale*. Les anneaux des différentes vertèbres en se superposant constituent le *canal rachidien*, qui loge la moelle épinière.

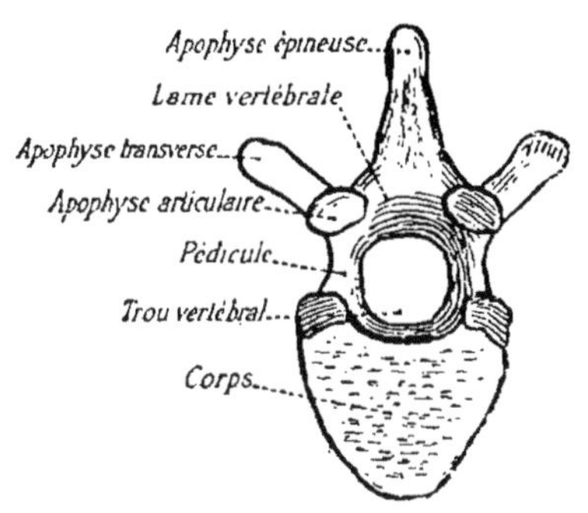

Fig. 178. — Une vertèbre dorsale.

La colonne vertébrale comprend 33 vertèbres réparties en cinq régions :

1. Les *vertèbres cervicales*, au nombre de 7, occupent la région du cou ; la première est appelée *atlas* parce qu'elle supporte la tête, comme le géant Atlas portait le ciel ; la deuxième, appelée *axis*, est surmontée d'un prolongement autour duquel tourne la tête ;

2. Les *vertèbres dorsales*, au nombre de 12, sur lesquelles viennent s'articuler les 12 paires de côtes ;

3. Les *vertèbres lombaires*, au nombre de 5, occupent la région des reins ;

4. Les *vertèbres sacrées*, au nombre de 5, se soudent pour donner un seul os, le *sacrum* (*fig.* 179) ;

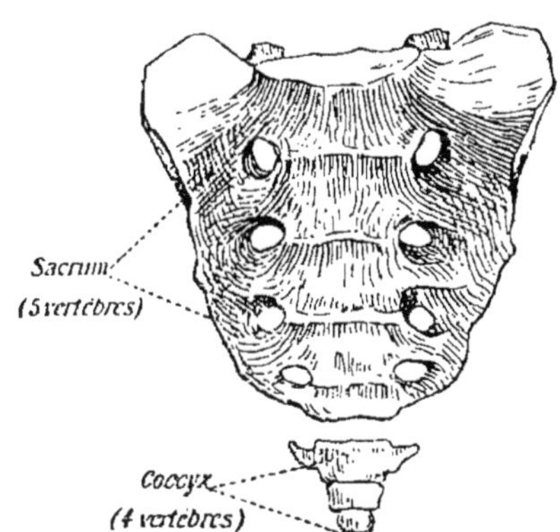

Fig. 179. — Le sacrum et le coccyx.

5. Les *vertèbres coccygiennes*, au nombre de 4, se soudent pour donner un seul os, le *coccyx* (*fig.* 179), qui termine la colonne vertébrale.

Les *côtes* sont des os plats, courbés en cerceau (*fig.* 180), venant s'appuyer en arrière sur les vertèbres, et en avant sur le sternum par l'intermédiaire de cartilages. Il y a 12 paires de côtes, dont les 10 premières se rattachent au sternum, tandis que les deux dernières sont libres.

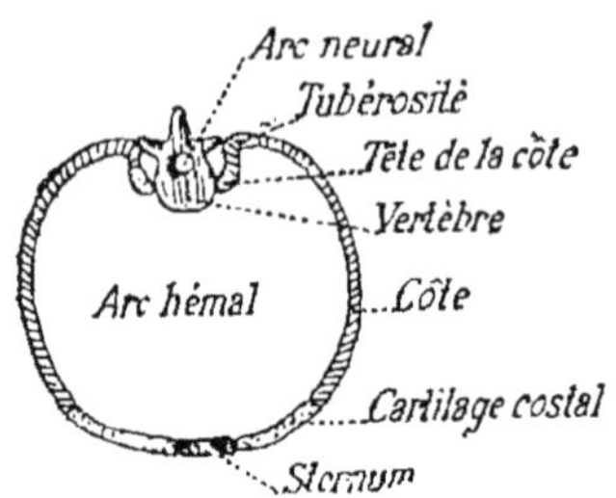

FIG. 180. — Coupe transversale du squelette.

3° Le *sternum* est un os plat (*fig.* 180 et 188), situé en avant de la poitrine et sur lequel viennent s'appuyer les côtes.

La tête et la théorie vertébrale de Gœthe. — Le squelette de la tête comprend deux parties : le *crâne* et la *face*.

Le *crâne* (*fig.* 181 à 185) est une boîte osseuse de forme ovoïde et formée de 8 os solidement unis les uns aux autres. Son volume et sa forme varient chez les différentes races hu-

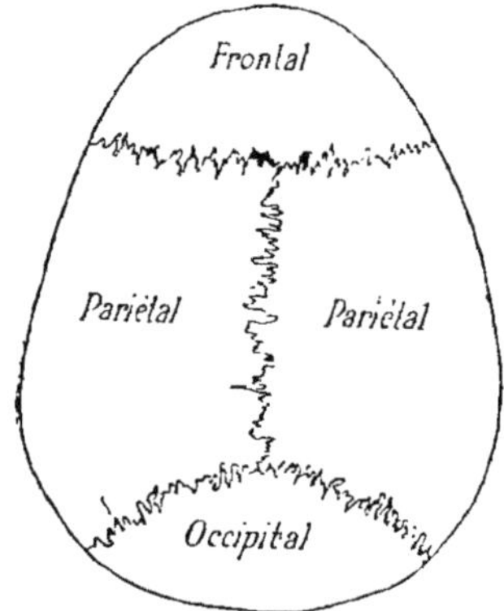

FIG. 181. — Crâne vu par la face supérieure.

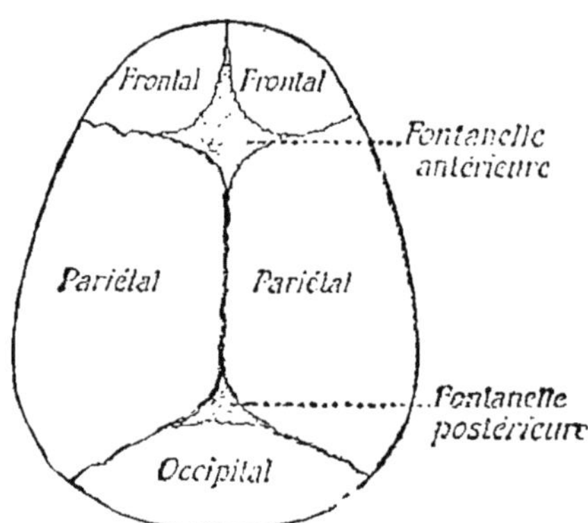

Fig. 182. — Ossification du crâne.

maines : la partie la plus développée est la partie antérieure dans la race blanche, la partie moyenne dans la race jaune, et la partie postérieure dans la race noire. La forme du crâne peut même varier dans la même race : elle peut être allongée ou arrondie. Ce qui varie également c'est l'*angle facial*, c'est-à-dire l'angle formé par une ligne s'appuyant sur le front et les incisives avec une ligne horizontale. Cet angle est de 70 à 80°, et plus il s'approche de 90°, plus il est voisin du type idéal de la beauté. C'est pourquoi les statuaires grecs donnaient aux têtes

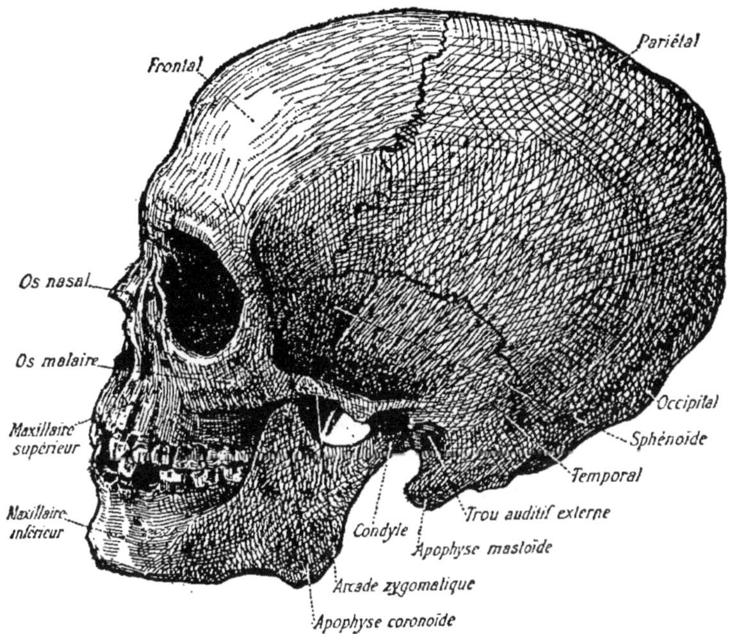

Fig. 183. — Squelette de la tête (profil).

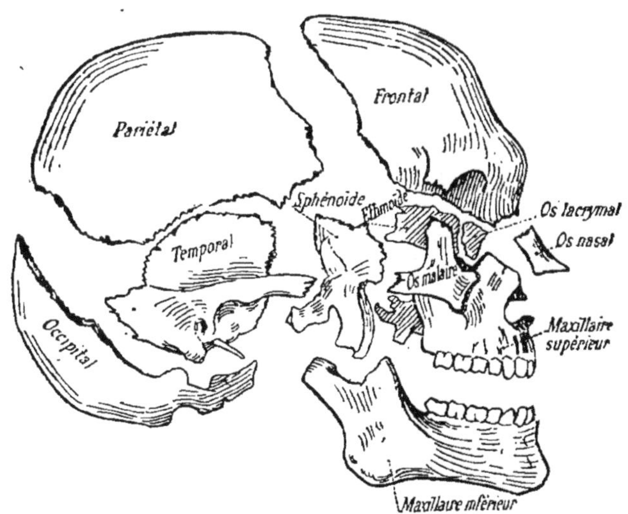

Fig. 184. — Os de la tête désarticulés.

de dieux et de héros un angle facial parfois supérieur à 90°.

Les os du crâne chez le jeune enfant sont isolés ; ils ne se rejoignent que plus tard et mettent même fort longtemps avant de se souder. On a pu remarquer, en effet, que chez un très jeune enfant, il existe sur la tête deux espaces non protégés par les os et où l'on voit des battements. Ces espaces membraneux sont appelés *fontanelles*, ils marquent l'endroit où se fera la réunion de plusieurs os, mais cette réunion ne se fera que dans le courant de la seconde année. Cette disposition nous explique comment, dans certaines régions du Pendjab, on arrive à façonner le crâne des enfants conformément à l'esthétique en usage : Chaque jour la mère masse, presse et aplatit, par exemple, la région occipitale, ce qui est un signe de beauté. Cela nous explique aussi pourquoi dans nos pays un bonnet mal compris peut amener une déformation du crâne.

Les 8 os qui forment le crâne sont : le *sphénoïde*, au centre de la base du crâne ; l'*ethmoïde*, un peu en avant ; le *frontal*, encore plus en avant : l'*occipital*, en arrière, percé d'un trou pour le passage de la moelle épinière, et portant deux petites facettes, les *condyles*, qui s'appuient sur la première vertèbre ; les deux *temporaux*, sur les côtés, et enfin les deux *pariétaux*, fermant la boîte à la partie supérieure.

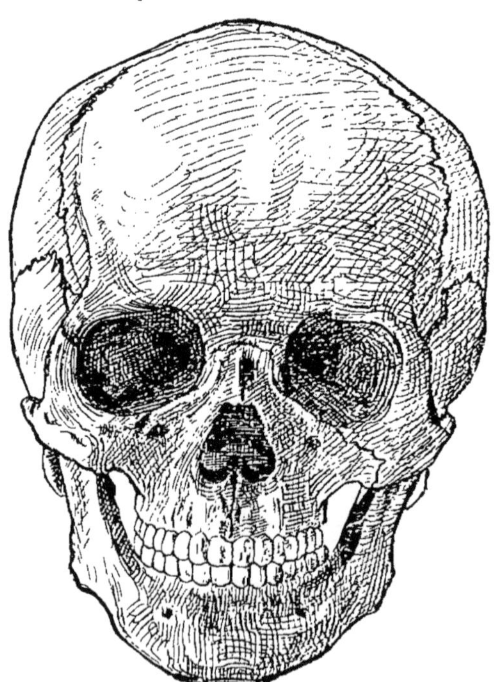

Fig. 185. — Squelette de la tête (face).

La *face* (*fig.* 185) a son squelette formé de 14 os. Un seul est mobile et articulé avec le crâne : c'est la mâchoire inférieure ou *maxillaire inférieur*, qui a la forme d'un fer à cheval. Les 13 autres sont soudés au crâne ; parmi eux citons les deux *maxillaires supérieurs,* qui avec les deux os *palatins* forment la voûte du palais, les deux os *nasaux,* les deux os *malaires* ou de la *pommette.*

On a voulu voir dans le crâne le prolongement de la colonne vertébrale : les os du crâne ne seraient donc que des *vertèbres transformées.* C'est à l'illustre poète allemand Gœthe, qu'est due cette théorie, abandonnée d'ailleurs aujourd'hui et remplacée par une nouvelle conception, celle de la *métamérie.* D'après cette théorie, basée sur des faits acquis récemment par la science, la tête et le tronc seraient formés de segments ou *métamères* dont l'homologie serait démontrée par les fentes branchiales, par les muscles, par les ganglions nerveux et les nerfs disposés par paires. L'anatomie des animaux inférieurs tels que les Vers, les Articulés, fournit des exemples plus saisissants encore de cette idée que la nature, par une loi d'économie à laquelle elle semble rester fidèle, se répète dans ses créations tant qu'il n'est pas nécessaire d'avoir recours à une création nouvelle.

Les membres. — Les membres sont au nombre de deux paires : les *membres supérieurs* et les *membres inférieurs.*

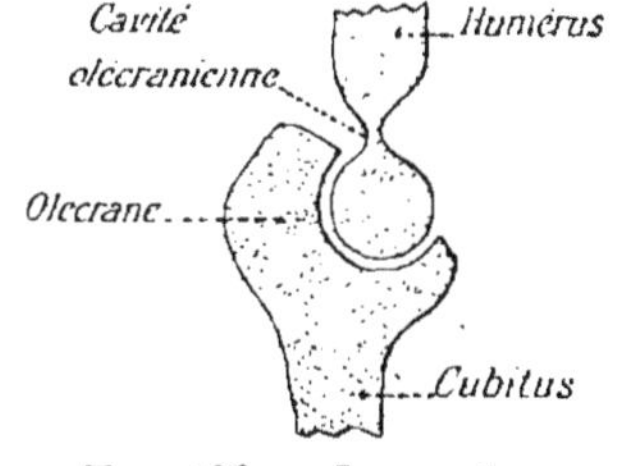

Fig. 186. — Le coude.

Le *membre supérieur* comprend le *bras,* l'*avant-bras,* le *poignet,* la *paume de la main* et les *doigts.*

Le *bras* (*fig.* 187, B) a pour squelette un seul os, l'*humérus,* qui va depuis l'épaule jusqu'au coude (*fig.* 186) et dont la tête arrondie permet au bras de se mouvoir dans toutes les directions.

L'*avant-bras* (*fig.* 187, B) contient deux os : le *cubitus,* en dedans, et le *radius,* en dehors. Le radius peut tourner autour du cubitus en entraînant la main dans ce mouvement. A sa partie supérieure le cubitus présente un prolongement en forme de bec, l'*olécrane,* qui vient heurter contre l'humérus, empêchant ainsi le bras de se ployer en arrière.

Le *poignet* (*fig.* 187, B) présente 8 petits os disposés sur deux rangées : c'est le *carpe*. La *paume* a son squelette formé par 5 os allongés : c'est le *métacarpe*. Enfin les *doigts*, au nombre de 5, ont chacun 3 petits os appelés *phalange*, *phalangine* et *phalangette* ; le pouce seul n'a que deux os.

Le membre supérieur est rattaché au tronc par deux os qui forment ce qu'on appelle la *ceinture scapulaire* : la *clavicule* en avant et l'*omoplate* en arrière (*fig*. 188).

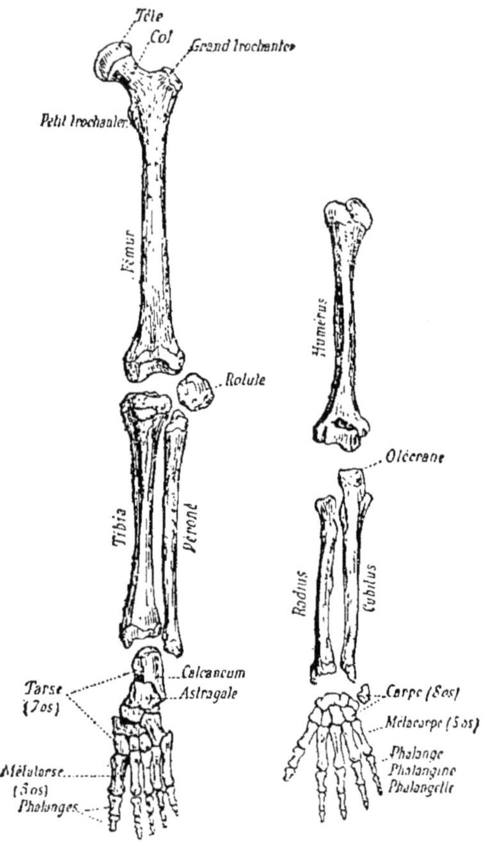

A. Membre inférieur. B. Membre supérieur.

FIG. 187. — Squelette des membres.

Le *membre inférieur* (*fig*. 187, A) comprend la *cuisse*, la *jambe*, le *cou-de-pied*, la *plante* et les *doigts* ou *orteils*.

La *cuisse* a pour squelette le *fémur*, qui est l'os le plus long du corps et qui va depuis la hanche jusqu'au genou.

La *jambe* comprend deux os : le *tibia*, en dedans, et le *péroné*, en dehors. Le tibia forme avec le fémur l'articulation du genou, et en avant de cette articulation se trouve un petit os appelé *rotule* et destiné à empêcher la jambe de se ployer en avant ; la rotule joue le même rôle que l'olécrane pour le bras.

Le *cou-de-pied* a son squelette, appelé *tarse*, formé de 7 os, dont l'un, le *calcanéum*, est l'os du talon. La *plante* est soutenue par 5 os formant le *métatarse*. Enfin, les *doigts* ou *orteils* sont au nombre de 5, et chaque doigt possède 3 phalanges, sauf le gros orteil qui n'en a que deux.

Les membres inférieurs sont reliés au tronc par deux gros

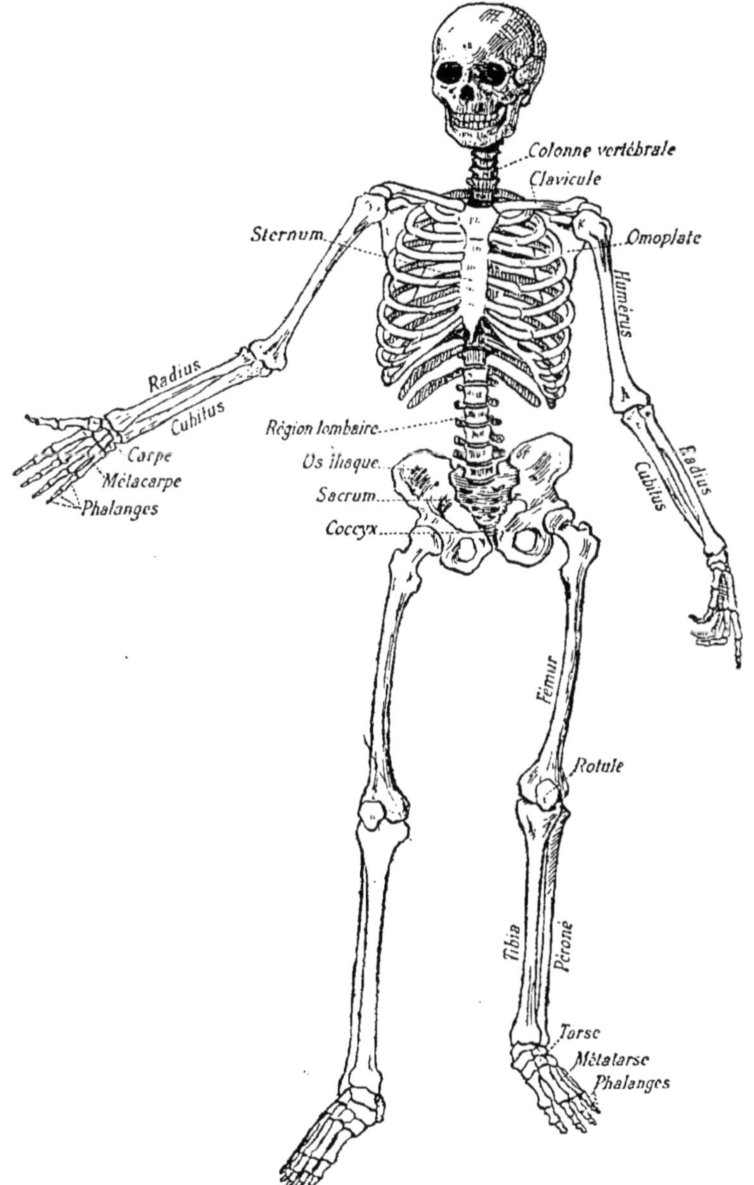

Fig. 188. — Squelette de l'Homme.

os appelés *os iliaques* (*fig.* 188) et qui, réunis en arrière au sacrum et s'articulant en avant, viennent former le *bassin*. Cet ensemble constitue la *ceinture pelvienne*.

Les membres inférieurs et supérieurs sont donc construits sur le même plan.

Les articulations. — Le mode d'union de deux os constitue une *articulation*. Les articulations sont de trois sortes : *immobiles, presque immobiles* et *mobiles*.

Les articulations *immobiles* sont constituées par des os qui s'engrènent solidement entre eux : tels les os du crâne et de la face.

Les articulations *presque immobiles,* encore appelées *symphyses,* ne permettent qu'un léger déplacement des os. C'est le cas des vertèbres qui sont réunies par un disque cartilagineux, de telle sorte que la colonne vertébrale dans son ensemble est légèrement flexible.

Les articulations *mobiles* (*fig.* 189) permettent aux os de se mouvoir les uns sur les autres. Telles sont les articulations des membres. Dans une articulation mobile, comme celle du coude ou du genou par exemple, les deux surfaces osseuses en contact s'emboîtent l'une dans l'autre et sont recouvertes d'un cartilage lisse destiné à amortir les chocs. Les deux os sont rattachés par une membrane fibreuse solide appelée *capsule articulaire,* et en dedans de cette membrane se trouve une poche, la *synoviale,* remplie d'un liquide filant, huileux, appelé *synovie* et qui est destiné à faciliter le glissement des os dans les mouvements.

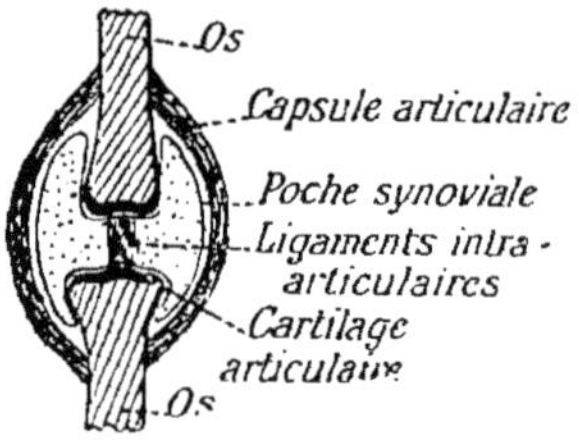

Fig. 189. — Une articulation mobile.

Il se produit parfois à la surface du cartilage de cette articulation des concrétions solides d'acide urique : c'est alors que l'articulation fait entendre des craquements particuliers. Les maladies des articulations sont décrites sous le nom d'*arthrites*. Une des plus graves est l'arthrite de l'articulation du fémur avec le bassin, encore appelée *coxalgie*, et dans laquelle la tête du fémur tend à sortir de la cavité articulaire.

Si l'on immobilise un membre pendant que se fait l'ossification, les os se soudent et le membre s'*ankylose*. Dans la *luxation* les os sont déboîtés ou dérangés de leur position normale : le membre est alors déformé et les mouvements volontaires sont devenus impossibles. Le replacement des os dans leur position naturelle, c'est-à-dire la *réduction* de la luxation, est d'autant plus facile qu'elle suit de plus près l'accident. Dans l'*entorse* les ligaments seulement sont arrachés et les os sont restés en place : la douleur est vive, mais les mouvements sont encore possibles. Dans la *fracture*, c'est-à-dire lorsqu'un os est brisé, il faut ne pas soulever le membre fracturé, mais le placer sur un plan solide et attendre l'arrivée du médecin. Celui-ci reconnaît la fracture par la mobilité inaccoutumée des parties et par les craquements ou *crépitation* qu'il entend. C'est alors qu'après avoir remis bout à bout les deux fragments de l'os cassé, ce qui est toujours une opération délicate, il immobilise du mieux possible les parties en place, à l'aide de bandes, de lames de bois, de matières agglutinantes, etc. Il se fait alors autour de la fracture un travail actif, de nouveaux tissus se forment et quelques semaines après l'accident la soudure des deux fragments se fait par de la nouvelle matière osseuse appelée *cal*. Si les deux os n'ont pas été bien remis en place il se produit un *cal difforme* (*fig.* 190).

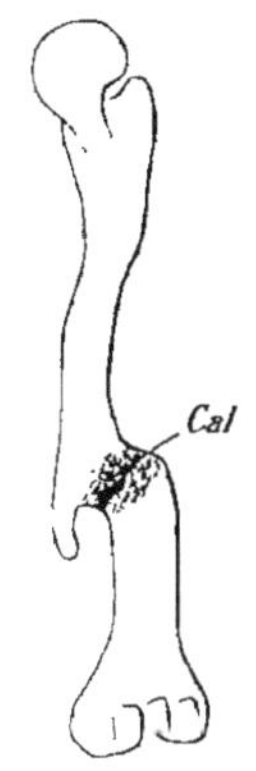

Fig. 190. Fracture du fémur avec cal difforme.

Hygiène du squelette.

Avant que d'étudier les organes actifs du mouvement, c'est-à-dire les muscles, il nous semble utile de dire ce qu'il faut faire pour avoir un squelette solide, de montrer l'influence des exercices physiques sur le développement du squelette, et enfin d'étudier les déformations causées par les attitudes et les mouvements.

Ce qu'il faut faire pour avoir de bons os. — Les sels calcaires, carbonate et phosphate de calcium, étant indispensables à la formation des os, il est nécessaire que l'*alimentation soit riche en sels calcaires* pour que l'ossification puisse se faire chez le jeune enfant. Sinon le squelette ne s'ossifie pas ; il reste cartilagineux, mou, et se déforme : c'est le *rachitisme*. C'est ce qui arrive chez les jeunes enfants privés de lait, aliment riche en sels calcaires, le seul d'ailleurs qui convienne pendant la première année. Il est donc mauvais, pendant cette période de la vie, d'alimenter les enfants avec des soupes épaisses, des légumes, de la viande, qu'ils sont incapables de digérer. En pareil cas leurs os restent mous, leur squelette se déforme (*fig.* 191) : par exemple, les jambes, trop faibles pour supporter le poids du corps, s'incurvent en cerceau (*fig.* 192). Cette déformation est ordinairement accompagnée d'une augmentation de volume des extrémités et d'un ventre trop gros. Telles sont les infirmités que ces pauvres petits vont garder toute leur vie et qu'une alimentation faite uniquement de bon lait aurait pu éviter.

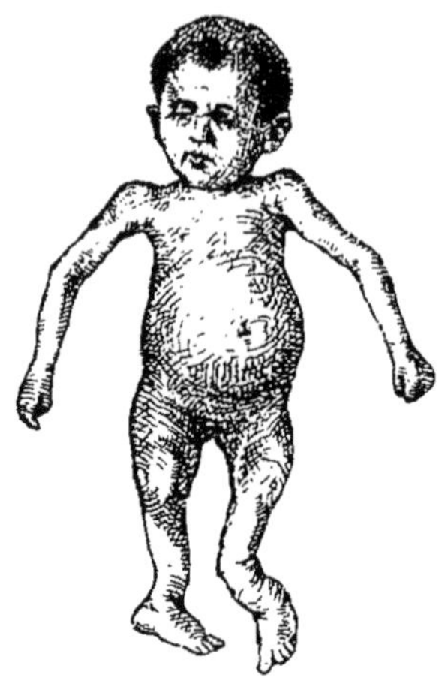

Fig. 191. — Enfant rachitique : os déformés, ventre gros.

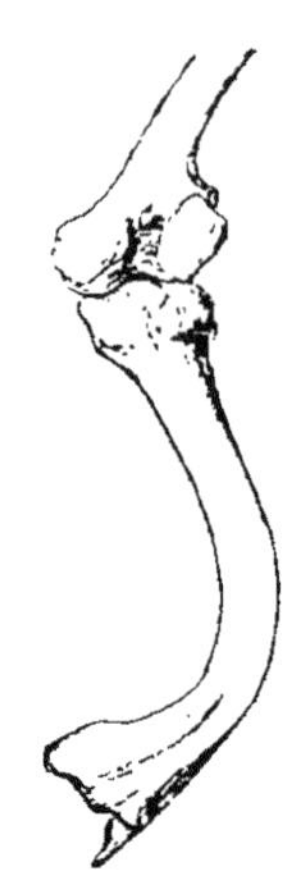

Fig. 192. — Os incurvé de la jambe d'un rachitique.

Une expérience a montré l'importance des sels calcaires dans l'alimentation : on a nourri de jeunes Pigeons avec des aliments privés de calcaire, et on a vu que leur squelette continuait à s'accroître mais qu'il restait mou et se déformait. Les Pigeons étaient devenus *rachitiques*.

Influence des exercices physiques sur le développement du squelette : nains et géants. — Nous avons montré que la taille pouvait s'accroître tant que l'ossification n'était pas définitive, tant qu'il restait un disque de cartilage entre la diaphyse et les épiphyses des os longs. Or, on a constaté qu'un exercice violent active l'ossification et fait souder rapidement la diaphyse aux épiphyses. Il en résulte que la taille n'atteint pas toute son ampleur. Une preuve de ceci nous est donnée par les enfants d'acrobates qui, très jeunes, sont astreints à des exercices violents et qui restent ordinairement petits.

Au contraire, un enfant malade, étendu longtemps sur son lit, pousse en longueur et voit sa taille augmenter de plusieurs centimètres en quelques mois.

Il ne faut donc pas faire exécuter aux enfants un travail

excessif : [de même qu'on n'attelle pas un poulain à la charrue, on ne doit pas laisser l'enfant faire des exercices violents, sous peine d'en faire un homme rabougri, un petit vieillard. L'enfant doit courir et jouer, et remettre les jeux athlétiques à vingt ans, lorsque sa croissance sera achevée.

Ce serait une erreur égale de croire qu'une taille élevée est une condition de vigueur. Les géants sont, au contraire, des individus peu résistants, produisant peu aussi bien au point de vue physique qu'au point de vue intellectuel. Le gigantisme est même considéré en médecine comme une maladie spéciale connue sous le nom d'*acromégalie*. Le géant, homme supérieur par la taille, par la force et par l'intelligence, n'existe pas. Les géants historiques sont autant de preuves de ce que nous avançons : à Milan, un géant occupait deux lits mis bout à bout, mais il ne pouvait tenir sur ses jambes ; Evans, le gigantesque portier de Charles Ier, était sans vigueur ; le portier de Cromwell, un géant énorme, fut enfermé dans un asile d'aliénés ; etc.

Chez un adulte, à la suite d'une maladie infectieuse, par exemple, il peut se produire de brusques poussées de croissance ; mais si les épiphyses sont soudées aux diaphyses, l'accroissement de l'os ne peut plus se faire en longueur, il se fait alors en épaisseur en produisant les déformations caractéristiques de l'acromégalie. Signalons parmi ces dernières : une face énorme, une mâchoire inférieure proéminente, un gros nez, une peau épaisse sillonnée de rides profondes, des mains disproportionnées (*fig.* 193), de vrais « battoirs » avec des « doigts en boudins » aux bouts carrés et aux ongles striés, et des pieds à l'avenant. En général, ces difformités correspondent à une lésion de la *glande pituitaire,* petit appendice situé au-dessous du cerveau.

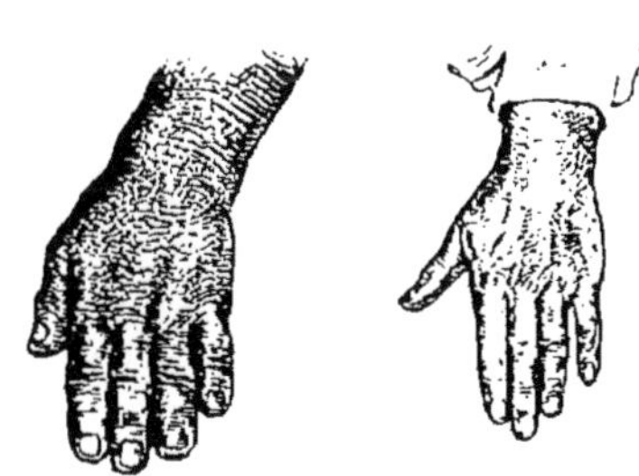

FIG. 193. — Mains de femme, l'une avec des dimensions exagérées, l'autre normale.

D'autre part, il est certain qu'une réduction trop grande de la taille est un signe de dégénérescence physique et présente des désavantages évidents. La diminution de taille ou *nanisme* peut être une simple diminution de longueur d'un squelette sain, tels les anciens Pygmées ; mais elle peut être aussi d'origine pathologique et due à des lésions osseuses ou glandulaires. Les légendes populaires ont de tout temps fait jouer un rôle considérable aux nains, à ces êtres féeriques et malins qui semblaient ne relever que de la fable et dont l'existence ne peut plus être mise en doute. Les découvertes de squelettes de Pygmées dans les sépultures préhistoriques, les témoignages fournis par la sculpture antique, les récits des explorateurs modernes et les découvertes anthropologiques récentes, sont autant de preuves de l'existence réelle de ces nains d'autrefois, dont on trouve encore aujourd'hui quelques représentants isolés, ou vivant en collectivité.

En somme, la taille ayant une influence sur la force musculaire, sur l'agilité et la vitesse des mouvements, il est avantageux de posséder une taille moyenne. C'est ce que l'on devra rechercher par une alimentation convenable, des exercices modérés et non prématurés. Les aliments riches en phosphates et en lécithine semblent favoriser l'accroissement du squelette. « Ainsi, dit M. Springer, dans certaines contrées, 50 pour 100 des jeunes gens étaient reconnus impropres au service militaire pour défaut de taille. Or, dans ces régions les terrains étaient pauvres en phosphates, produisaient des races animales petites. Il a suffi de phosphater ce sol ingrat pour y faire pousser des soldats. »

Des exercices faits trop tôt peuvent aussi modifier l'état des articulations. C'est ainsi que chez certains acrobates dits *hommes serpents*, on obtient, dès l'enfance, par des exercices particuliers, l'allongement des ligaments articulaires et par suite l'élargissement des surfaces articulaires. Il en résulte que les mouvements sont plus amples mais aussi que l'articulation est moins solide.

Déformations du squelette par les attitudes, les mouvements et les vêtements. — On se figure volontiers que le squelette étant essentiellement dur, solide, doit garder une forme immuable : il n'en est rien. Le squelette est peut-être dans tout l'organisme ce qu'il y a de plus malléable : il se modifie avec les mouvements, suivant les instincts et les habitudes, s'adaptant aux circonstances en modifiant la forme des os et le rapport des os entre eux. L'étude du squelette des animaux actuels et géologiques nous fournit sur ce point les renseignements les plus précieux. Nous ne devons donc pas nous étonner si le squelette de l'Homme subit des déformations, surtout chez les enfants, sous l'influence d'exercices physiques mal dirigés, de mauvaises attitudes habituelles, de professions manuelles ou encore de vêtements mal adaptés à la forme du corps.

Les *mauvaises attitudes habituelles* agissent surtout en déformant l'axe du squelette, c'est-à-dire la colonne vertébrale. Chez les enfants ces déformations se produisent rapidement, car le squelette n'a pas encore la rigidité de celui de l'adulte. Ainsi un enfant toujours porté sur les bras de sa mère ou de sa nourrice peut contracter une déviation de la colonne vertébrale. Le même fait peut se produire chez les enfants qui lisent au lit ou se couchent dans une mauvaise attitude, qui prennent pour écrire, pour coudre ou même pour se reposer, une attitude vicieuse, et enfin chez ceux qui portent trop tôt des charges trop lourdes.

Une cause de déformation du squelette est l'horrible application du maillot qui immobilise l'enfant comme une momie égyptienne. De peur que les corps ne se déforment par des mouvements libres, les partisans du maillot les déforment en les mettant sous presse.

La déviation de la colonne vertébrale est due à une déformation des vertèbres causée par une mauvaise nutrition. Les corps des vertèbres, au lieu de rester cylindriques, s'épaississent d'un côté parce que la nutrition est augmentée, et s'aplatissent de l'autre parce que la nutrition est ralentie : il en résulte une torsion des vertèbres et par suite une modification dans les courbures de la colonne vertébrale. C'est pourquoi, chez le jeune enfant, une gymnastique générale bien appliquée, en rétablissant une bonne nutrition, arrive à corriger ces déformations. Sinon il faut avoir recours à des appareils spéciaux.

Le mieux est encore d'éviter ces accidents en se gardant de prendre des attitudes qui déforment ainsi le corps. Cherchons donc à déterminer les bonnes et les mauvaises attitudes.

Debout (*fig*. 194) la bonne attitude est celle que l'on prend contre un mur vertical en faisant toucher la nuque, le dos, les fesses et les talons. Dans cette position la tête est relevée, les épaules sont reportées en arrière, de façon à laisser à la poitrine tout son développement. Mais dès que l'on abandonne cette attitude correcte, les courbures vertébrales s'accentuent et amènent une diminution de la taille, la voussure du dos se produit projetant le ventre en avant, la tête s'incline et les épaules font saillie en avant. C'est pour éviter cette difformité du *dos rond* (*fig*. 195) que l'on répète sans cesse aux jeunes gens de ne pas se tenir la tête et le corps penchés. Cette déviation de la colonne vertébrale atteint ordinairement les vieillards, mais d'autant plus tard et plus légèrement qu'ils se sont efforcés étant jeunes de se tenir bien droits : c'est le cas des officiers, qui conservent pendant leur vieillesse cette attitude correcte. Ainsi l'on voit des vieillards droits et des jeunes gens voûtés : la raison est moins dans l'âge que dans l'habitude excellente de se bien tenir.

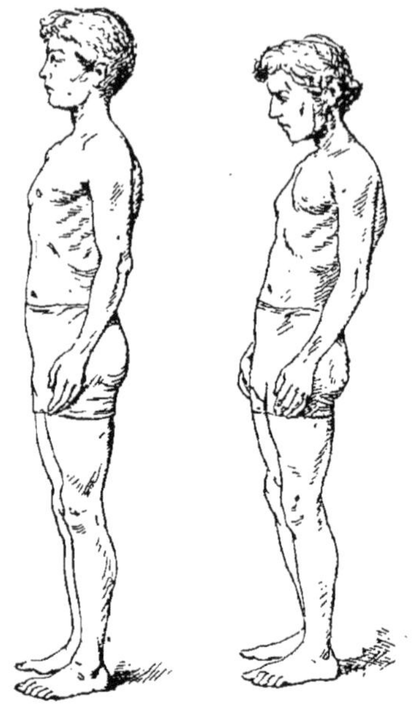

Fig. 194. — Bonne et mauvaise attitude *debout*.

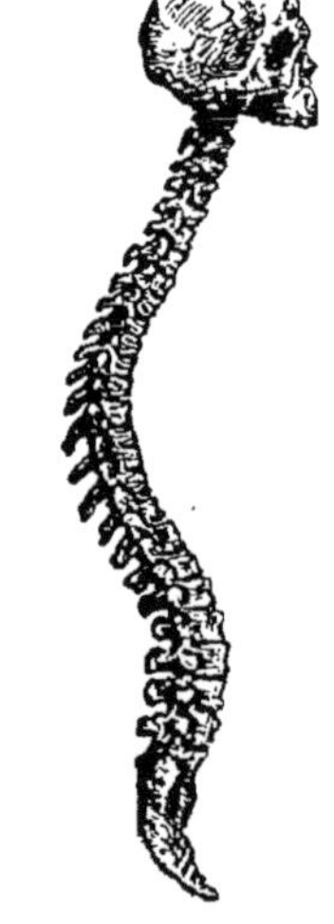

Fig. 195. — Déformation de la colonne vertébrale produisant le *dos rond*.

Une mauvaise attitude du corps peut aussi résulter de l'usage de chaussures munies de hauts talons (*fig*. 196) : les cuisses et les genoux sont fléchis ; le bassin trop penché en avant exagère les courbures de la colonne vertébrale en produisant une ensellure lombaire et une voussure dorsale. De plus, le point d'appui du corps se faisant uniquement sur les orteils, il se produit des crampes dans les membres inférieurs, et cette contracture des muscles peut à la longue retentir sur la moelle épinière.

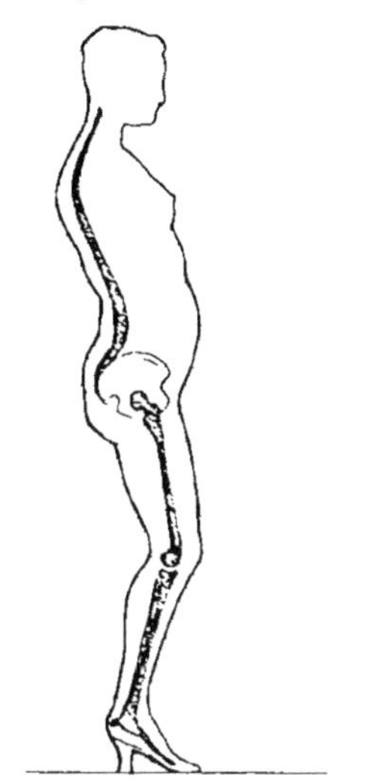

Fig. 196. — Mauvaise attitude du corps due à l'influence de hauts talons.

Assis (*fig.* 197), la déformation du squelette se produit aussi bien que debout. Il suffit pour cela de prendre une mauvaise position sur son siège, ou bien de faire usage de sièges défectueux.

Dans une bonne attitude assise (*fig.* 197, A et 198) le corps doit reposer sur les cuisses, et être d'aplomb sur le siège en effaçant la courbure vertébrale. Si le corps se penche en avant (*fig.* 197, B) il tend à se voûter. Si l'on se redresse trop (*fig.* 197, C) on exagère la cambrure des reins, ce qui produit aussi une déviation du squelette. En somme, il faut un effort pour maintenir le corps droit, et cet effort cesse si le siège a son dossier légèrement incliné en arrière (*fig.* 198).

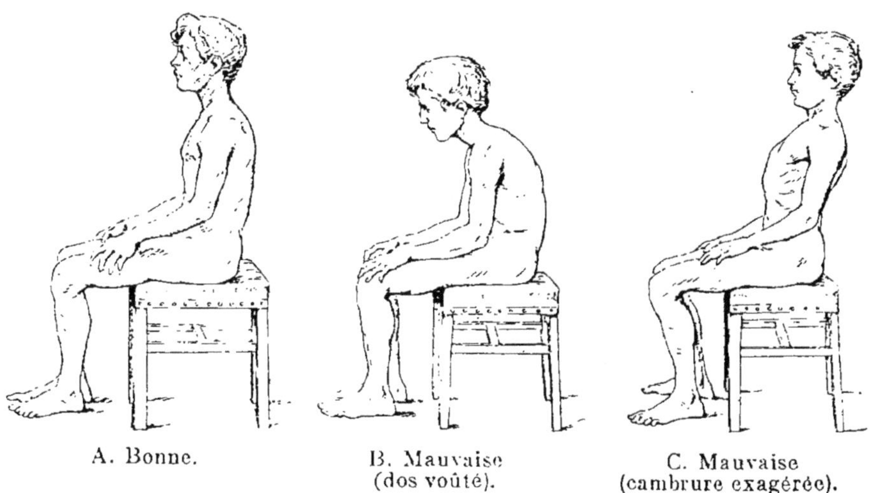

A. Bonne. B. Mauvaise (dos voûté). C. Mauvaise (cambrure exagérée).

Fig. 197. — Bonne et mauvaises attitudes *assises*.

L'attitude la plus mauvaise (*fig.* 199) consiste à s'asseoir sur le bord du siège le dos appuyé contre le dossier, car la voussure du dos s'accentue et la tête s'abaisse davantage.

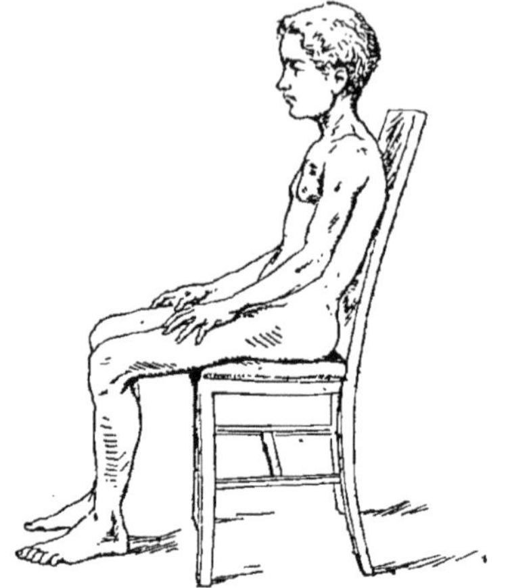

Fig. 198. — Bonne attitude donnant le maximum de repos.

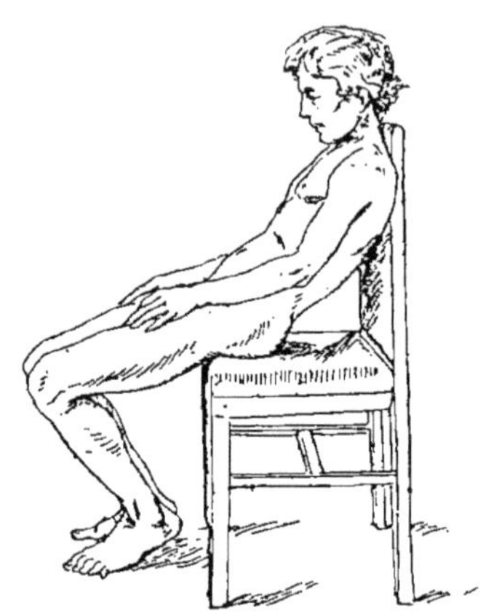

Fig. 199. — La plus mauvaise attitude assise.

Le siège peut être défectueux : trop étroit et incliné en

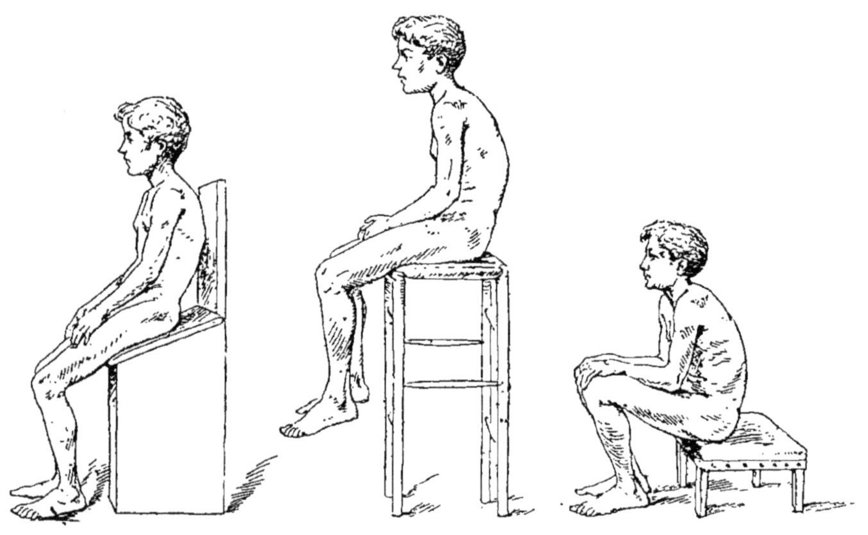

A. Trop étroit et incliné. B. Trop élevé. C. Trop bas.

Fig. 200. — Sièges défectueux.

avant (*fig*. 200, A), il ne repose pas ; trop élevé (*fig*. 200, B), il laisse pendre les jambes, ce qui fatigue les ligaments des articulations et nécessite des contractions musculaires ; trop bas (*fig*. 200, C), il oblige la flexion des jambes, exagère la courbure du dos et comprime les organes de l'abdomen.

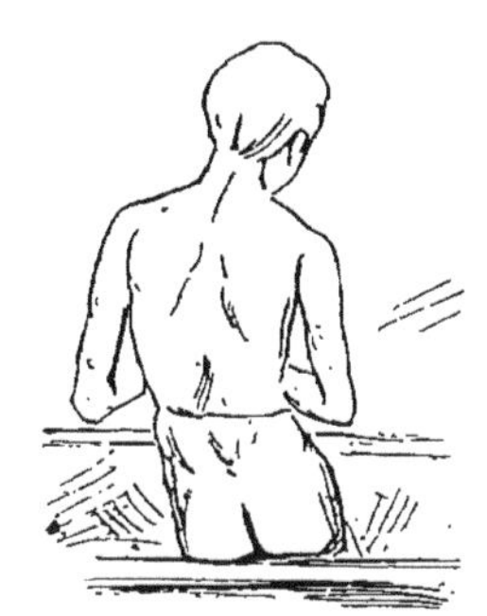

Fig. 201. — Mauvaise attitude produisant la *scoliose*.

Enfin, des déviations latérales de la colonne vertébrale peuvent se produire si l'on fait porter le poids du corps sur une seule jambe, produisant ce qu'on appelle la *station hanchée,* ou bien si l'on s'asseoit de travers sur une seule fesse (*fig*. 201). C'est le cas fréquent de l'écolier qui s'appuie sur la fesse gauche et le coude gauche. « Sur 200 enfants, dit Schenk, 160 déplacent leur thorax à gauche. » L'épaule gauche devient alors plus élevée que l'autre, tandis que c'est la hanche droite qui est la plus élevée. Cette attitude que les enfants prennent d'abord par négligence ne tarde pas à devenir habituelle et à produire une véritable difformité de la colonne vertébrale connue sous le nom de *scoliose* (*fig*. 202). Le seul moyen d'éviter cet accident est de s'asseoir d'aplomb sur les deux fesses, de maintenir le corps bien droit, et d'incliner légèrement le papier sur lequel on écrit pour faciliter les mouvements de la main.

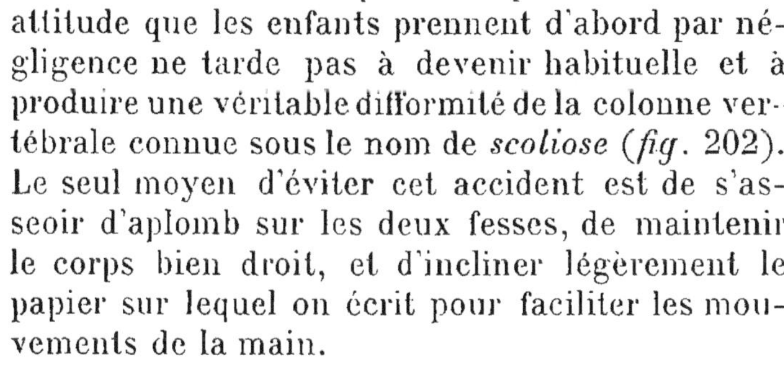

La scoliose est très fréquente chez la femme : on la trouve chez 93 pour 100 des filles et chez 6 pour 100 seulement des garçons. Par contre, les grosses déformations sont plus fréquentes chez l'homme : il y a plus de bossus que de bossues.

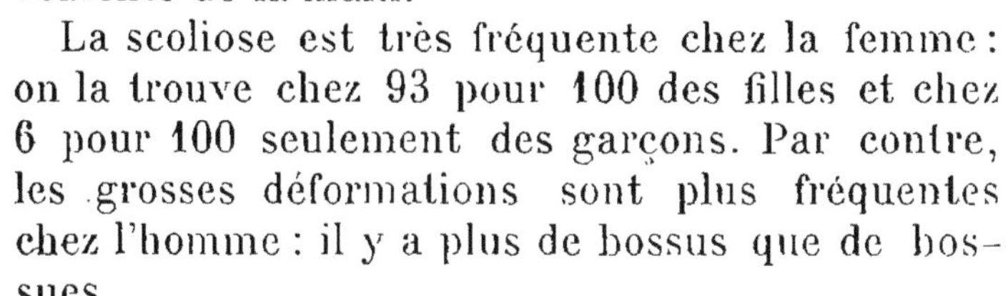

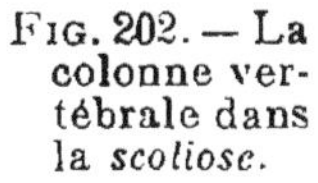

Fig. 202. — La colonne vertébrale dans la *scoliose*.

Le squelette présente d'autres déformations que celles de la colonne vertébrale. Ces déformations, comme le pied bot, les genoux cagneux, la coxalgie, peuvent produire aussi des déviations de la colonne vertébrale. Toutes finissent par troubler le fonctionnement des organes internes : il faut donc chercher à prévenir ces difformités par l'éducation physique, plutôt que de chercher à les guérir.

A ce point de vue, il est bon de ne pas faire marcher les enfants trop jeunes, car leurs jambes trop faibles fléchissent et restent courbées.

Les ouvriers conservant pendant de longues heures la même attitude pour produire les mêmes efforts constamment répétés présentent souvent des déformations du squelette.

Le terrassier (*fig.* 203) qui charge des tombereaux à la pelle,

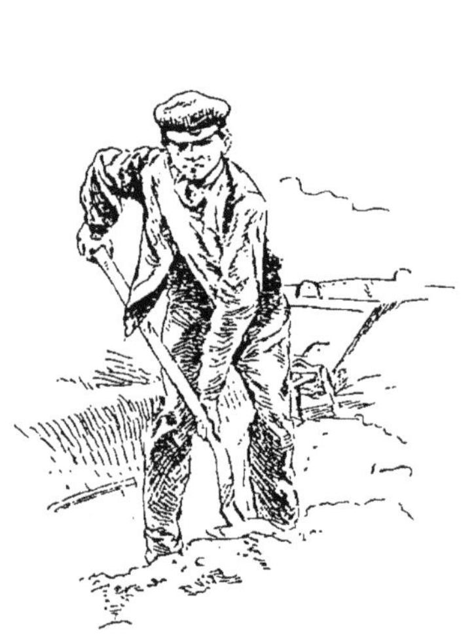

FIG. 203. — Le terrassier (effort de redressement).

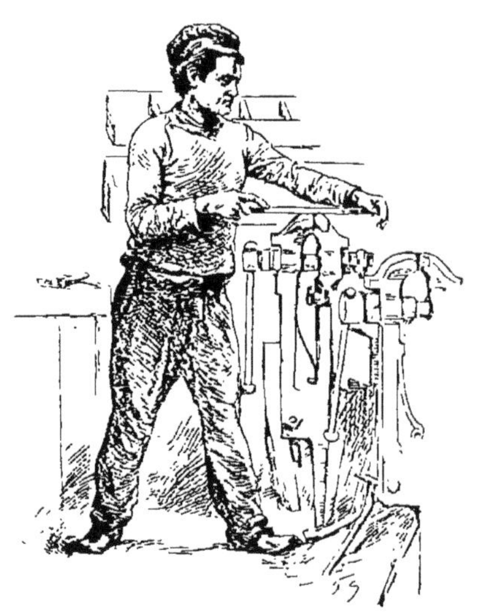

FIG. 204. — Le travail à l'étau (effort fléchissant).

la femme qui porte des fardeaux sur la tête, ont le buste droit car ils font des efforts constants pour se redresser. Au contraire, le vigneron qui reste toujours fléchi est voûté à 40 ans ; la couturière, l'employé de bureau se voûtent également de bonne heure.

Si l'ouvrier a soin d'approprier son outil à sa taille, il subit peu de déformation. Par exemple, l'étau doit être adapté à la taille de l'ouvrier (*fig.* 204); s'il est trop haut, l'ouvrier est obligé de lever les bras, ce qui le fatigue à l'excès ; s'il est trop bas, l'ouvrier est obligé de se pencher et de balancer son corps, ce qui le fatigue rapidement et produit une déviation du squelette.

L'attitude du corps pendant le travail n'a pas seulement pour effet de déformer le squelette, elle a un retentissement direct sur la santé. Ainsi l'attitude assise congestionne les organes de la digestion ; l'attitude debout cause des troubles graves de la circulation ; l'attitude courbée, celle des cordonniers, par exemple, enfonce le sternum dans la poitrine et détermine des affections du cœur.

Les jeunes gens qui s'entraînent exclusivement aux mêmes exercices, soit par le sport, soit par la gymnastique, arrivent aussi à détruire la symétrie et l'harmonie de leur squelette. C'est ainsi que des cyclistes préoccupés seulement de *faire de la vitesse* se tiennent presque couchés sur le guidon de leur machine (*fig.* 205), prenant ainsi une attitude mauvaise pour

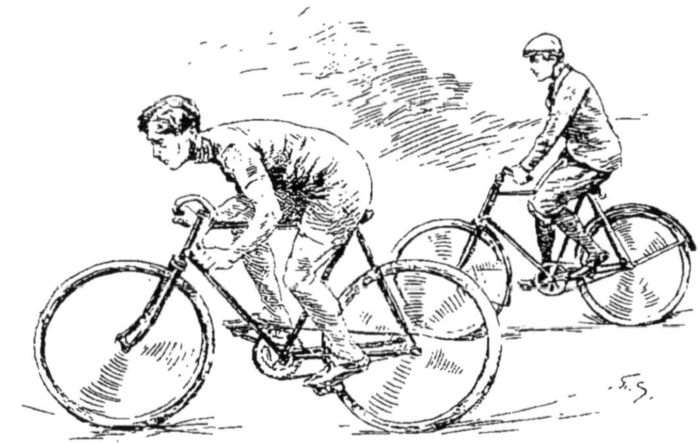

Fig. 205. — Mauvaise et bonne attitude du cycliste (effort fléchissant).

leur squelette et pour le fonctionnement des autres organes. Cette attitude longtemps gardée et reprise chaque jour ne manquera pas de causer des déformations, surtout chez les jeunes gens, dont le squelette est en voie d'ossification. A ce point de vue, il serait hygiénique de combiner les sports et non pas de se spécialiser. C'est ainsi que le canotage (*fig.* 206), qui exige des efforts de redressement, pourrait corriger l'attitude trop fléchissante du cycliste.

En somme, les mauvaises attitudes habituelles sont incompatibles avec la santé : l'hygiène et la beauté sont ici solidaires.

Les *vêtements* trop serrés et, en particulier, pour les femmes les corsets trop étroits et mal adaptés à la forme du tronc, sont des causes fréquentes de déformation du squelette de la cage thoracique. Le thorax rétréci à la base comprime les poumons, le cœur, l'estomac et le foie. Les mouvements des côtes inférieures sont presque abolis ; il en résulte une modification (*fig.* 207 et 208) dans la forme du squelette du tronc. La pression sur les organes de l'abdomen les déforme aussi : l'estomac se dilate et se déplace, le foie se replie, le rein se mobilise. De là une foule de malaises dyspeptiques et

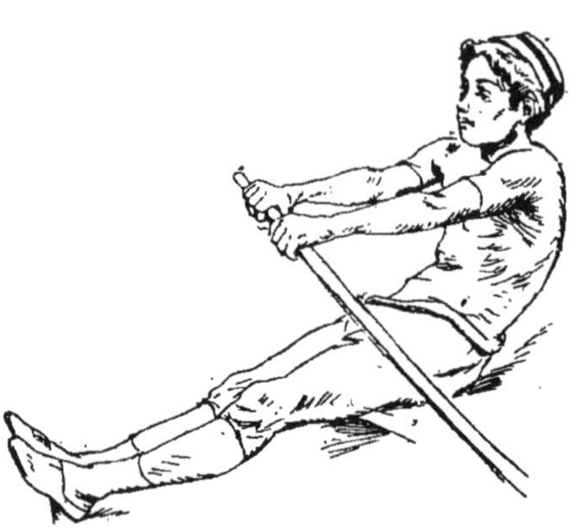

FIG. 206. — Canotage (effort de redressement).

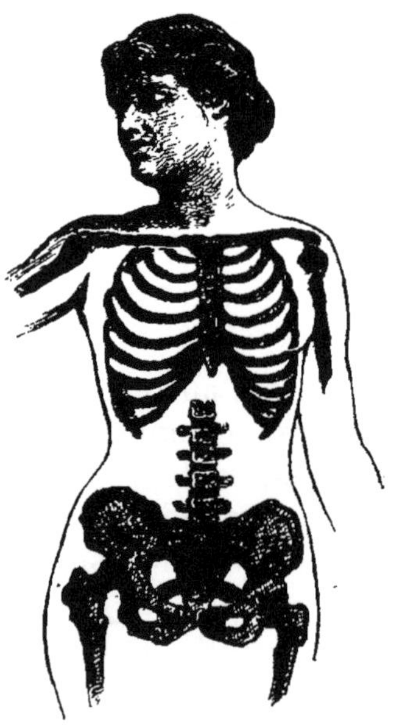

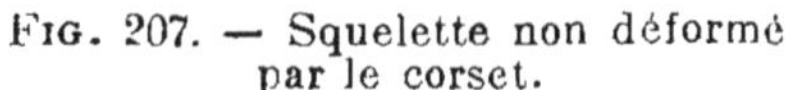

FIG. 207. — Squelette non déformé par le corset.

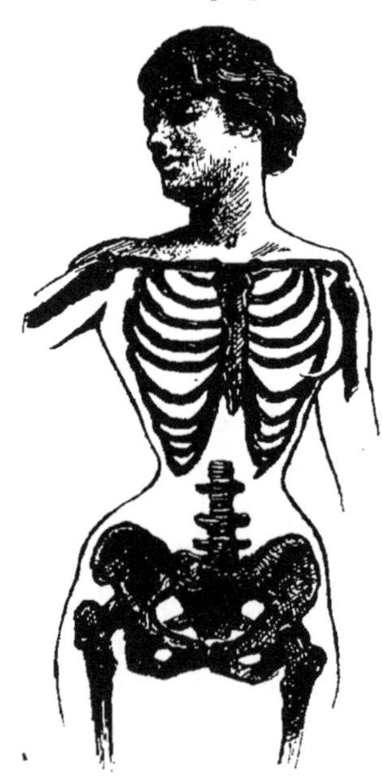

FIG. 208. — Squelette déformé par le corset.

nerveux que l'on attribuait tantôt à l'estomac, tantôt à la neurasthénie et qui, en réalité, ont une cause unique : le corset.

Tout le monde connaît les méfaits du corset, même les dames; mais il faut croire que la taille fine exerce sur ces dernières une attraction invincible. Pourtant la Vénus de Milo a 80 centimètres de tour de taille, et la Vénus de Médicis 75. Ajoutons que ni la race, ni la couleur n'ont raison du corset. On raconte, en effet, que lors de l'émancipation des noirs au Brésil, le premier usage que firent des négresses de leur liberté fut d'acheter un corset ; en quelques jours les corsetières de Rio en vendirent plus d'un demi-million. Donc les médecins ne pouvant obtenir la suppression du corset essayèrent de faire adopter des transformations de cet appareil. Ils y réussirent, car le corset actuel peut être considéré comme un essai de corset rationnel. Pour être parfait le corset devrait tout en dessinant la taille, s'opposer au refoulement des viscères dans le bas-ventre, et permettre le libre mouvement de la poitrine. « Le modèle de ce corset, dit M. Glénard, nous est fourni par la nature elle-même dans les anneaux dont elle a orné le ventre de ses plus jolis insectes. »

Les muscles.

Les *muscles* sont les organes actifs du mouvement; ils forment ce qu'on appelle la *chair*, et sont au nombre d'environ 450 chez l'Homme.

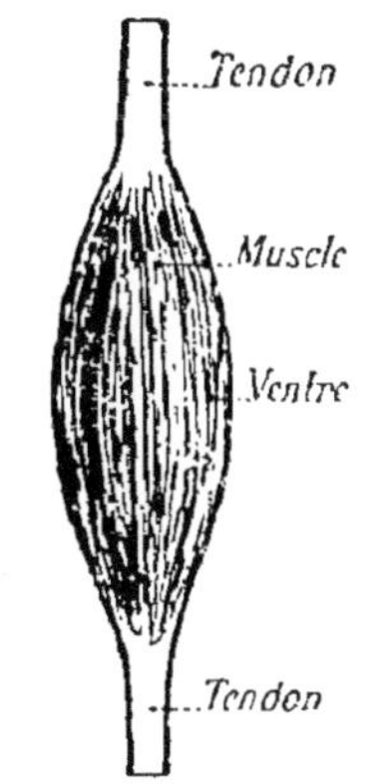

Fig. 209. — Un muscle strié.

Muscles striés et muscles lisses. — On peut d'après leur structure et d'après leurs fonctions ranger les muscles en deux catégories : les *muscles striés* et les *muscles lisses*.

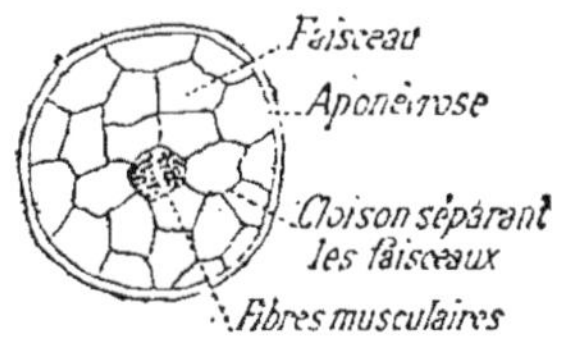

Fig. 210. — Coupe transversale d'un muscle.

Les *muscles striés* (*fig.* 209) sont soumis à l'action de la volonté ; ce sont les organes essentiels de la locomotion. Tels sont les muscles des membres. Examinons l'un de ces muscles, le *biceps,* par exemple, qui est situé à la partie antérieure

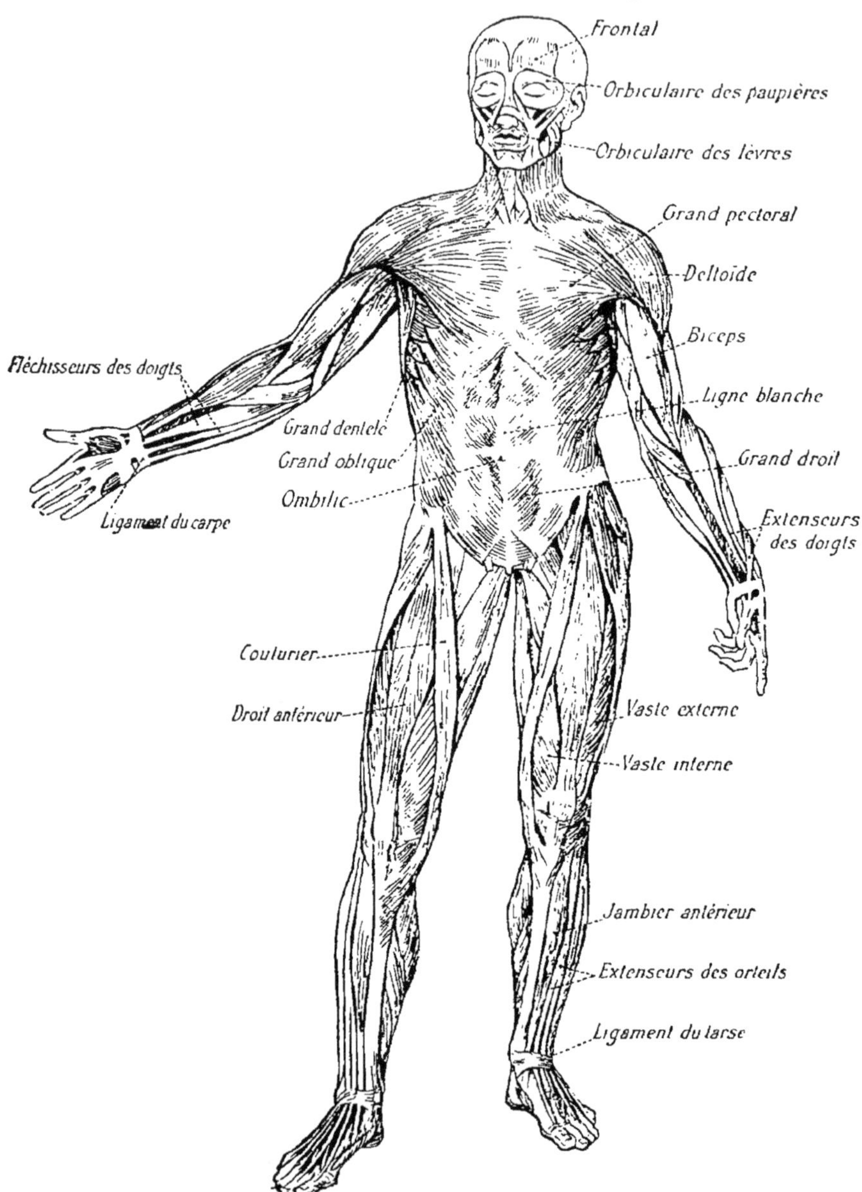

FIG. 211. — Les muscles de l'Homme (face antérieure).

du bras. Il présente une partie charnue, renflée, appelée

ventre, et deux prolongements blancs et élastiques, les *ten-*

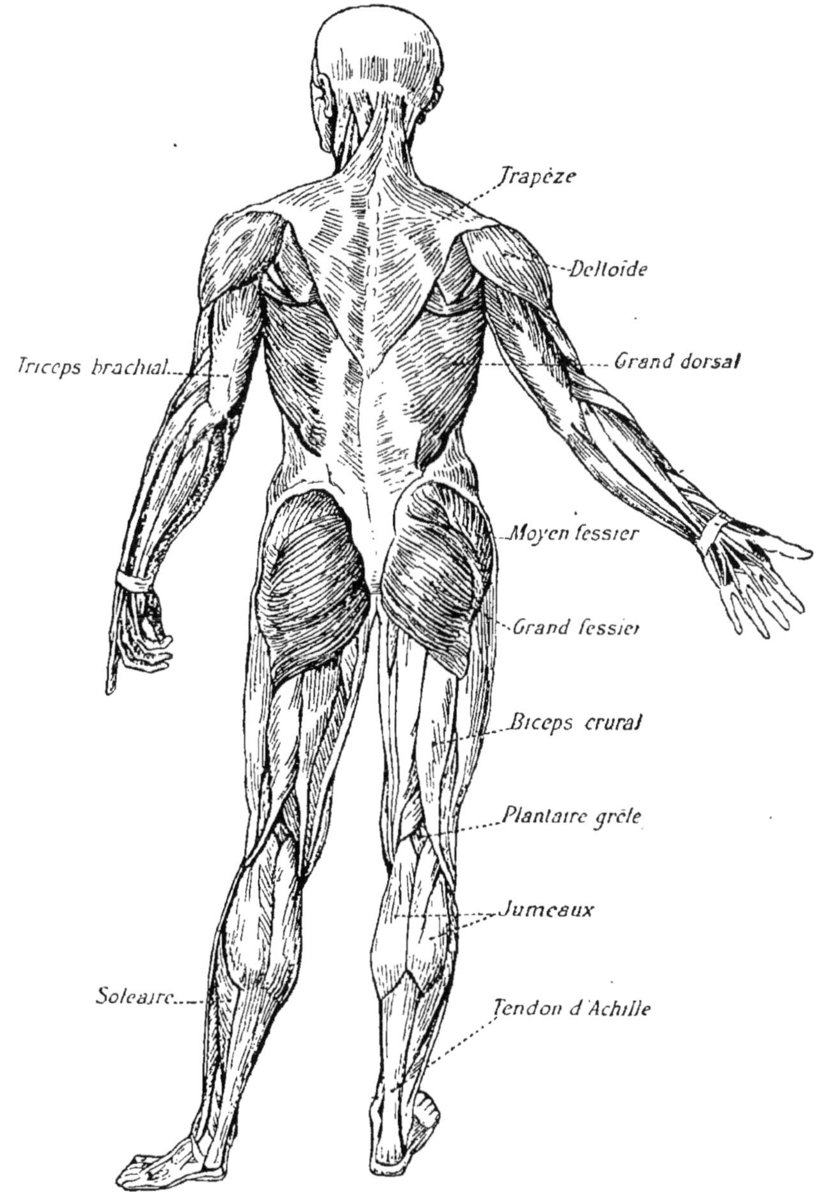

FIG. 212. — Les muscles de l'Homme (face postérieure).

dons. Il ne faut pas confondre, comme on le fait souvent,

les tendons avec les nerfs. Ainsi, quand on dit vulgairement qu'une viande est nerveuse, c'est *tendineuse* qu'il faudrait dire ; et ce qu'on appelle un *nerf de Bœuf* est un simple tendon d'un muscle du Bœuf.

La couleur de ces muscles est rouge vif. Leur structure est fibreuse, c'est-à-dire qu'ils sont formés par un grand nombre de fibres parallèles qu'on aperçoit facilement sur de la viande bouillie. Sur une coupe transversale d'un muscle (*fig.* 210) on aperçoit : 1° une enveloppe externe appelée *aponévrose* ; 2° des cloisons provenant de cette enveloppe et qui partagent le muscle en un certain nombre de *faisceaux* ; 3° des *fibres musculaires* à peine visibles à l'œil, mais qui, au microscope, présentent un aspect strié.

Les *muscles lisses* sont indépendants de la volonté et sont formés de fibres non striées. Ils forment les parois du tube digestif et de la vessie.

Principaux muscles. — La plupart des muscles s'attachent par leurs tendons sur les différentes parties du squelette, de façon à faire mouvoir ces différentes parties les unes sur les autres en se contractant. Souvent deux muscles agissent sur les mêmes parties du squelette pour produire des mouvements de sens contraires : ces muscles sont dits *antagonistes*. Tels sont les muscles *extenseurs* et les muscles *fléchisseurs* des doigts.

Les principaux muscles sont représentés dans les figures 211 et 212. Nous allons seulement en énumérer quelques-uns.

Parmi les muscles de la *tête,* signalons : l'*orbiculaire des lèvres* et des *paupières,* qui font fermer la bouche et les yeux ; les *muscles de la face,* dont les mouvements donnent à notre physionomie sa mobilité et son expression.

Parmi les muscles du *tronc:* le *grand pectoral* et le *grand oblique,* qui servent dans la respiration ; le *trapèze* et le *deltoïde,* qui servent aux mouvements du bras.

Parmi les muscles des *membres :* au membre supérieur, le *biceps,* qui fléchit l'avant-bras sur le bras ; le *triceps,* qui est l'antagoniste du biceps ; les *extenseurs* et les *fléchisseurs* des doigts ; au membre inférieur, les muscles *fessiers,* qui assurent la verticalité du corps ; le *biceps crural,* qui fléchit la jambe sur la cuisse ; le *triceps,* qui est antagoniste du biceps ; le *couturier,* qui fléchit la jambe sur la cuisse en la portant vers le dedans : les *jumeaux* (tendon d'Achille), qui agissent dans la traction du pied.

Propriétés des muscles. — Les principales propriétés des muscles sont : l'*élasticité*, la *tonicité* et la *contractilité*.

L'*élasticité* est la propriété qu'a le muscle de reprendre sa forme primitive si on l'en écarte.

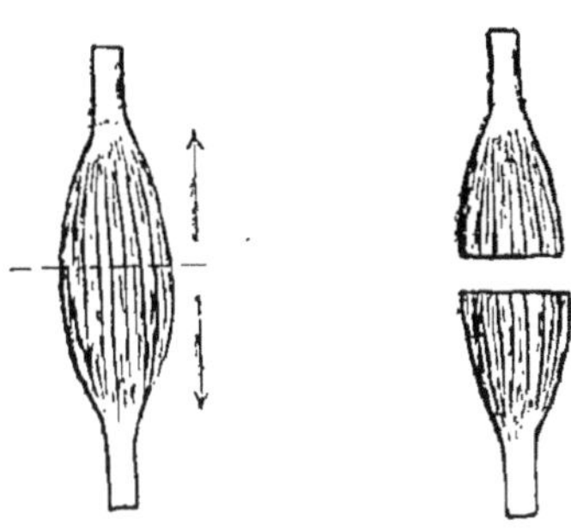

A. — Au moment de la section. B. — Après la section.

Fig. 213. — Tonicité musculaire.

Pour montrer ce qu'est la *tonicité*, il suffit de couper transversalement un muscle sur le membre d'un animal au repos (*fig.* 213) ; ce muscle se raccourcit, et chacune des moitiés se rétracte vers le tendon correspondant. Donc, même au repos, le muscle était légèrement contracté : cet état du muscle est la *tonicité*. La tonicité dépend du système nerveux, car si l'on coupe le nerf qui se rend au muscle, puis le muscle, celui-ci ne se raccourcit plus. Dans la *paralysie faciale* on a un autre exemple de la tonicité : la moitié paralysée de la figure est entraînée vers la moitié saine, qui est encore en tonicité.

La *contractilité* est certainement la propriété la plus importante du muscle, car c'est elle qui produit le mouvement. Sous l'influence des nerfs et de la volonté, le muscle se contracte, c'est-à-dire qu'il se raccourcit en devenant dur et globuleux. Prenons un exemple : le *biceps* (*fig.* 214) s'attache

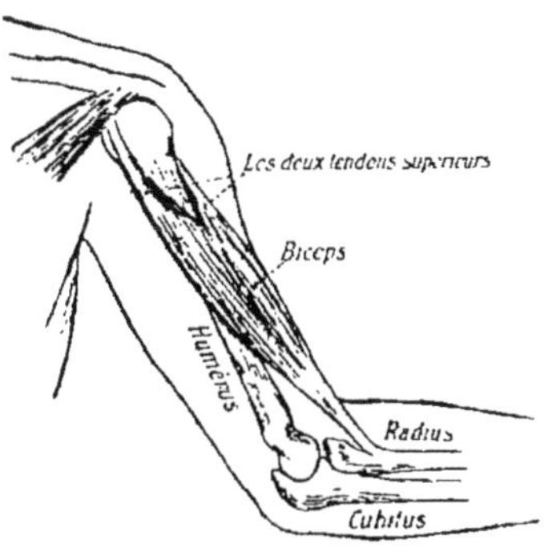

Fig. 214. — Biceps au repos.

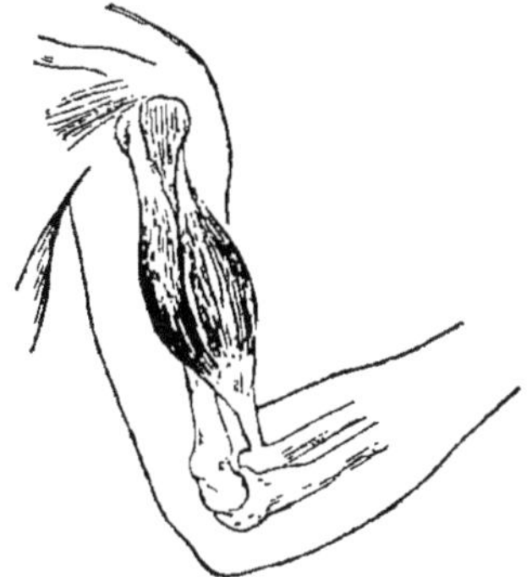

Fig. 215. — Biceps contracté.

en bas sur un os de l'avant-bras, le radius, et en haut, par deux tendons, sur l'épaule. En se contractant (*fig.* 215) il se renfle en son milieu, se durcit et se raccourcit ; il fera, par conséquent ployer l'avant-bras sur le bras. La plupart des muscles étant fixés par leurs extrémités sur des os différents, il en résulte qu'en se raccourcissant, ils rapprochent les deux os et produisent ainsi le mouvement.

Le raccourcissement d'un muscle équivaut environ au tiers de sa longueur ; l'étendue du mouvement dépend par conséquent de la longueur du muscle.

La rapidité de contraction dépend de la nature du muscle. Un Oiseau, par exemple, a la chair des ailes blanche, et celle des cuisses rouge foncé ; or, ses battements d'ailes sont rapides. De même les enfants qui sont plus vifs, ont la chair plus blanche que celle des vieillards. Il semble donc que la blancheur des muscles favorise la vitesse des contractions.

La force du muscle paraît produire une dureté plus grande ; car on connaît la fermeté des muscles chez les personnes très vigoureuses.

Nutrition du muscle. — Au *repos*, le muscle a une réaction *alcaline* ; il respire et se nourrit comme les autres organes par le sang qui lui est apporté.

En *activité*, le muscle a une réaction *acide* due au gaz carbonique et à d'autres produits acides résultant des échanges nutritifs entre le sang et le muscle. On a montré par des expériences que dans un muscle en activité, la circulation du sang était 5 fois plus active qu'au repos, et que l'absorption d'oxygène était plus grande et le dégagement de gaz carbonique plus considérable.

Les phénomènes d'oxydation qui se produisent dans le muscle en activité sont donc très actifs. Il en résulte une augmentation de la quantité de chaleur produite. Une partie de cette chaleur est convertie en mouvement, en travail ; le reste sert à élever la température du muscle et produit cette sensation de chaleur qu'on éprouve quand on fait de l'exercice.

Les aliments qui servent surtout aux muscles sont les aliments hydrocarbonés (féculents, sucres et graisses). La consommation des graisses, en particulier, explique l'amaigrissement des personnes qui travaillent beaucoup et qui ne réparent pas ces pertes par une alimentation suffisante.

La nutrition des muscles est sous la dépendance du système nerveux, car si l'on coupe le nerf d'un muscle, le sang qui sort de ce muscle contient peu de gaz carbonique et le muscle s'atrophie, ce qui indique évidemment un trouble dans la nutrition.

La rigidité cadavérique. — On sait que quelques instants après la mort (quelques minutes au plus tôt et quelques heures au plus tard) les muscles deviennent rigides et durs. Cette rigidité est attribuée à la coagulation de la matière albuminoïde du muscle sous l'influence de matières acides. Lorsque la fatigue a précédé la mort, la quantité d'acide est plus grande et la rigidité se produit plus vite ; elle peut même se produire au moment même de la mort. Les chasseurs savent qu'un gibier *forcé,* par conséquent fatigué, est rigide aussitôt la mort. On cite un colonel qui, tué sur le champ de bataille, avait conservé le bras étendu dans l'attitude du commandement.

Tous les muscles en rigidité cadavérique se raccourcissent un peu, ce qui explique la tenue uniforme des cadavres. En somme, la rigidité cadavérique peut être considérée comme une dernière manifestation de l'activité musculaire, qui persiste jusqu'au moment où la matière organique entre en décomposition.

Hygiène des muscles.

Pour que les muscles fonctionnent bien, il faut que l'*alimentation* soit appropriée au travail qu'ils doivent accomplir ; il faut aussi les *exercer* de façon à leur apprendre à travailler le mieux possible et à éviter la *fatigue*. Ce résultat sera obtenu par l'*entraînement*. Enfin les exercices ont une importance non seulement sur l'activité, mais aussi sur l'*harmonie des formes* du corps. Ce sont ces questions que nous allons étudier.

L'alimentation doit être appropriée au travail muscu-

laire. — Nous avons dit plus haut que les *hydrocarbonés* étaient les aliments qui convenaient le mieux aux muscles. Cela est vrai quand le travail des muscles est régulier et qu'il se fait sans surmenage, comme c'est le cas pour l'ouvrier des campagnes. Mais si le travail est excessif, la combustion dans les organes se produit comme dans une machine surchauffée, l'usure de ces organes est, par conséquent, plus grande et exige des aliments réparateurs. Aussi l'habitant des villes, surmené et excité, a-t-il besoin d'aliments plus riches en azote, et les albuminoïdes, particulièrement la viande, lui sont indispensables.

Les animaux nous fournissent la preuve très nette de ce que nous venons de dire. Les Bœufs et les Chevaux, nourris de graines et de fourrages, produisent une grande somme de travail, mais lentement, régulièrement. Les animaux carnassiers, comme le Tigre, le Chat, au contraire, font des efforts violents, mais brefs ; de plus, une fois l'effort donné, ils se reposent et dorment ; en somme, ils sont fatigués sans avoir produit beaucoup de travail.

La fatigue : lassitude, surmenage, forçage. — Chacun a pu remarquer que dans tout travail physique, l'organisme passe par trois phases bien distinctes : pendant la première, qui est la période de mise en train, le travail s'effectue avec un certain effort, et il semble y avoir des frottements, comme dans une machine ; puis vient la période de travail facile, pendant laquelle on a une notion assez nette de sa vigueur ; enfin, survient une sensation pénible causée par un état particulier connu sous le nom de *fatigue*. Cet état est dû à ce fait que les muscles en travail dégagent plus de gaz carbonique et aussi d'autres produits toxiques provenant de leur combustion. Ces matières, en se répandant dans le sang, causent dans la circulation et dans la respiration des troubles qui se manifestent par des *battements de cœur* et une accélération des mouvements respiratoires ou *essoufflement*. Il est alors prudent de s'arrêter, car en continuant l'exercice, le gaz carbonique irait en s'accumulant dans le sang et pourrait produire une sorte d'empoisonnement.

La fatigue est donc une intoxication. Pour faire disparaître la fatigue il faudra, par conséquent, aider à l'élimination, par l'urine et par la sueur, des résidus toxiques que contient le sang. Si la circulation du sang est activée, ces matières seront enlevées plus rapidement et la fatigue disparaîtra plus vite : d'où l'utilité du *massage,* qui active la circulation.

La fatigue se manifeste d'abord par une sensation vague : nous avons de la peine à continuer notre travail, et pour agir il nous faut faire un effort. C'est qu'aucun travail physique ou intellectuel ne peut être prolongé au delà d'un certain temps sans être suivi de repos. Après une journée de labeur, il nous faut dormir la nuit. Nous avons usé, il nous faut réparer. Aussi le repos doit-il être réglé de façon que les pertes subies par l'organisme soient intégralement réparées. A chaque reprise du travail, les fonctions doivent être complètement rétablies. De cette façon la machine humaine peut travailler longtemps sans se fatiguer. Au contraire, si la dépense est plus grande que la réparation, la fatigue se fait sentir et peut aller depuis la courbature inoffensive jusqu'à la syncope mortelle.

Il faut distinguer la *fatigue locale* et la *fatigue générale.*

La première est produite par le travail exagéré d'une seule partie du corps ; par exemple, si l'on maintient le bras horizontalement pendant quelques minutes, les muscles tremblent et il faut un effort de volonté pour ne pas laisser retomber le bras, qui est fatigué. Cette fatigue locale, de même que la courbature qui s'ensuit, n'ont pas de graves inconvénients. Il n'en est pas de même de la fatigue générale.

Trois degrés sont à considérer dans la fatigue générale : la *lassitude,* le *surmenage* et le *forçage.*

La *lassitude,* qui est le degré le plus léger, se ressent lorsqu'au milieu d'une longue marche, par exemple, on s'arrête pour se reposer, et qu'en se levant on n'est plus aussi dispos : on est *las,* et un effort de volonté est nécessaire pour se remettre en route. Si cette lassitude n'est pas trop intense, elle disparaît avec une bonne nuit de repos. Au contraire, si elle a été trop intense, le sommeil est agité, et nous nous levons le matin encore las de la veille. Si nous nous remettons quand même au travail, la lassitude va augmenter, car nous sommes plus faibles que la veille, et nous arriverons ainsi au *surmenage*.

Le *surmenage* cause des troubles de nutrition, puisqu'il y a dans l'organisme excès des dépenses sur les recettes. L'équilibre est rompu, le corps s'appauvrit et devient un terrain de culture favorable à l'éclosion des maladies. Il y a cependant une certaine tolérance de l'organisme, car les obligations de la vie imposent à la plupart des hommes un peu de surmenage. Heureusement des repos espacés, des vacances, permettent de rétablir l'équilibre, mais il vaudrait mieux évidemment ne pas arriver jusqu'au surmenage.

Le *forçage,* qui est la fatigue poussée à l'extrême, est atteint lorsqu'on continue le travail étant surmené. La mort peut alors survenir. Ainsi un animal *forcé* à la course tombe et meurt sur place, et la chair d'un tel animal n'est pas mangeable, tellement elle contient de toxines.

En résumé, pour éviter ces accidents de la fatigue, il faut régler le travail musculaire sur les forces de l'individu, sur son alimentation et aussi sur son *entraînement,* ainsi que nous allons le montrer.

Entraînement. — La résistance à la fatigue peut s'acquérir par l'éducation. On peut apprendre, en effet, à ne pas gaspiller ses forces, à ne pas dépenser inutilement son énergie, à régulariser ses mouvements, et cela par des exercices méthodiques et gradués : c'est ce qu'on appelle de l'*entraînement.*

On peut, par ce procédé, amener le corps à accomplir presque sans fatigue un travail considérable. C'est par l'entraînement que les ascensionnistes gravissent pendant des journées entières des pentes abruptes, et cela d'un pas calme et lent, tandis que des touristes non entraînés et à la marche rapide et saccadée se fatiguent vite. C'est aussi par l'entraînement que les cyclistes arrivent à accomplir de longs trajets avec une vitesse considérable.

L'entraînement exige l'application rigoureuse des règles de l'hygiène. Ses effets sont d'ailleurs excellents : la poitrine se dilate et la respiration devient plus active ; la circulation est tellement actionnée que les contusions ne produisent pas d'ecchymose, et qu'un coup de poing formidable ne laisse pas de traces apparentes sur la peau ; enfin on accomplit sans fatigue des exercices qui auraient provoqué la courbature et l'essoufflement chez des personnes non entraînées.

Un entraînement bien conduit a souvent permis d'améliorer un être débilité soit par les conditions de l'existence, soit par l'hérédité, et de faire d'individus délicats et souffreteux des hommes vigoureux et bien équilibrés.

Pourtant il ne faut pas pousser l'entraînement trop loin, comme on le fait souvent dans les sports athlétiques pour satisfaire la vanité de détenir un record ; car les jeunes gens forcés par des exercices trop violents sont arrêtés dans leur développement. Rappelons-nous que des Chevaux de course trop surmenés dans le jeune âge ne font que des rosses.

L'exercice et l'éducation des mouvements. — L'exercice est utile à tous, car l'oisiveté corporelle amène rapidement la dégradation physique. Jeunes ou vieux, faibles ou forts, tous nous devons entretenir nos forces pour ne pas les perdre, et l'exercice devrait être un besoin aussi impérieux que celui de manger, de boire et de dormir. Mais pour que l'exercice soit profitable, il faut qu'il soit sagement pondéré et, surtout, approprié aux facultés et aux constitutions individuelles.

Non seulement l'exercice active la circulation du sang et par suite la nutrition de tous les organes, mais il fait aussi l'éducation des mouvements.

L'Homme *non exercé* se reconnaît à la maladresse et au manque de sûreté de ses mouvements ; quand il marche, court ou saute, il fait des contractions inutiles ; il ne sait pas économiser ses forces ; aussi est-il peu résistant à la fatigue et les précautions qu'il prendra pour éviter toute peine physique développeront-elles vite en lui un état d'apathie qui entraînera la dépression du système nerveux et le ralentissement de la nutrition.

L'Homme *exercé*, au contraire, se reconnaît à la précision et à la sûreté de ses mouvements ; sa démarche et ses allures sont assurées et rapides ; il est résistant à la fatigue parce qu'il est maître de ses organes et qu'il ne dépense que le nécessaire.

L'exercice et l'harmonie des formes. — La beauté et la laideur. — Un muscle qui travaille régulièrement et souvent reçoit plus de sang, par suite plus d'aliments ; il se développe donc davantage. Aussi l'Homme qui fait des exercices physiques a-t-il les muscles plus développés que l'Homme inactif. Les boulangers et les forgerons, par exemple, ont les muscles des bras (*fig.* 216) plus gros que ceux des personnes qui font surtout de la marche ; chez celles-ci les muscles des membres inférieurs sont, au contraire, plus développés.

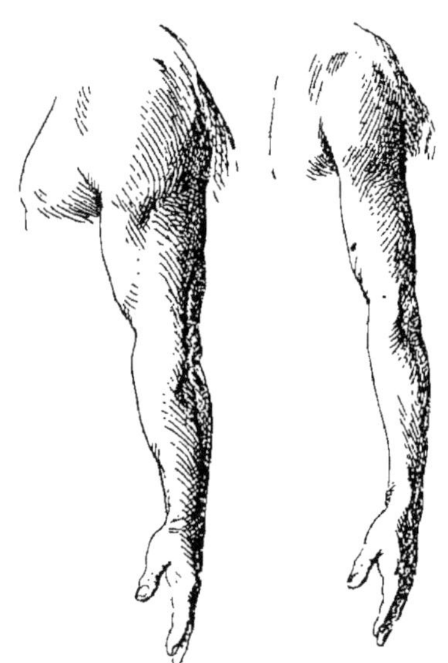

Fig. 216. — Muscles du bras chez un Homme exercé et chez un Homme non exercé.

Les muscles doivent être suffisamment développés, mais pas trop. Il ne faut pas viser à devenir un athlète, car les muscles en s'hypertrophiant détournent une partie de la nourriture aux dépens des autres organes, qui s'appauvrissent. La santé des athlètes n'est pas enviable et la phtisie ne les épargne pas ; d'autre part, leur activité intellectuelle est bien pauvre. Il ne faut donc pas tomber dans l'exagération et imiter ces personnes qui, pour étonner les badauds, cultivent leurs muscles comme l'éleveur cultive chez le Bovidé la chair ou le lait à l'exclusion du reste. Mieux vaut rechercher une musculature moyenne, car alors il n'y a qu'avantage pour la santé, la vigueur et la beauté.

L'hercule et le discobole (*fig.* 217 et 218) de l'antiquité représentent assez bien ces deux types de musculature. Tandis que l'hercule est embarrassé par sa masse, le discobole est plus élégant ; et si l'hercule est plus terrible quand il étreint, le discobole est plus rapide et plus agile. Les mêmes différences existent entre le Cheval de trait et le Cheval de course, entre le Bœuf et le Cerf. Les uns sont adaptés aux efforts lents et prolongés, les autres à la grande vitesse.

Il faut éviter les exercices qui ne font développer qu'un côté du corps. C'est le cas de l'escrime, qui est cependant un excellent sport : pratiquée d'un seul bras, elle produit une dissymétrie du corps qui s'étend aux épaules et à la colonne vertébrale. Il est donc utile de tirer alternativement des deux mains. Cela est d'autant plus nécessaire que le corps n'est pas symétrique même naturellement : ses deux moitiés,

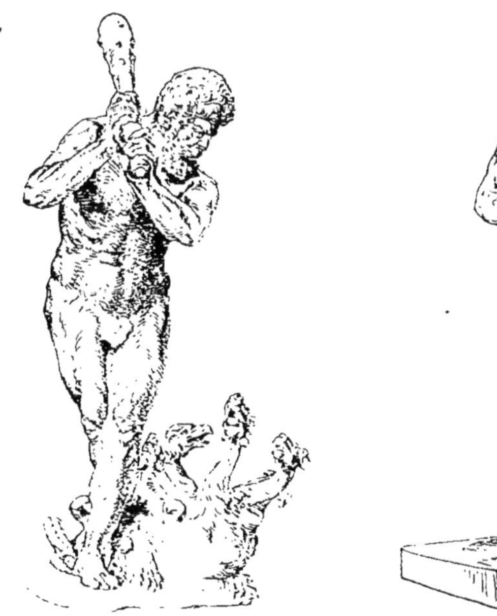

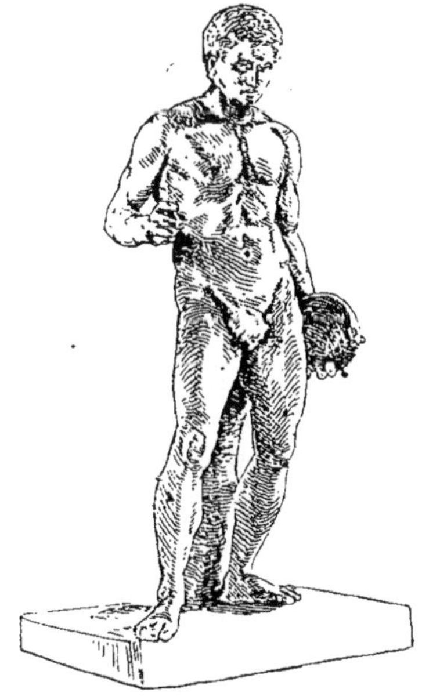

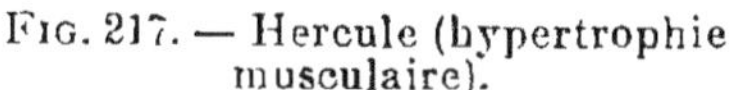

Fig. 217. — Hercule (hypertrophie musculaire).

Fig. 218. — Le discobole (musculature moyenne et plus fine).

droite et gauche, ne sont pas équivalentes. Nous sommes tous dissymétriques : 97 fois sur 100, la main droite est plus large que la gauche, et le bras droit, plus lourd que le bras gauche. Chez les gauchers, bien entendu, c'est le bras gauche qui l'emporte. De même, le crâne est asymétrique et c'est le côté gauche qui est le plus fort, ce qui s'explique, car nous verrons plus loin que c'est lui qui innerve le côté droit du corps.

Pour maintenir une certaine harmonie dans la forme et le développement des muscles il faut les exercer tous. C'est pourquoi l'on cherche dans la gymnastique rationnelle à faire contracter un grand nombre de muscles. A ce point de vue la gymnastique suédoise donne de bons résultats.

Le but de la gymnastique est double : développer la force, augmenter l'amplitude des mouvements. On peut par exemple développer la force du biceps en s'entraînant à soulever des poids lourds. Cette gymnastique de force est peu utile au point de vue hygiénique, elle peut même être dangereuse en arrêtant le développement du squelette de l'enfant, ainsi que nous l'avons montré. Quant aux exercices d'amplitude, ils ont une action utile, car ils favorisent la circulation et par suite la nutrition des tissus. C'est ainsi que lorsque nous nous étirons les bras en bâillant, nous favorisons la circulation du sang et son oxygénation dans les poumons.

En somme, les exercices spéciaux sont mauvais ; la gymnastique générale seule nous donne l'harmonie du système musculaire, sans laquelle il n'y a ni beauté ni équilibre des forces. Par ce mot de gymnastique générale, il faut comprendre tous les exercices capables de perfectionner l'être humain et de lui servir dans la pratique : la marche, la course, la bicyclette, la natation, le canotage et les jeux athlétiques dans une juste mesure. Le meilleur exercice est celui qui fait entrer en jeu tous les organes, afin qu'une harmonie complète s'établisse dans leur fonctionnement et dans leur accroissement. A ce point de vue la marche est le type de l'exercice complet : par le mouvement, elle active et régularise la circulation et, par suite, notre nutrition ; par le déplacement, elle nous procure l'air pur si nécessaire à nos poumons ; par la lumière dans laquelle elle nous place, elle facilite l'accommodation et l'éducation de nos yeux ; enfin, par les changements d'aspect de la nature qu'elle nous fait voir, elle distrait le cerveau et le repose de son travail habituel. Ajoutons encore que la marche est un exercice qu'il est facile de graduer, et par lequel on ne risque pas d'atteindre le surmenage si fréquent dans les autres sports.

Si les exercices ont une importance au point de vue hygiénique, ils agissent aussi pour donner au corps sa forme définitive et lui constituer par conséquent la *beauté* ou la *laideur*. A ce point de vue la notion de beauté varie avec le temps et avec le lieu.

Dans l'antiquité, à Rome et à Athènes, l'Homme, entraîné à la lutte, est fort; au moyen âge, la culture physique est négligée et le corps s'étiole ; à l'époque de la Renaissance, l'humanité se réveille en admirant les chefs-d'œuvre antiques et le type de beauté réapparaît : enfin, il n'y a pas soixante ans, il était beau d'avoir l'air maladif : les épaules tombantes et une atrophie générale étaient des marques de distinction.

Actuellement pour définir plus scientifiquement la beauté, il faut se débarrasser des préjugés et la considérer comme un perfectionnement physique et une adaptation au milieu. D'autre part, il ne faut pas, à l'exemple de beaucoup de nos contemporains, chercher la beauté dans la mode du vêtement, car souvent que de misères physiques sont cachées sous l'élégance du costume ! En somme, un homme sain et de force moyenne doit posséder : un squelette osseux solide, symétrique et sans déviation ; des muscles bien développés et apparents sous la peau, mais pas trop ; la poitrine large et bien ouverte ; l'épaule bien placée, ni tombante, ni en portemanteau (*fig.* 219) ; enfin, le ventre peu volumineux et à parois musclées.

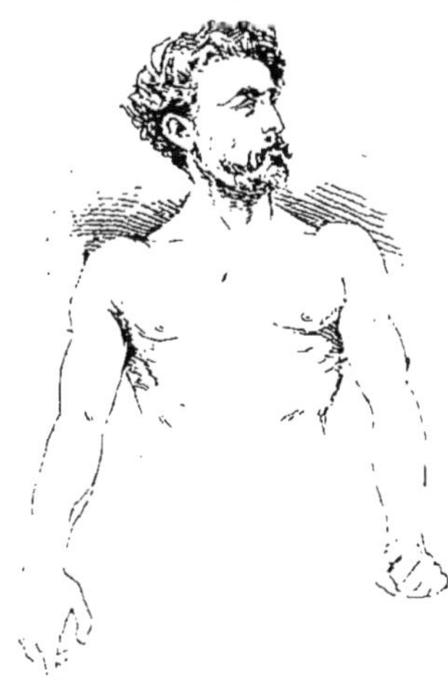

FIG. 219. — Épaules en portemanteau.

Pour obtenir ces résultats, il suffit de faire des exercices physiques variés, et surtout de ne pas se laisser envahir par la paresse, car le corps dégénère, les muscles s'atrophient, le dos se voûte, la poitrine se creuse, le ventre devient proéminent, la laideur en un mot survient avec l'abandon de la culture physique. Et si nous trouvons parmi nous trop de types de laideur, la cause en est dans cet abandon. Dans les villes les sujets bien plantés sont devenus rares, et les attitudes dénotant la vigueur disparaissent de plus en plus. Les métiers laissent leur empreinte chez tous les travailleurs ; les passions impriment leur trace sur la physionomie ; partout nous voyons que l'homme a subi l'influence du milieu factice qu'il s'est créé par ses habitudes, ses préjugés et son ignorance. Si donc nous voulons arrêter cette sorte de dégénérescence, nous devons, par une éducation physique bien conduite, améliorer notre organisme en lui faisant acquérir des formes plus parfaites et une vigueur plus grande.

CHAPITRE II

LA SENSIBILITÉ

La *sensibilité* est la faculté qui nous fait connaître les objets qui nous entourent.

L'appareil de la sensibilité est constitué par le *système nerveux* et par les *organes des sens,* qui ne sont que des parties du système nerveux adaptées à des fonctions spéciales.

Le système nerveux.

Le système nerveux remplit dans l'organisme un double rôle : 1° il assure les relations de l'Homme avec le monde extérieur ; 2° il met en relation les différentes parties de l'organisme entre elles.

Il est formé de trois parties : les *centres nerveux,* les *nerfs* et le *grand sympathique.*

Centres nerveux. — Les centres nerveux comprennent : 1° l'*encéphale* (*fig.* 220) ; 2° la *moelle épinière* ; 3° les *méninges,* qui enveloppent l'encéphale et la moelle épinière.

L'encéphale et les facultés intellectuelles. — L'encéphale remplit complètement la cavité du crâne et comprend le *cerveau,* le *cervelet* et le *bulbe rachidien.*

Le *cerveau* est la partie la plus volumineuse de l'encéphale ; il pèse, en moyenne, 1 400 grammes chez l'homme et 1 275 grammes chez la femme. Il est formé de deux parties appelées *hémisphères cérébraux ;* ces deux parties sont réunies à leur base par une large lame blanche appelée *corps calleux.*

Les hémisphères cérébraux présentent à leur surface de

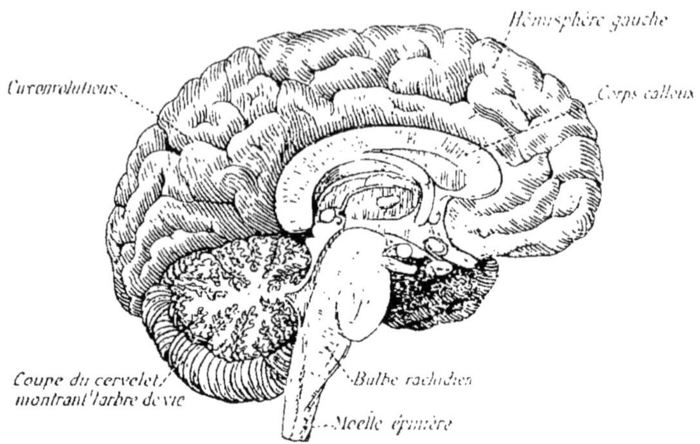

Fig. 220. — Coupe verticale de l'encéphale.

nombreux replis sinueux appelés *circonvolutions céré-*

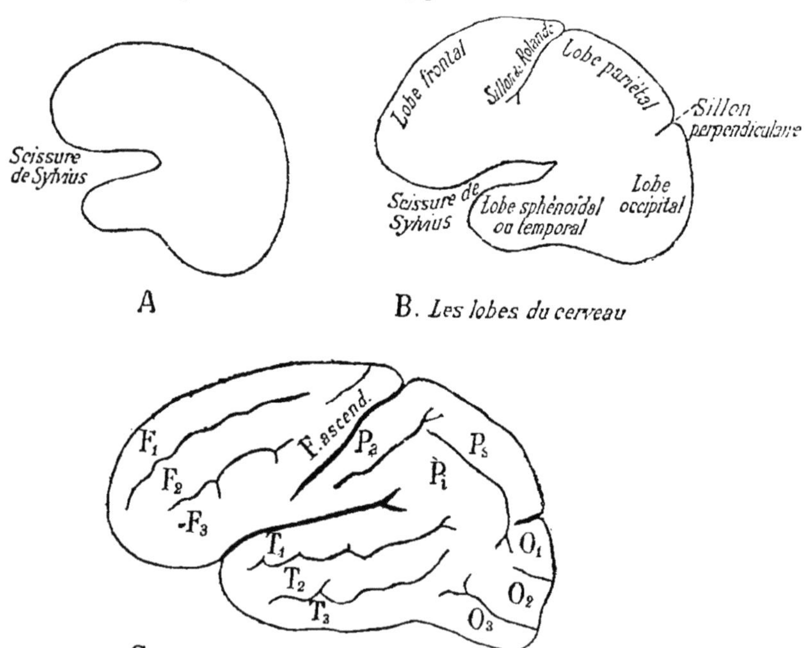

Fig. 221. — Développement des lobes et des circonvolutions du cerveau.

brales (*fig*. 221). Au début de son développement le cerveau est lisse, mais peu à peu, son accroissement étant continu, tandis que le crâne ne se dilate pas dans les mêmes proportions, le cerveau se plisse et cela d'autant plus qu'il se développe davantage. Les premiers sillons partagent le cerveau en lobes : frontal, pariétal, occipital et temporal. Le poids du cerveau d'un enfant de 9 mois est le double du poids à la naissance, et chez un enfant de 3 ans il est 6 fois plus lourd. Le cerveau atteint son poids définitif vers la vingtième année chez l'homme et vers la dix-septième année chez la femme.

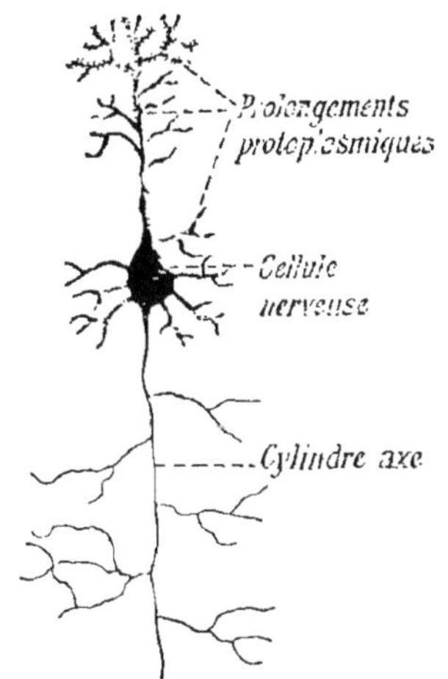

FIG. 222. — Cellule nerveuse.

La couche superficielle du cerveau ou écorce cérébrale est formée de substance grise contenant de nombreuses *cellules nerveuses* (*fig.* 222) qui portent des prolongements multiples et ramifiés ; l'un de ces prolongements ou cylindre-axe, en se groupant avec ceux des cellules voisines, formera la substance blanche qui est à l'intérieur du cerveau. Ces prolongements sortiront même du cerveau, se continueront dans le cervelet, ou le bulbe rachidien, ou la moelle et finalement dans les nerfs ; quand ils sortent des centres nerveux ils s'enveloppent d'une gaine protectrice pour former la *fibre nerveuse*. Les autres prolongements appelés prolongements protoplasmiques sont d'abord simples chez le jeune enfant (*fig.* 223), puis plus tard ils se ramifient de plus en plus et forment une sorte de panache dont les branches viennent se mettre en contact avec celles des cellules voisines. Dans certaines maladies on a vu ce panache disparaître, en particulier, dans les maladies qui altèrent les facultés intellectuelles, comme la paralysie générale, par exemple. La cellule elle-même se déforme et prend l'aspect de la cellule incomplètement développée du jeune enfant, ce qui justifie l'expression vulgaire *retourner en enfance*. Des lésions comparables ont été observées chez les alcooliques atteints de mélancolie ou de *délirium tremens*.

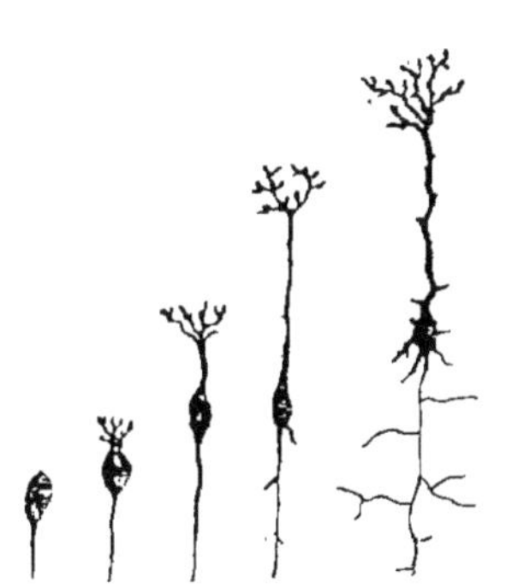
FIG. 223. — Différents stades du développement d'une cellule nerveuse.

Les hémisphères cérébraux sont le siège de la *volonté*, de l'*intelligence* et de toutes les *facultés intellectuelles*.

On a pu démontrer ce fait expérimentalement en enlevant à un animal, à une Poule ou à un Pigeon, les hémisphères cérébraux. L'Oiseau ainsi mutilé peut vivre pendant quelques semaines, mais il est plongé dans une sorte de torpeur. Un Pigeon opéré, par exemple, ne s'envole pas quand on s'approche de lui; cependant si on le jette en l'air, il vole; mais il ne saura pas éviter les obstacles: il volera contre un mur jusqu'au moment où il tombera épuisé; il se laissera mourir de faim le bec dans un tas de grains de Blé; pour le nourrir il faut lui enfoncer profondément les aliments dans la bouche. Cet Oiseau est donc devenu une véritable machine, ne sachant plus comprendre ce qu'il voit autour de lui; il a donc perdu la volonté et l'intelligence.

De même la Grenouille opérée reste accroupie; si on la pousse, elle saute; si on la jette dans l'eau, elle nage jusqu'aux bords du vase; il ne reste plus que la *machine-grenouille*, comme il ne restait plus que la *machine-pigeon*; le mécanicien est disparu.

Ajoutons à ces faits les observations faites sur les aliénés, dont le cerveau présente toujours des lésions, et les troubles intellectuels observés chez les individus dont le cerveau est ramolli en certaines régions, et nous aurons le droit de conclure que le cerveau est bien le siège des facultés intellectuelles.

On a voulu établir une relation entre le poids du cerveau et le degré d'intelligence. Chez les idiots, en effet, le cerveau pèse moins de 1 000 grammes; tandis que celui du naturaliste Cuvier pesait 1 860 grammes, celui de lord Byron, 1 800, celui de Cromwell, 2 200. Mais ce n'est pas là une règle générale: il faut faire intervenir, pour juger de la valeur d'un cerveau, non seulement la *quantité*, mais la *qualité* de la matière nerveuse. A ce point de vue, on peut citer comme étant remarquable le cerveau de Gambetta, un des plus grands orateurs des temps modernes: ce cerveau avait un poids inférieur à la moyenne, mais présentait certaines circonvolutions particulièrement développées.

Le *cervelet* est situé au-dessous des hémisphères cérébraux; il est formé de deux parties latérales ou *lobes*, unies par une partie médiane. A sa surface il présente de nombreux replis transversaux, et dans son intérieur se trouve une matière nerveuse blanche dessinant ce qu'on appelle l'*arbre de vie*.

Le cervelet a pour rôle de *coordonner les mouvements* du corps, en particulier la marche chez l'Homme et le vol chez l'Oiseau. Ainsi, si l'on enlève le cervelet à un Pigeon, celui-ci continue à se mouvoir, mais d'une façon désordonnée.

Le *bulbe rachidien* ou *moelle allongée* est situé au-dessus du cervelet et se rattache à la moelle épinière.

Si l'on vient à blesser cet organe vers sa partie inférieure, on arrête les mouvements du cœur et de la respiration, et la mort survient instantanément. C'est pourquoi cette région du bulbe a été appelée *nœud vital*. C'est en cet endroit, en effet, que naissent les nerfs qui se rendent aux organes de la circulation et de la respiration. La fonction du bulbe est donc de régler les mouvements de ces organes. Aussi une légère lésion du nœud vital peut-elle causer la mort : ce qui nous explique le *coup du lapin,* bien connu des chasseurs et des cuisinières, et ce qui doit nous mettre en garde contre cette mauvaise plaisanterie qui consiste à soulever un enfant par la tête : la distension de cette région peut être mortelle.

Au niveau du bulbe (*fig.* 224) se produit un entre-croisement des cordons nerveux qui vont de la moelle épinière au cerveau. Il en résulte que l'hémisphère gauche, par exemple, est en relation par ces cordons nerveux avec les membres du côté droit. Une personne dont le cerveau est paralysé du côté gauche est par conséquent privée de mouvements du côté droit ; au contraire, la figure est paralysée du même côté, car les nerfs qu'elle reçoit prennent naissance au-dessus de l'entre-croisement des cordons nerveux dans le bulbe.

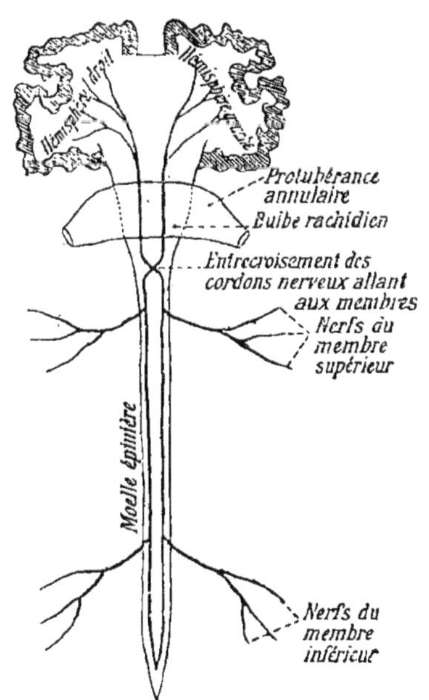

FIG. 224. — Coupe verticale du cerveau, du bulbe et de la moelle épinière.

La moelle épinière. — La moelle épinière est un long cordon nerveux qui s'étend dans le canal rachidien, depuis le trou occipital jusqu'à la deuxième vertèbre lombaire. Elle présente deux renflements, l'un au niveau des membres supérieurs, l'autre au niveau des membres inférieurs, et c'est en ces deux endroits que prennent naissance les nerfs qui se rendent aux membres.

Au niveau de chaque vertèbre (*fig.* 225), il naît sur la moelle épinière une paire de nerfs, et chaque nerf s'insère sur la moelle par deux racines : la *racine antérieure* et la *racine postérieure* qui présente un renflement. Sur une section transversale de la moelle on peut voir que la matière grise est à l'intérieur et la matière blanche à l'extérieur. Les cellules nerveuses forment la matière grise et ce sont les prolongements de ces cellules ou cylindre-axes qui constituent les racines des nerfs et par suite les nerfs.

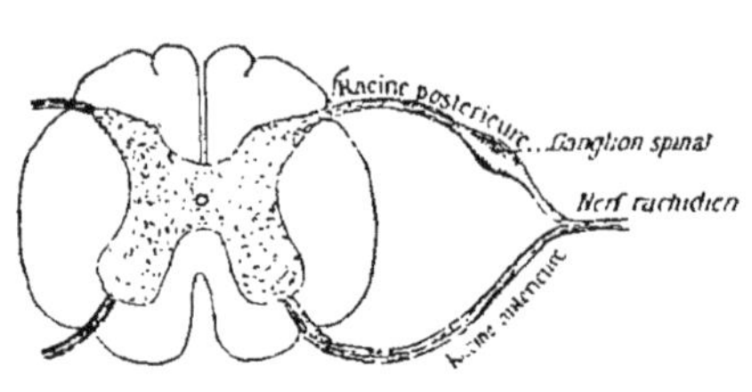

FIG. 225. — Coupe transversale de la moelle épinière.

La moelle épinière joue un double rôle : 1° par sa substance blanche elle joue le rôle de *conducteur* en transmettant au cerveau les excitations reçues par les nerfs, et aux muscles les ordres venus du cerveau ; 2° par sa substance grise elle est le siège de mouvements *involontaires*, comme le cerveau est le siège de mouvements *volontaires*. On peut démontrer l'existence des premiers par l'expérience suivante : on décapite une Grenouille, et l'on pince légèrement une patte ; celle-ci se meut ; il y a donc eu mouvement involontaire, car l'animal n'ayant plus de cerveau ne peut pas vouloir.

Les méninges. — Les méninges (*fig.* 226) sont des membranes destinées à protéger les centres nerveux, moelle épinière et encéphale.

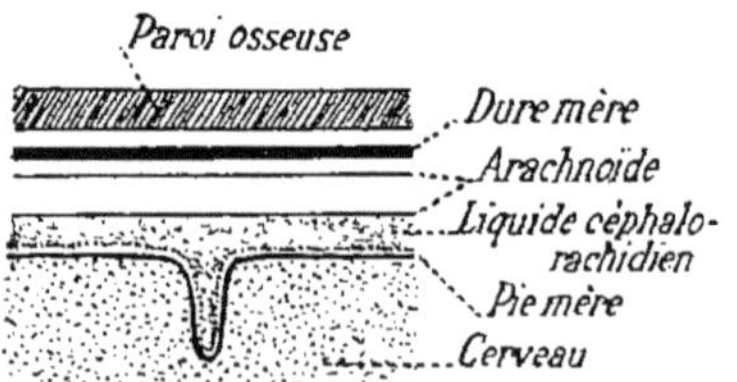

FIG. 226. — Les méninges.

Elles sont au nombre de trois, qui sont, en allant de l'extérieur vers l'intérieur : 1° la *dure-mère*, membrane très résistante qui est appliquée contre les parois du canal rachidien et du crâne ; 2° l'*arachnoïde*, qui est séparée de la troisième méninge par un liquide appelé liquide céphalo-rachidien ;

ce liquide forme autour de la moelle et de l'encéphale comme un manchon qui empêche la compression de ces centres nerveux quand ils se congestionnent ; 3° la *pie-mère*, qui est appliquée contre la matière nerveuse et renferme beaucoup de vaisseaux sanguins qui viennent nourrir les centres nerveux.

Les nerfs. — Les *nerfs* sont de longs cordons fibreux, blanchâtres, qui partent du cerveau ou de la moelle épinière et qui

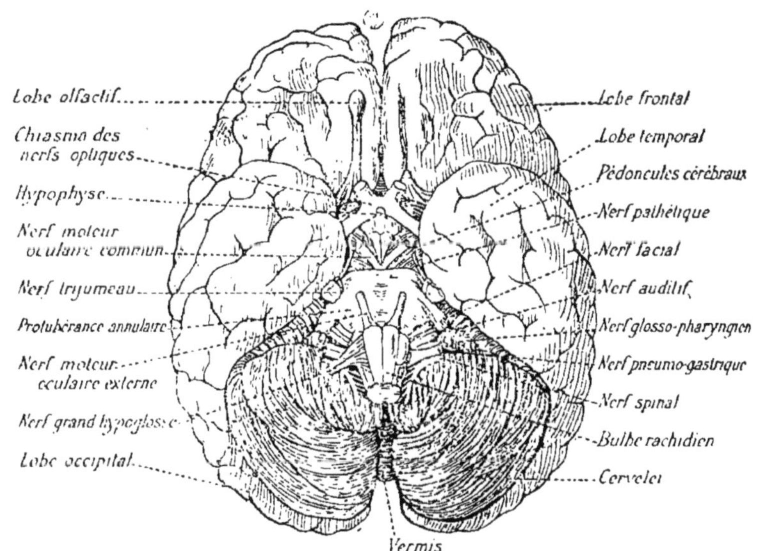

FIG. 227. — Face inférieure de l'encéphale montrant la naissance des 12 paires de nerfs crâniens.

vont se terminer dans toutes les régions du corps, dans tous les organes. Ce sont comme des fils télégraphiques reliant toutes les régions organiques à un bureau central, constitué par le cerveau et la moelle épinière, qui, seuls, ont la direction de l'organisme. Le cerveau et la moelle sont donc comme une administration centrale où viennent aboutir toutes les informations recueillies par les nerfs, et d'où partent tous les ordres transmis également par eux.

Les nerfs qui partent du cerveau sont appelés *nerfs crâniens*: ils sont au nombre de 12 paires (*fig*. 227) ; ceux qui partent de la moelle, au nombre de 31 paires, sont les *nerfs rachidiens*.

Au point de vue de leurs fonctions, on peut classer les nerfs en trois catégories : 1° Les *nerfs sensitifs,* qui donnent de la sensibilité aux organes. Tel est le *nerf optique,* qui transmet au cerveau l'impression lumineuse reçue par l'œil ; de sorte que si l'on coupe le nerf optique d'un animal, la lumière agira sur l'œil, mais l'animal ne verra plus cette lumière. 2° Les *nerfs moteurs,* qui transmettent le mouvement aux organes. Tel est le *nerf grand hypoglosse,* qui va se distribuer dans la langue ; si on le coupe sur un animal, la langue ne peut plus se mouvoir. 3° Les *nerfs mixtes,* qui transmettent à la fois la sensibilité et le mouvement. Tels sont les *nerfs rachidiens.* Si, en effet, on coupe le nerf rachidien qui se rend dans un membre, non seulement ce membre a perdu sa sensibilité, mais il n' est plus capable de mouvement, il est paralysé. Ces diverses expériences justifient la comparaison faite plus haut entre les nerfs et les fils télégraphiques. Les nerfs sont donc bien des organes de transmission.

Le réflexe. — Tous les phénomènes nerveux peuvent se ramener à un type simple : le *réflexe* (*fig.* 228).

Expliquons le mécanisme de cet acte en prenant un exemple. Portons à l'extrémité du doigt, sur la peau, la pointe d'une aiguille. Cette piqûre ou *excitation* va être transmise par un nerf dit *sensitif* ou *centripète* vers les centres nerveux. Arrivée au cerveau, l'excitation sera perçue et transformée en *sensation ;* sous l'influence de cette sensation, notre cerveau va prendre une détermination, il va élaborer un ordre de *mouvement,* qui va être transmis vers les muscles de la main, afin de la soustraire à la piqûre, par les nerfs *moteurs* ou *centrifuges.* Tel est l'*acte réflexe,* car l'action nerveuse semble avoir été *réfléchie* par le centre nerveux.

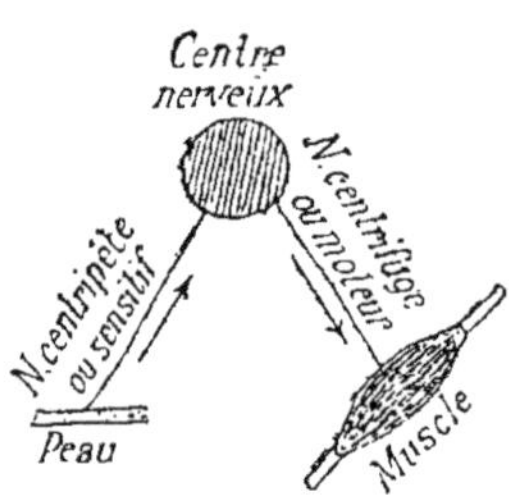

Fig. 228. — Le réflexe.

Le nerf centrifuge peut aboutir à un autre organe qu'à un muscle, à une glande, par exemple : l'acte final du réflexe sera alors une sécrétion. C'est ainsi qu'un morceau de sucre placé sur la langue est le point de départ d'un réflexe qui aboutit à la sécrétion de la salive.

Les réflexes s'accomplissent avec une régularité qui indique un mécanisme particulier. Ce mécanisme peut être inné, instinctif, comme, par exemple, l'acte de teter chez les jeunes animaux ou le jeune enfant ; il peut aussi être acquis par la répétition du même acte, par l'habitude : c'est ainsi que l'enfant, qui a appris le mouvement des jambes en utilisant son intelligence et son énergie pour lutter contre le déséquilibre, finit par marcher par une sorte de réflexe. L'exécution des actes réflexes est plus précise que si la volonté intervenait : ainsi l'on court sans hésitation sur une poutrelle déposée à terre, et l'on est incapable d'accomplir le même exercice si la poutrelle est suspendue à quelques mètres au-dessus du sol. C'est qu'ici la pensée du danger vient troubler la régularité de l'automatisme. Cela nous explique aussi pourquoi une personne en état de somnambulisme marche avec assurance sur les toits, et pourquoi elle est en danger dès qu'elle se réveille.

Grand sympathique. — Il se compose d'une double chaîne

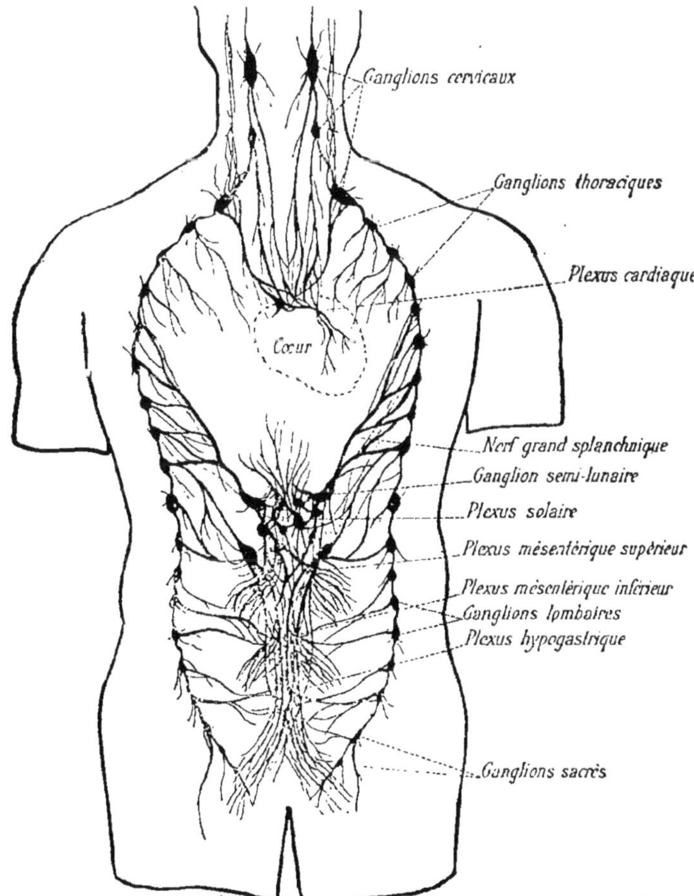

FIG. 229. — Figure théorique du sympathique.

nerveuse (*fig.* 229), dont chacune est située de chaque côté de la colonne vertébrale et présente de distance en distance des renflements ou *ganglions*. Chacun est relié par un filet nerveux à une branche du nerf rachidien correspondant; et d'autre part il s'échappe de chaque ganglion des nerfs qui vont se ramifier dans la plupart des organes internes, et particulièrement dans ceux de la digestion et de la circulation. Ces nerfs peuvent s'entre-croiser et former ce qu'on appelle des *plexus* ou d'autres ganglions.

Par ses ganglions, le grand sympathique fonctionne comme un centre nerveux. C'est ainsi que le cœur arraché de la poitrine d'une Grenouille, par exemple, continue à battre pendant un certain temps, parce que ses ganglions commandent les mouvements. Le système sympathique agit surtout sur les fonctions de la digestion, de la circulation et de la respiration.

Excitabilité et conductibilité. — L'étude du réflexe nous a montré les deux propriétés physiologiques essentielles des nerfs : l'*excitabilité* et la *conductibilité*.

Le système nerveux n'entre en jeu que sous l'influence d'un stimulant, d'un *excitant*, qui peut être mécanique ou physique, chimique ou physiologique. L'électricité est l'excitant le plus énergique de l'activité nerveuse, surtout sous forme de courants induits, ce qui explique pourquoi ils sont utilisés en médecine dans le traitement de certaines maladies nerveuses. On sait que des courants d'une grande intensité sont capables de foudroyer un homme ou un animal ; mais ils sont parfaitement supportés, ils ne sont même pas sentis, si leurs interruptions sont d'une fréquence extrême. Les *courants à haute fréquence*, comme on les appelle, ne provoquent aucune contraction musculaire.

Les centres nerveux peuvent exciter physiologiquement les nerfs : c'est de cette façon que la volonté commande aux nerfs.

L'excitabilité peut varier : elle est diminuée par la fatigue, et par certains poisons, comme le bromure de potassium, le chloroforme, l'éther ; d'autres, comme la strychnine, l'augmentent ; enfin, une mauvaise nutrition, débilitant l'organisme, rend les nerfs plus excitables.

La conductibilité est le rôle essentiel des nerfs. Ils transportent, en effet, l'excitation de la périphérie vers les centres nerveux, puis ils conduisent l'ordre élaboré des centres vers la périphérie. C'est ce transport qu'on appelle l'*influx nerveux*. On a comparé cet influx nerveux à l'électricité ; pourtant sa vitesse est bien moins grande, car elle n'est que d'environ 60 mètres par seconde, ce qui est peu par rapport à la vitesse de l'électricité.

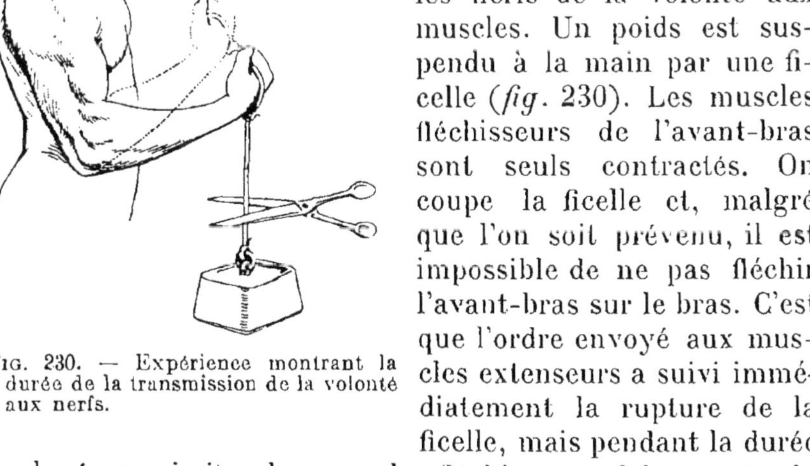

Fig. 230. — Expérience montrant la durée de la transmission de la volonté aux nerfs.

Une expérience fort simple permet de mettre en évidence la durée de transmission par les nerfs de la volonté aux muscles. Un poids est suspendu à la main par une ficelle (*fig.* 230). Les muscles fléchisseurs de l'avant-bras sont seuls contractés. On coupe la ficelle et, malgré que l'on soit prévenu, il est impossible de ne pas fléchir l'avant-bras sur le bras. C'est que l'ordre envoyé aux muscles extenseurs a suivi immédiatement la rupture de la ficelle, mais pendant la durée de la transmission, les muscles fléchisseurs débarrassés du poids agissaient seuls et faisaient, par suite, fléchir l'avant-bras.

Un poison nerveux: le curare. — Le curare a joué un rôle si important en physiologie qu'il nous semble utile d'en tracer rapidement l'histoire. Chacun sait que le curare est un poison violent qu'utilisent les peuplades sauvages de l'Amérique du Sud pour empoisonner leurs flèches. Laissant de côté les récits fabuleux, nous nous arrêterons seulement aux renseignements scientifiques. De Humboldt, dans son voyage en Amérique (1799-1804), a assisté à la préparation du curare, ce qui donne lieu à une fête comparable à celle des vendanges; il admet que le curare est d'origine végétale et que les plantes qui le fournissent appartiennent à la famille des Strychnées.

Le curare n'agit comme poison que s'il passe dans le sang; il est inoffensif lorsqu'il est absorbé par les voies digestives. Ainsi, la chair des animaux tués par le curare est mangée sans danger, et certains Indiens se servent de cette substance comme médicament. Boussingault raconte qu'un général colombien évitait des accès d'épilepsie en avalant des pilules de curare. Si l'empoisonnement n'a pas lieu, cela tient à ce que le curare est modifié en traversant les parois du tube digestif avant que d'arriver dans le sang. Au contraire, introduit directement dans le sang d'un animal par une piqûre, ce poison tue l'animal en une minute ou deux.

L'étude physiologique du curare a été faite par Claude Bernard. Il a vu qu'un Chien piqué légèrement à la cuisse courait comme de coutume, puis au bout de trois minutes l'animal se couchait sur le ventre; il avait conservé son intelligence et ne semblait pas souffrir, car il ne faisait aucun mouvement; puis ses yeux devinrent ternes, les mouvements respiratoires cessèrent et la mort survint 8 minutes après la piqûre. L'animal mourut sans agitation et sans expression de douleur. Or, dans tous les genres de mort que l'on connaît, il y a toujours une agonie avec des cris et des râles, indiquant une sorte de lutte entre la vie et la mort. Avec le curare, la vie paraît s'éteindre, et la mort arrive « comme si un fluide vital s'écoulait. » En réalité, cette apparence de mort tranquille est trompeuse; cette mort est, au contraire, accompagnée des souffrances les plus atroces que l'imagination puisse concevoir. Dans les expériences faites sur des Chiens on pouvait voir, en effet, qu'ils conservaient leur intelligence et leur sensibilité; les mouvements des yeux, en particulier, ne laissaient pas de doute à cet égard. Le « cadavre » entend pour ainsi dire ce qu'on fait autour de lui : il est sensible à la douleur si on le pince, mais il ne peut plus manifester sa douleur, car ses nerfs ont perdu la propriété de transmettre le mouvement.

L'expérience suivante faite par Claude Bernard le démontre

encore mieux : on fait une ligature dans la région lombaire d'une Grenouille, en ayant soin de laisser en dehors les nerfs lombaires (*fig.* 231) ; on pique la région antérieure avec du curare ; et l'on constate que si on la pince, cette partie reste immobile, mais le train de derrière (qui a été préservé de l'empoisonnement, la ligature ayant empêché le sang d'apporter le poison) est fortement agité. Le *mouvement* est donc aboli dans la partie antérieure, qui est empoisonnée, et il persiste dans la partie postérieure ; de plus, la *sensibilité* du train antérieur a été conservée, puisque la bête réagit contre la piqûre faite dans cette région. La Grenouille a même conservé ses sens et sa volonté. En effet, si l'on couvre le vase dans lequel elle se trouve de façon à la placer dans l'obscurité, et si l'on fait pénétrer ensuite un rayon de soleil, immédiatement on voit le train de devant flasque s'avancer vers le soleil à l'aide des deux pattes de derrière. Les organes du mouvement sont donc les seuls atteints, mais la volonté persiste. Le curare est donc un poison des nerfs moteurs, mais il respecte la sensibilité. Or, peut-on imaginer quelque chose de plus horrible qu'une intelligence enfermée dans un cadavre ? La Grenouille met 8 minutes à mourir.

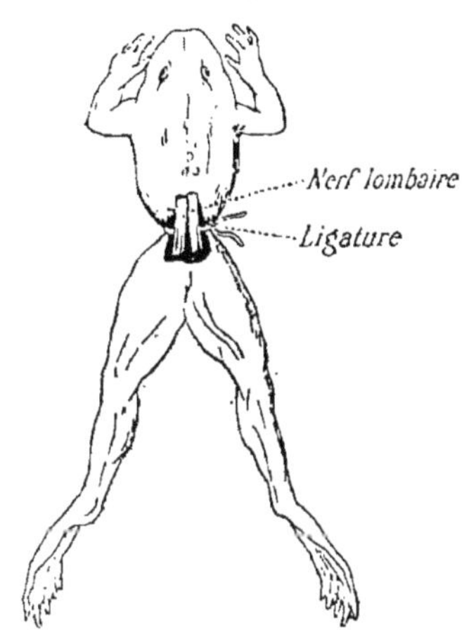

FIG. 231. — Grenouille préparée pour recevoir une piqûre de curare.

Nutrition du système nerveux. — Le système nerveux consomme surtout des albuminoïdes. On constate, en effet, qu'avec le travail cérébral augmente l'*urée,* qui est le produit de transformation des albuminoïdes. Ce produit se forme avec dégagement de chaleur : aussi observe-t-on une élévation de température pendant le travail cérébral. C'est même le cerveau qui présente la température la plus élevée de tous les organes du corps.

C'est le sang qui apporte au système nerveux les aliments dont il a besoin. Aussi dans l'anémie cérébrale, le sang diminuant, les fonctions cérébrales s'affaiblissent-elles et peuvent-elles même disparaître.

Les *syncopes*, les *vertiges* sont ordinairement produits par un arrêt plus ou moins complet du sang dans les capillaires du cerveau. Et lorsqu'on injecte du sang artériel dans l'artère carotide d'un Chien décapité, on rend la sensibilité au cerveau de cet animal, et l'on peut même obtenir des mouvements volontaires de la face.

Localisations cérébrales et phrénologie. — Depuis longtemps les psychologues ont cherché à localiser dans les différentes parties du cerveau les diverses facultés de l'âme. La plus célèbre de ces tentatives est celle qui fut faite à la fin du XVIIIe siècle par le médecin allemand Gall. Ce savant partit de ce fait que certaines facultés sont plus développées que d'autres chez certaines personnes, et que, par suite, les régions du cerveau où siégeaient ces facultés devaient être plus considérables. De plus, le crâne se moulant sur le cerveau, il pensa que cet accroissement de matière cérébrale devait se traduire extérieurement par une *bosse* à la surface du crâne. Après avoir examiné des crânes d'hommes illustres, de criminels et d'animaux dont il connaissait les défauts et les qualités, les penchants et les instincts, Gall divisa le crâne en un certain nombre de territoires, une trentaine environ, dont chacun correspondait à une faculté spéciale : courage, affection, orgueil, etc. Telle est la célèbre théorie de la *phrénologie,* que le public connaît mieux sous le nom de *système des bosses*. Et c'est en se basant sur cette carte singulière de la répartition des facultés que les phrénologues prétendaient faire l'histoire intellectuelle et morale d'un homme en lui palpant la tête ; ils allaient même jusqu'à prédire les facultés de l'enfant et à réformer toute l'éducation. Cette théorie, après un moment de célébrité, fut abandonnée, car si le point de départ était assez fondé, en revanche il était erroné de vouloir juger le contenu, le cerveau, par la forme du contenant, le crâne. Aussi bien l'histoire de cette théorie est remplie de déconvenues burlesques. Une des plus amusantes est celle du crâne de Raphaël : Gall croyant avoir entre les mains le crâne de cet homme de génie en avait décrit complaisamment toutes les bosses et toutes les qualités afférentes ; mais le pape Grégoire XVI ayant fait ouvrir le tombeau de Raphaël trouva le squelette au complet, et il fut prouvé que le crâne si minutieusement analysé était simplement celui d'un chanoine romain. C'était flatteur pour le chanoine, mais ce fut regrettable pour la théorie de Gall, qui fut abandonnée.

Ce n'est que plus tard, vers 1861, que l'étude des localisations cérébrales fut reprise, mais avec une méthode vraiment scientifique basée sur deux ordres de faits : 1° l'étude des troubles produits par des *blessures* ou des *maladies* du cerveau ; 2° l'étude des *lésions* du cerveau après la mort, chez des individus ayant présenté pendant leur existence certaines particularités.

C'est Broca, qui, en 1861, montra le premier que la faculté du langage articulé devait être localisée dans la 3e circonvolution frontale gauche (*fig.* 232). Il observa un malade qui

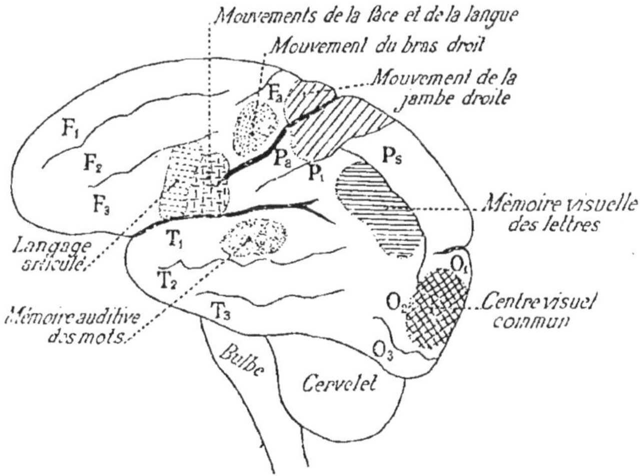

FIG. 232. — Principales localisations cérébrales.

ne pouvait plus parler et dont cependant les muscles du larynx et de la langue n'étaient pas paralysés. A l'autopsie de ce malade, Broca trouva un ramollissement de la matière cérébrale dans la région de la 3e circonvolution frontale gauche. Cette maladie des personnes qui comprennent, mais qui ne peuvent plus s'exprimer, est connue sous le nom d'*aphasie*. Chez les gauchers, c'est une lésion de la 3e circonvolution droite qui amène ces troubles de la parole.

Voici une autre observation qui vient à l'appui de celle de Broca : Un soldat est blessé à l'os frontal ; son cerveau est mis à découvert sur ce point, or, il suffisait pendant qu'il parlait d'appuyer légèrement sur le cerveau, en ce point, pour arrêter net son discours, qui reprenait dès que la compression cessait.

Un développement considérable de cette région cérébrale doit, au contraire, correspondre à une faculté oratoire remarquable : c'est ce qu'on a observé sur le cerveau de Gambetta, l'illustre orateur ; cette partie était chez lui de volume double de celui qu'on observe habituellement.

La *mémoire auditive des mots*, c'est-à-dire la mémoire du sens des mots entendus a été localisée par des observations semblables aux précédentes. Ainsi lorsqu'un malade est privé de cette faculté, il peut parler, lire, écrire, mais il ne comprend plus le langage parlé : il est atteint comme on dit, de *surdité verbale*. A son autopsie on trouve un ramollissement de la 1re circonvolution temporale gauche.

De même, la *mémoire visuelle des lettres* ou sens des mots écrits a été localisée dans la 2e circonvolution pariétale gauche. Le malade privé de cette faculté voit les lettres, mais il ne peut plus les lire ; il écrit, mais il ne peut plus se lire : on dit qu'il est atteint de *cécité verbale*. Parfois le malade est dans l'impossibilité d'écrire, il ne sait plus tracer les lettres, et pourtant sa main n'est pas paralysée : on dit qu'il a de l'*agraphie*.

En somme, on connaît peu de localisations cérébrales des facultés intellectuelles : c'est qu'on ne peut expérimenter sur l'homme, et que dans les expériences faites sur les animaux il est difficile d'interroger les animaux pour savoir ce qui se passe dans leur cerveau. En revanche, les expériences faites sur les Singes et les Chiens ont permis de déterminer d'une façon précise les centres de certaines facultés motrices (mouvements de la langue et de la face, mouvements des membres, etc.).

On voit d'après ces quelques considérations que le cerveau, ainsi que l'a montré Charcot, doit être considéré comme un assemblage, une collection d'organes.

Le sommeil. — Les centres nerveux, comme tous les organes, s'épuisent par le travail et nécessitent le repos. Le sommeil, qui est un arrêt dans les fonctions de relation, est donc nécessaire. D'ailleurs il devient vite un besoin impérieux et nous avons beau lutter, c'est une nécessité que nous devons subir. On a montré par des expériences cruelles que le Chien succombe plus vite à l'insomnie qu'à la privation complète d'aliments. Pour l'homme adulte on estime que 6 à 8 heures de sommeil par jour sont nécessaires. Cette durée varie avec les tempéraments. A chacun de voir ce dont il a besoin. Ainsi, Mirabeau, Schiller, Humboldt, Frédéric le Grand, Napoléon, pour prendre des exemples célèbres, se contentaient de 5 ou 6 heures ; mais ce sont des cas exceptionnels, car la plupart des personnes ont besoin de plus de 6 heures de sommeil.

On a constaté que l'insomnie, comme la fatigue, altère les cellules nerveuses : elles se ratatinent, tandis que le repos les répare et les remet en état. Mais pour que cette réparation se fasse, il faut un certain temps. Surtout dans notre vie moderne, avec toutes les émotions, toutes les préoccupations que nous nous imposons, une durée de 7 heures de sommeil semble nécessaire à l'homme s'il ne veut pas épuiser ses réserves de forces.

Le sommeil peut être complet si le cerveau est au repos dans toute son étendue ; mais certaines régions de l'organe peuvent veiller, il en résulte des *rêves*.

Pour bien dormir, de quel côté doit-on se coucher de préférence ? Les uns disent qu'il faut éviter de se mettre sur le côté gauche afin de laisser au cœur son bon fonctionnement ; les autres pensent que coucher sur le côté droit dégage le cœur, mais favorise la chute de l'estomac; d'autres enfin ne peuvent dormir que sur le dos, bien que cette situation soit favorable au ronflement et aux cauchemars. En somme, suivant l'état de son estomac, de son foie et de son cœur, chacun devra déterminer par l'expérience la position qui donne le repos le plus calme et le plus réparateur.

On peut provoquer le sommeil par des moyens artificiels,

par exemple en fatiguant l'attention, ou en appuyant sur les globes oculaires : c'est le *sommeil hypnotique*.

Hygiène du système nerveux.

Pour conserver au système nerveux toutes ses propriétés physiologiques, il faut éviter les *excitants*, la *fatigue* et le *surmenage*.

Les excitants toxiques : alcool, tabac, opium. — Nous avons déjà parlé des aliments nerveux comme le *café* et le *thé*, qui pris à dose modérée sont excellents, mais qui peuvent produire des troubles assez graves lorsqu'on en abuse. Occupons-nous surtout des excitants dangereux comme l'*alcool*, le *tabac* et l'*opium*.

Tout le monde connaît la pernicieuse influence de l'*alcool* sur le cerveau. Il semble que cet organe soit le plus sensible de tous à l'action déprimante de cette boisson. Si l'alcool donne le *coup de fouet*, c'est-à-dire une excitation passagère, il faut reconnaître que celle-ci est bientôt suivie d'une dépression inévitable. Aussi l'alcoolique présente-t-il rapidement des troubles nerveux : un tremblement des mains bien caractéristique ; un affaiblissement de la mémoire ; des colères non motivées ; des rêves et des cauchemars dans lesquels le malade voit toutes sortes de bêtes et particulièrement des Rats ; puis enfin du délire ou de la manie. Enfin, l'alcoolique est sujet au *delirium tremens*, sorte d'attaque d'épilepsie qui tord le corps dans de hideuses convulsions ; et c'est souvent par la paralysie générale, qui se manifeste extérieurement par la folie ou le gâtisme, que se termine ce triste tableau de l'intoxication alcoolique.

Il est facile de comprendre comment l'alcool agit physiologiquement sur le cerveau. Il nous suffit de rappeler que l'abus de l'alcool peut causer des anévrismes des vaisseaux du cerveau et par suite des hémorragies cérébrales (*fig.* 111) qui conduisent à l'*apoplexie* ; mais il peut se former aussi à l'intérieur d'une artère cérébrale un caillot de sang (*fig.* 233) qui va empêcher une partie du cerveau de recevoir du sang et par suite d'être nourrie ; cette partie va se détruire et se ramollir : c'est le *ramollissement cérébral*, qui produit de la paralysie, laquelle est accompagnée d'une perte partielle de l'intelligence, de l'embarras de la parole, et parfois même de l'impossibilité de s'exprimer (*aphasie*).

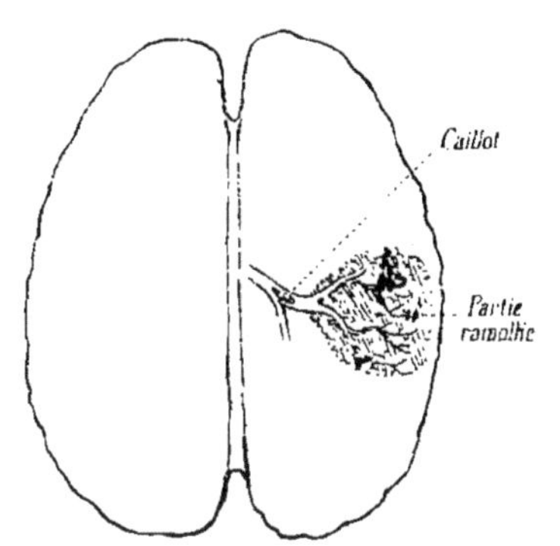

FIG. 233. — Caillot obstruant une artère cérébrale.

Il faut donc s'abstenir d'alcool si l'on veut conserver toute sa vigueur intellectuelle, toute sa volonté.

Le **tabac** peut être considéré comme un excitant du système nerveux dont il est bon de ne pas abuser. Si une cigarette isolée et fumée au grand air n'est pas nuisible, il n'en est plus de même lorsqu'elle est suivie de plusieurs autres et que l'on fume à l'intérieur des appartements. La combustion du tabac, en effet, dégage deux poisons : la *nicotine* et l'*oxyde de carbone*, qui se répandent dans l'air que l'on respire et vont par suite pénétrer dans notre organisme.

Chez les fumeurs trop précoces les troubles causés par le tabac se réduisent à des maux de tête, des nausées, des vomissements, du vertige et une pâleur caractéristique du visage : mais chez les fumeurs habituels l'abus du tabac jaunit les dents, altère l'haleine, produit des palpitations de cœur suivies d'accès d'angine de poitrine, des troubles visuels et une diminution sensible de la mémoire. « Grand fumeur, petite mémoire », dit le proverbe. Enfin, une maladie fort grave, le *cancer des fumeurs*, a été souvent observée chez les personnes qui se servent de pipes trop courtes, dont la fumée chaude vient exciter d'une façon continue la muqueuse de la langue ou des lèvres.

Aux fumeurs incorrigibles il faut recommander de fumer le plus possible au grand air, de se rincer la bouche souvent et de ne pas fumer à jeun, car le tabac agit alors d'une façon plus nuisible encore.

L'**opium,** qui est extrait du Pavot, est aussi un excitant très dangereux du système nerveux. Il contient plusieurs poisons, dont les plus connus sont la *morphine* et la *codéine*.

Les Orientaux et surtout les Chinois en font un usage déplorable : ils le mâchent ou le fument pour se procurer une ivresse spéciale, dont le renouvellement devient un besoin qui les conduit vite à l'abrutissement physique et moral. L'usage de l'opium est pour les pays orientaux un fléau social, et il n'a d'équivalent dans son action dégradante que l'alcoolisme dans nos pays.

Excitants psychiques. Les émotions : joie et tristesse. — A côté des excitants que nous venons de citer et qui agissent comme des poisons, on peut en placer d'autres purement physiques, comme la *musique,* ou purement intellectuels, comme les *émotions*.

Tout le monde sait que la *musique* est excitante, qu'elle exalte les sentiments : on soulève les masses avec des chants appropriés aux circonstances, et on accélère l'allure d'une troupe avec une marche entraînante.

Quant aux *émotions*, leur action est bien connue : sous leur influence le cœur bat plus vite, la respiration est haletante et la syncope peut survenir. La peur paralyse le corps et l'esprit ; elle fatigue et, selon l'expression populaire, « coupe bras et jambes ». La haine et la colère rendent malades ceux qui s'y abandonnent, tandis que la bonté et la gaieté font épanouir la vigueur de l'Homme. La bonne humeur et la santé sont inséparables : l'une appelle l'autre.

La modération dans les passions est de toute nécessité. « Toutes les passions, dit Bouchut, surtout celles que l'on qualifie de passions dépressives, la jalousie, la haine, l'ambition, les chagrins prolongés, les déceptions du jeu et de la politique, toutes les impressions morales altèrent notablement la santé. » D'ailleurs, les passions gaies ne sont pas moins déprimantes par suite de l'épuisement nerveux qu'elles provoquent toujours, même chez les plus robustes. La joie fait peur, a dit le poète ; elle peut même faire mourir quand elle est trop intense. Heureusement les exemples de cette dernière action sont rares ; plus souvent la joie fait vivre, car elle aide à chasser la maladie et à entretenir la santé.

La joie incite au mouvement, à l'activité, à la bienveillance : elle donne un sentiment de force et de vigueur. La tristesse, au contraire, tue l'effort et l'activité. Le joyeux est, de façon générale, robuste et sain. Le neurasthénique, dont l'organisme est débilité, ne connaît que la tristesse.

Les observations faites sur les animaux viennent à l'appui de ce que nous venons de dire : la bête bien portante s'étire, s'étale ou gambade ; malade, elle se couche en rond et se replie. La joie est un mouvement de dilatation et d'expansion organique ; elle correspond à une aisance des fonctions et à un accroissement de vitalité. « Le premier précepte des traités d'hygiène, dit M. Tarde, devrait être : soyons gais. » L'enfant surtout doit être gai, et l'ennui devrait être écarté de nos lycées à l'égal d'une maladie infectieuse.

La fatigue nerveuse. — Les centres nerveux sont très sensibles à l'altération du sang. Aussi, dès que le sang n'est plus suffisamment nutritif, des troubles surviennent-ils ; et si le sang contient des toxines comme il s'en produit dans la fatigue musculaire, le cerveau souffre et la folie peut même se déclarer, ainsi que cela a été observé plusieurs fois dans des concours athlétiques. Il faut donc, par des exercices modérés, augmenter les échanges nutritifs et par suite assurer une meilleure nutrition au cerveau. C'est ce qui explique pourquoi les personnes qui restent enfermées et ne prennent jamais d'exercice au grand air sont énervées, irritables, souvent mal équilibrées. L'enfant qui ne joue pas non seulement perd ses forces mais a mauvais caractère (*fig.* 234) ; au contraire, l'exercice prévient et combat l'énervement (*fig.* 235).

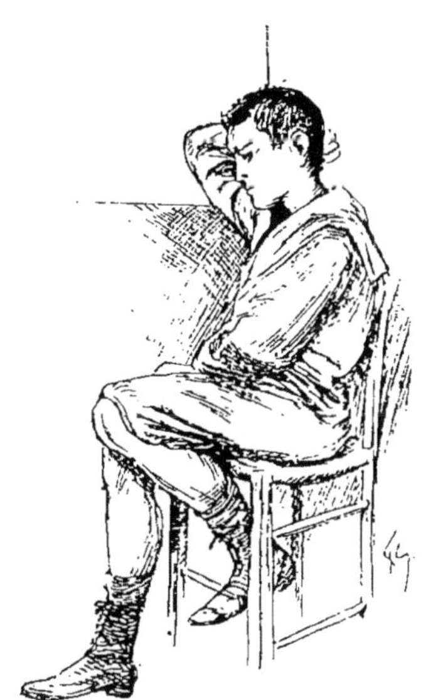

FIG. 234. — L'enfant qui ne joue pas a mauvais caractère.

Nous venons de voir que la fatigue musculaire est toujours accompagnée de *fatigue nerveuse*, ce qui se conçoit facilement puisque les muscles reçoivent leur excitation des centres nerveux. Mais il peut y avoir fatigue nerveuse sans fatigue musculaire. Elle est alors causée par des travaux intellectuels trop prolongés, par des préoccupations trop nombreuses, ou par la satisfaction de sensations nouvelles. Le savant, l'artiste, l'inventeur éprouvent souvent de la fatigue nerveuse sans avoir fait le moindre exercice musculaire. C'est une fatigue dont ne se rendent pas compte certaines personnes qui ne mesurent le travail que par le déplacement d'objets maté-

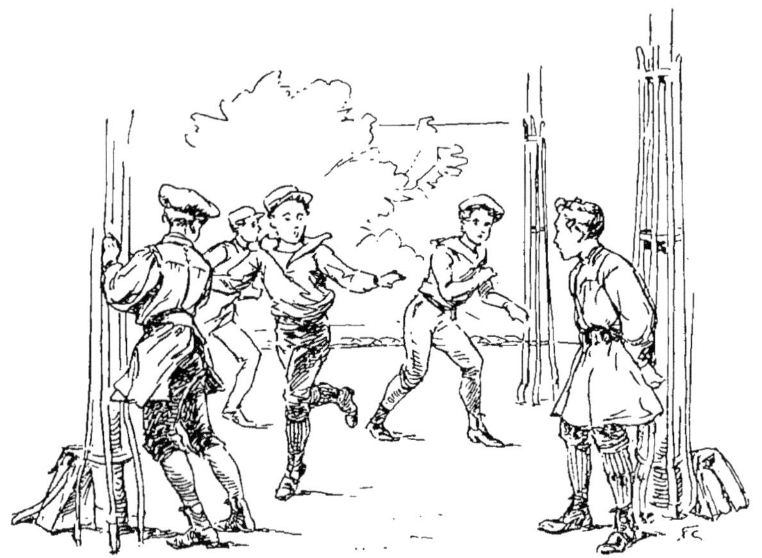

Fig. 235. — Le jeu combat la fatigue nerveuse.

riels. Pourtant cette fatigue cérébrale est particulièrement pénible, et elle use le corps plus encore que la fatigue causée par le travail physique ; elle peut être combattue efficacement par un exercice musculaire, lequel, en activant la circulation, entraîne plus vite les résidus du travail cérébral qui intoxiquaient le cerveau. Mais il ne faut pas que le travail musculaire amène de la fatigue, car les deux modes de fatigue, la fatigue intellectuelle et la fatigue physique se surajoutent.

On trouve dans la fatigue nerveuse les mêmes degrés que dans la fatigue musculaire : la *lassitude* et le *surmenage,* qui ne cèdent qu'au repos, et le *forçage,* qui peut être mortel.

Surmenage et neurasthénie. Le travail scolaire. — Si robuste que l'on soit, on ne peut toujours dépenser : il faut s'arrêter à temps pour éviter le surmenage, car on sait les conséquences de ce qu'on appelle vulgairement « brûler la chandelle par les deux bouts ». Sinon on arrive à cet épuisement nerveux que l'on appelle la *neurasthénie,* dont les moindres maux sont le défaut d'énergie et l'inégalité d'humeur, mais dont les désordres en s'accentuant causent les maladies de la volonté, détruisent le caractère et font disparaître la personnalité de l'individu.

C'est surtout chez les enfants que nous devons éviter tout ce qui peut amener une surexcitation des centres nerveux, si nous voulons leur donner et leur conserver la vigueur physique dont ils auront tant besoin dans la lutte qu'ils vont entreprendre. Gardons-nous de faire de nos enfants de petits prodiges : la méningite guette ceux-ci et souvent, nous l'avons maintes fois observé dans nos classes des lycées, ils sont *éteints* avant d'arriver au terme de leurs études et sont impuissants non seulement à donner le coup de collier qui doit leur assurer l'entrée dans la carrière qu'ils avaient choisie, mais impuissants aussi à produire une œuvre quelconque. Fatigués avant d'avoir produit, ils sont vieux avant d'avoir vécu. N'oublions donc pas que le travail cérébral de l'enfant ne doit être ni prématuré, ni excessif.

Depuis quelques années on a beaucoup parlé du surmenage scolaire. On a même beaucoup exagéré son intensité. Certes il existe dans les classes supérieures où les élèves se préparent aux difficiles concours des grandes Écoles, et on ne le supprimera pas de si tôt puisqu'il est une conséquence de notre état social. Dans ces concours les plus vigoureux résisteront seuls ; le grand nombre échouera, et parmi ceux qui triompheront beaucoup ne seront plus que des épaves. Quant aux élèves plus jeunes, le travail qu'ils fournissent n'est réellement pas si considérable qu'il puisse amener des troubles nerveux. Nous croyons pourtant qu'il pourrait être plus profitable et causer moins de fatigue s'il était mieux réparti. Ainsi les médecins et les professeurs qui se sont occupés de cette question sont unanimes à reconnaître que le travail de la matinée est de beaucoup supérieur en rendement à celui de l'après-midi. Chez l'homme normal, reposé par le sommeil de la nuit, c'est la matinée qui est particulièrement favorable au travail intellectuel. C'est, au contraire, le caractère du neurasthénique d'être fatigué en se levant et de n'avoir d'entrain et de vivacité que le soir. On peut dire que le travail du matin est un travail normal, et le travail du soir, un travail contre nature. Et, seules, les nécessités de la vie des peuples trop civilisés peuvent excuser l'homme soucieux de sa santé physique et intellectuelle de s'imposer ce travail. En tout cas, il doit toujours être épargné aux enfants et aux adolescents, qui doivent se coucher et dormir de bonne heure s'ils veulent trouver le sommeil le plus réparateur.

L'hygiène nous conseille donc de donner la première place au travail de la matinée ; mais le travail d'une matinée bien employée appelle le repos, d'autant plus que la fin de la matinée est marquée par le repas le plus important de la journée et que le travail de la digestion réclame ses droits. Les animaux dorment quand ils ont copieusement mangé, les ouvriers des champs font de même ; et ils sont dans la vérité physiologique. Cela ne veut pas dire que les écoliers doivent faire la sieste ou jouer pendant la durée de l'après-midi, mais simplement que le repos qui suit le repas de midi devrait être un peu plus prolongé qu'il ne l'est actuellement et se passer au grand air.

L'expérience a d'ailleurs démontré qu'un repos prolongé au début de l'après-midi donnait d'excellents résultats dans les écoles qui ont appliqué ce régime, et qu'il favorisait l'épanouissement physique et moral des enfants. La première place devrait donc être donnée au travail scolaire de la matinée.

Les sens.

Les *sens* nous renseignent sur tout ce qui nous entoure, à l'aide d'organes destinés à recevoir les *impressions* venues de l'extérieur. L'œil, par exemple, qui est un organe des sens, reçoit l'*impression lumineuse* ; puis cette impression est transmise par le nerf optique jusqu'au cerveau ; et c'est dans le cerveau que se produit la *sensation lumineuse*. Ainsi l'œil reçoit la lumière, et c'est le cerveau qui nous donne la sensation lumineuse.

L'Homme possède cinq sens : le *toucher*, le *goût*, l'*odorat*, l'*ouïe* et la *vue*.

Le toucher et la peau. — Le sens du *toucher* est le plus général ; il s'exerce par toute la surface de la *peau*, dont nous allons étudier la structure (*fig*. 236).

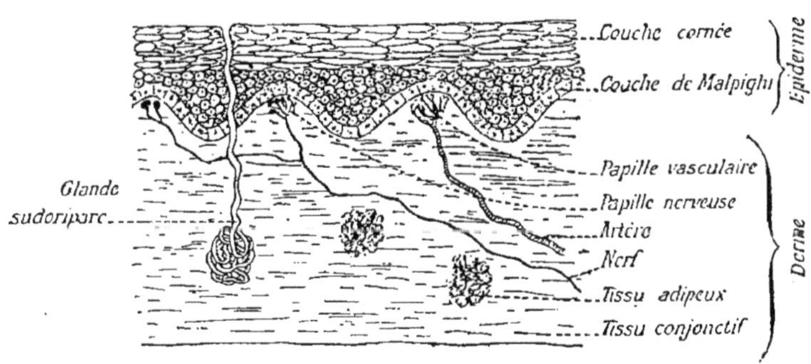

FIG. 236. — Coupe de la peau.

La peau et la greffe cutanée. — La peau est formée de deux parties : l'*épiderme* et le *derme*.

L'*épiderme* forme à la surface du corps une couche protectrice. Sa partie externe, qui est dure, *cornée*, se dessèche et tombe par plaques ; elle est remplacée par des cellules plus jeunes qui se forment dans la partie profonde, appelée *couche de Malphigi*. Il y a donc un renouvellement continu des cellules de l'épiderme. C'est dans la partie profonde que se trouvent les *pigments* qui donnent la coloration à la peau. La couleur caractéristique des nègres est due à ces pigments.

On a remarqué que les personnes qui mangent beaucoup ont un épiderme épais, tandis que ce dernier est mince et souple chez celles qui mangent peu.

Le *derme* est plus épais. Il est élastique et présente à sa surface des saillies ou *papilles*, dans lesquelles viennent se terminer les nerfs et les vaisseaux. Sa partie profonde contient de la graisse, particulièrement abondante chez les personnes obèses.

Lorsqu'un lambeau d'épiderme a été enlevé, on voit l'épiderme qui entoure la plaie végéter vers le centre de façon à régénérer le morceau enlevé, mais ce travail se fait lentement et difficilement si la plaie est grande. Pratiquement, on emprunte un lambeau d'épiderme au bras, ou à d'autres régions, pour réparer par exemple une plaie du visage, et la *greffe* de la peau se fait rapidement. On peut emprunter le morceau de peau à une personne étrangère, voire même à un animal. C'est de cette façon qu'on a pu greffer de la peau de nègre sur un blanc, mais la peau perdait sa coloration.

La greffe cutanée est une méthode fréquemment employée par les chirurgiens modernes. Ces derniers, par exemple, pourront faire un nez avec un morceau de la peau du front que l'on rabat, ou avec un lambeau emprunté à des régions plus éloignées et moins visibles. L'histoire est bien connue de cet homme qui avait eu le nez coupé dans une rixe, nez que Garangeot fit chercher sur le lieu de la bataille, lava avec du vin chaud et remit en place, en évitant ainsi à l'homme mutilé d'être défiguré. C'est, d'ailleurs, de cette anecdote véridique qu'Edmond About a tiré son amusant roman : *Le nez d'un notaire*.

Paul Bert a réussi à souder deux animaux ensemble en accolant la peau du côté gauche de l'un avec celle du côté droit de l'autre. Ce physiologiste, en écorchant l'extrémité de la queue d'un Rat et en la reployant en avant, l'introduisait dans une boutonnière faite dans la peau du dos. Au bout de quelques jours la soudure était faite. En greffant la queue sur la peau du nez on obtenait ce qu'on appelait le « Rat à trompe » (*fig.* 237).

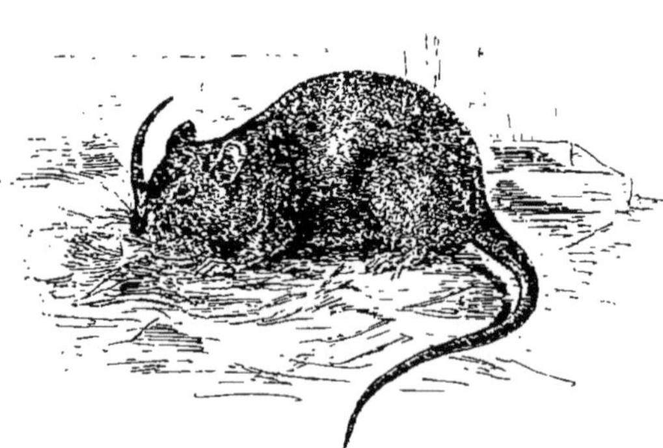

FIG. 237. — « Rat à trompe ».

On se rappelle aussi l'histoire de ce chirurgien des hôpitaux de Paris qui, ayant à soigner une actrice dont le nez avait été endommagé par les éclats des vitres de sa voiture renversée, lui reconstitua un nez en y greffant un petit lambeau de peau prélevée en des régions moins apparentes.

Enfin, récemment un milliardaire américain qui avait perdu le pavillon de son oreille acheta à un homme de bonne volonté, moyennant vingt-cinq mille francs, une de ses oreilles qu'il se fit greffer.

On trouve dans l'épaisseur de la peau trois sortes d'organes : les *glandes sudoripares*, les *poils* et les terminaisons des nerfs, encore appelées *corpuscules du toucher*. Ce sont ces derniers qui donnent la sensibilité à la peau.

Poils et cheveux : comment ils blanchissent. — Les *poils* (*fig.* 238) proviennent de l'épiderme et sont enfoncés

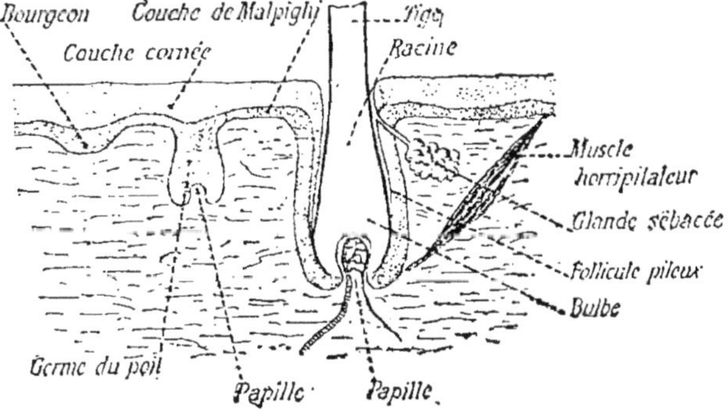

Fig. 238. — Poil et son développement.

dans une cavité appelée *follicule*. Ils comprennent une partie libre ou *tige* et une partie enfoncée dans le follicule, la *racine*. La racine se renfle à la base pour donner le *bulbe*, au-dessous duquel se trouve un prolongement du derme appelé *papille*. Dans cette papille arrivent les vaisseaux qui amènent le sang et les nerfs qui donnent la sensibilité. Cette sensibilité peut être très grande chez certains animaux et leur servir pour se guider dans l'obscurité (moustaches du Chat, poils de la membrane de l'aile des Chauves-souris). Sur les côtés du follicule sont les *glandes sébacées*, dont nous avons déjà parlé. Enfin, à la base du poil se trouve un petit muscle, le *muscle horripilateur*, qui vient s'attacher à l'épiderme ; en se contractant, sous l'influence du froid par exemple, ce muscle soulève le poil, qui entraîne la peau en produisant la *chair de poule*.

Les *ongles* (*fig.* 239) se forment aux dépens de l'épiderme dans une sorte de repli appelé *lunule*. Les griffes et les sabots des animaux ont la même origine et la même structure cornée.

Sur la section transversale d'un cheveu, on aperçoit des cellules disposées suivant trois couches concentriques. La couche moyenne contient des pigments qui donnent la coloration du cheveu ; ces pigments, sous l'influence de la vieillesse ou de certaines maladies, peuvent être digérés par des cellules lymphatiques : telle est l'origine des cheveux blancs.

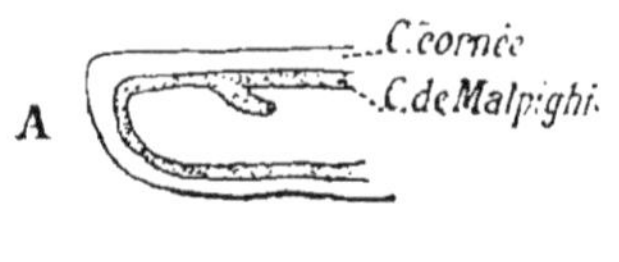

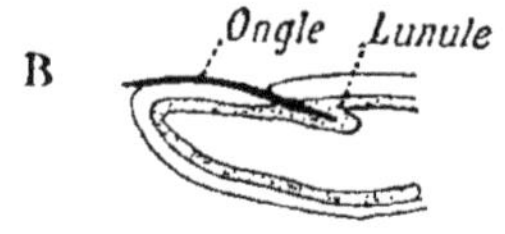

Fig. 239. — Formation de l'ongle.

La règle est qu'avec l'âge les cheveux blanchissent. Il y a cependant des exceptions : on pouvait voir, il y a quelques années, à la Salpêtrière, une femme de cent ans dont les cheveux avaient en majeure partie conservé leur couleur. Au contraire, ils blanchissent parfois pendant la jeunesse et même durant l'enfance. Ce phénomène n'est même pas spécial à l'homme ; il existe chez les animaux, notamment chez le Chien et le Cheval. Il a même été observé chez un Coq qui, ayant éprouvé une vive terreur (il avait failli être dévoré par des Porcs), perdit le coloris des plumes de la tête et du cou, qui de rouge et de noir devint tout blanc.

La transformation de la couleur des cheveux peut se faire en quelques jours et même en quelques heures sous l'influence de fortes émotions. A ce point de vue, le cas de Marie-Antoinette, dont toute la chevelure changea de couleur en quelques heures, est classique.

Rôle du toucher. — Le sens du toucher nous donne des renseignements divers :

1° Sur la *forme des objets*, et c'est l'extrémité des doigts qui est particulièrement apte à nous renseigner ;

2° Sur le poids des objets ;

3° Sur leur *température*. La peau des joues et le dos de la main sont très sensibles à la chaleur : aussi le médecin, pour apprécier la chaleur du corps, se sert-il du dos de la main ; la repasseuse, pour savoir si son fer n'est pas trop chaud, l'approche de la joue.

Le goût et la langue. — Le *goût* nous renseigne sur la saveur des substances ; il a pour organe la *langue*.

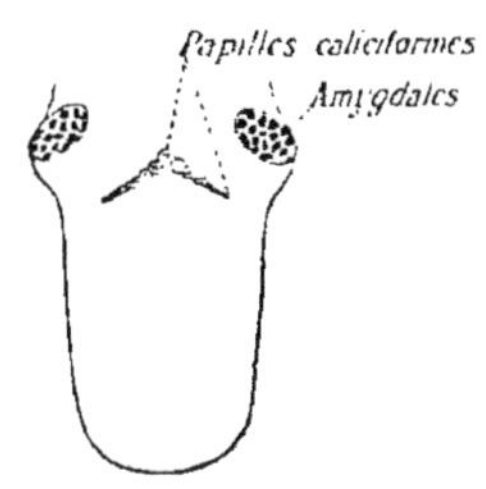

Fig. 240. — Face supérieure de la langue.

La langue, située dans la bouche, est un organe charnu (*fig.* 240) formé d'un grand nombre de muscles qui lui donnent une grande mobilité. Elle est recouverte d'une membrane appelée *muqueuse* dans laquelle viennent se ramifier des nerfs. En arrière, la langue présente de petites saillies appelées *papilles caliciformes* qui sont surtout sensibles aux saveurs.

Pour que la saveur d'une substance soit appréciée, il faut que cette substance soit dissoute. C'est pourquoi la sécrétion de la salive est nécessaire ; aussi dès qu'une substance est placée sur la langue, la salive s'écoule-t-elle dans la bouche ; la vue d'un aliment agréable au goût est même suffisante pour *faire venir l'eau à la bouche*.

Il existe une certaine relation entre le goût et l'odorat ; c'est ainsi que, dans le rhume de cerveau, l'odorat est aboli et que les aliments semblent n'avoir aucun goût.

L'odorat et le nez. — L'*odorat*, qui nous permet d'apprécier

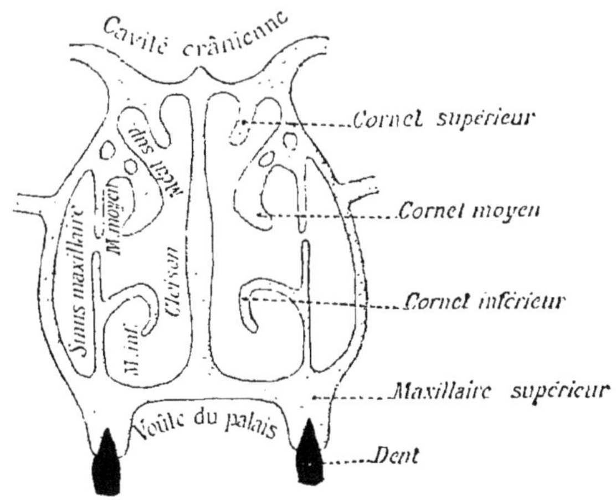

Fig. 241. — Coupe transversale des fosses nasales.

les odeurs, a son siège dans les *fosses nasales* (*fig.* 241 et 242).

Le nez a la forme d'une pyramide ; il présente deux cavités, les *fosses nasales*, s'ouvrant en avant par les narines, et en

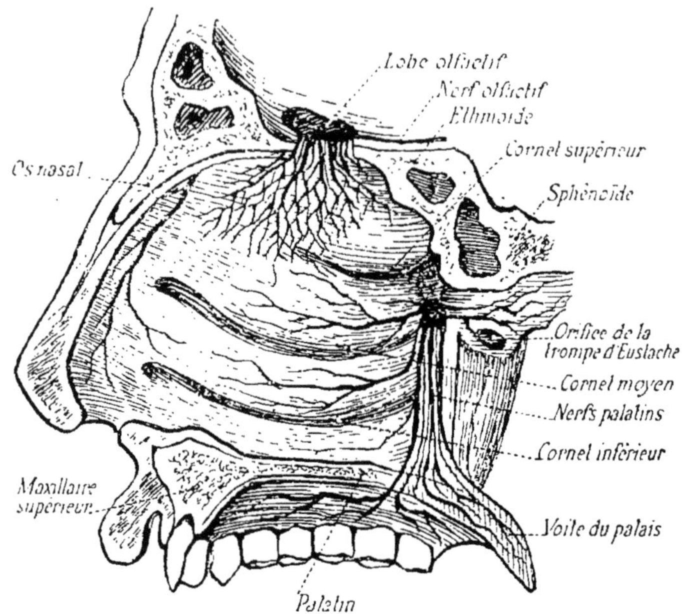

Fig. 242. — Intérieur des fosses nasales.

arrière dans le haut du pharynx ou arrière-bouche. Les parois de ces fosses nasales présentent trois replis, les *cornets supérieur, moyen* et *inférieur* ; ils sont tapissés par une membrane mince appelée *pituitaire* et dans laquelle se ramifie le *nerf olfactif*, qui vient du cerveau.

Les particules infiniment petites qui se détachent des matières odorantes sont amenées par l'air que nous respirons et viennent impressionner les terminaisons du nerf olfactif dans la pituitaire. Ce sens, parfois rudimentaire chez l'Homme civilisé, est d'une grande finesse chez certains sauvages, et surtout chez certains animaux, comme le Chien de chasse, qui peut suivre la piste d'un gibier longtemps après le passage de celui-ci. Le Chien reconnaît son maître plus avec le nez qu'avec la vue.

L'ouïe et l'oreille. — On sait que les *sons* proviennent des vibrations rapides des corps. Pour que nous percevions ces sons, il faut que les vibrations soient transmises jusqu'au nerf acoustique, qui les conduit ensuite au cerveau. C'est l'*oreille* qui est chargée de cette transmission.

L'oreille (*fig.* 243) est composée de trois parties : l'*oreille externe*, seule visible à l'extérieur, l'*oreille moyenne* et l'*oreille interne*, qui sont logées à l'intérieur de l'os temporal.

1° *Oreille externe.* — Elle est formée par le *pavillon* et le *conduit auditif externe.*

Le *pavillon* est cartilagineux et présente de nombreux replis,

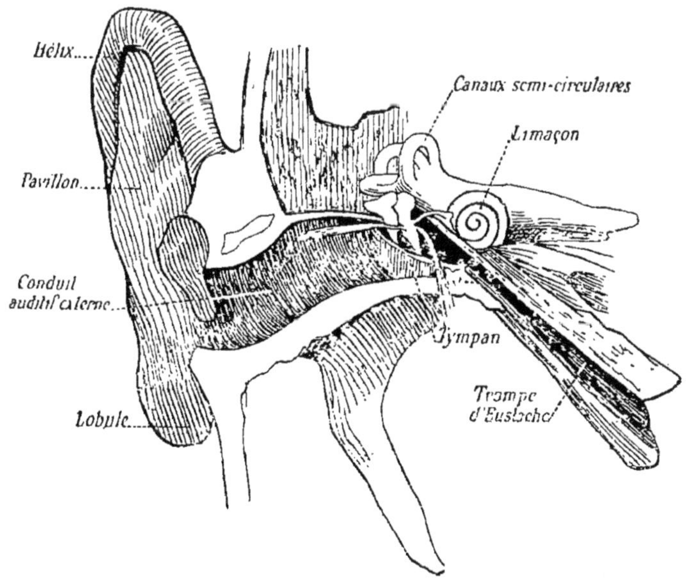

Fig. 243. — Ensemble de l'oreille.

dont le rôle est de diriger les vibrations sonores vers le conduit auditif. Il fonctionne donc à la façon d'un cornet acoustique et nous renseigne sur la direction du son.

Le *conduit auditif externe* (*fig.* 243 et 244) est un canal recourbé, ayant environ 3 centimètres de long, et fermé à son extrémité par une membrane mince, tendue, appelée *membrane du tympan*. Les parois de ce conduit sécrètent une matière grasse, jaunâtre, appelée *cérumen*. Cette matière et les poils disposés à l'entrée du conduit ont pour but d'arrêter les poussières et les corps étrangers qui pourraient y pénétrer et troubler l'audition.

2° *Oreille moyenne.* — C'est une petite cavité (*fig.* 244) creusée dans l'os temporal et encore appelée *caisse du tympan.* Elle est séparée de l'oreille externe par la membrane du tympan, et elle communique avec l'oreille interne par deux fenêtres sur lesquelles sont tendues des membranes : la *fenêtre ovale* et la *fenêtre ronde.* Enfin, elle communique avec l'arrière-bouche

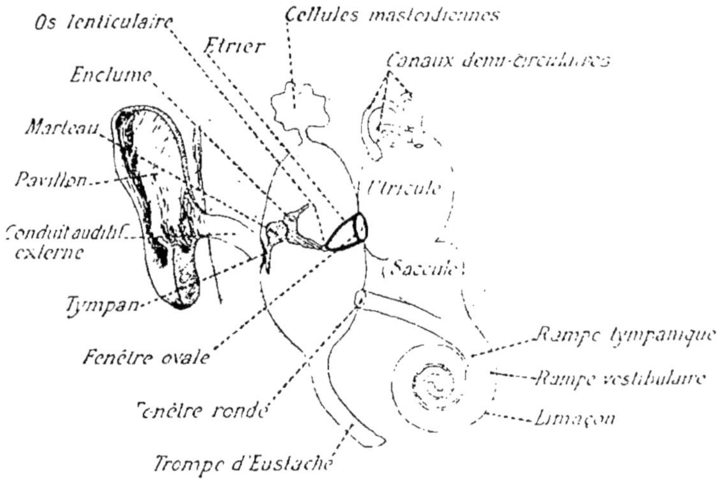

FIG. 244. — Figure simplifiée de l'oreille.

par un conduit appelé *trompe d'Eustache*, dont le rôle est de renouveler l'air à l'intérieur de l'oreille moyenne. Au repos, ce conduit est fermé, mais à chaque mouvement de déglutition il s'ouvre et laisse passer l'air.

Entre le tympan et la fenêtre ovale se trouvent quatre petits os formant la *chaîne des osselets*. Ces os, articulés les uns avec les autres, sont : le *marteau*, dont le manche s'appuie sur le tympan ; l'*enclume*, l'*os lenticulaire* et l'*étrier*, qui vient reposer sur la fenêtre ovale.

L'oreille moyenne sert à transmettre à l'oreille interne les sons, c'est-à-dire les vibrations reçues par l'oreille externe. En effet, le tympan, sous l'influence des impressions sonores extérieures, vibre à la façon d'une peau de tambour, et ces vibrations sont transmises par la chaîne des osselets jusqu'à l'oreille interne. Cette chaîne des osselets sert aussi à tendre plus ou moins la membrane du tympan. Lorsqu'un bruit intense, un coup de canon par exemple, se produit, le tympan est tendu par ce procédé, de sorte que ses amplitudes sont limitées et qu'il ne risque pas d'être arraché par des déplacements trop violents.

3° *Oreille interne.* — Elle est logée dans une partie très dure de l'os temporal; elle est la partie fondamentale de l'oreille, car c'est elle qui contient les terminaisons du nerf acoustique. A cause de sa structure compliquée, on lui a donné le nom de *labyrinthe.* Elle est formée d'un sac membraneux sur lequel l'os se moule exactement. A l'intérieur du labyrinthe se trouve un liquide appelé *endolymphe* ; et entre le labyrinthe et l'os se trouve un autre liquide appelé *périlymphe.* L'oreille interne flotte donc en quelque sorte dans le liquide, ce qui facilite la transmission des vibrations.

L'oreille interne (*fig.* 244) comprend trois parties : le *vestibule,* les *canaux semi-circulaires* et le *limaçon.*

Le *vestibule* est une sorte de sac communiquant avec l'oreille moyenne par la fenêtre ovale, et où viennent aboutir les canaux semi-circulaires et le limaçon. Il comprend deux parties l'*utricule* et le *saccule* ; et chacune de ces parties présente en certains points des petits cils au milieu desquels flottent de petits corpuscules calcaires appelés *otolithes.* Les vibrations sont transmises par l'endolymphe aux otolithes qui agissent sur les cils, et ceux-ci, par l'intermédiaire des cellules qui les portent et qui sont en relation avec le nerf acoustique, permettent l'arrivée des vibrations au cerveau.

Les *canaux semi-circulaires* sont au nombre de trois et ont chacun la forme d'un demi-cercle. Ils sont disposés suivant trois plans rectangulaires : deux verticaux perpendiculaires l'un sur l'autre, et le troisième horizontal. Les canaux semblent nous renseigner sur la notion de l'espace. Si l'on enlève, en effet, à un Pigeon les canaux semi-circulaires, on produit chez cet animal des troubles dans le mouvement.

Chez l'Homme, des lésions des canaux semi-circulaires causent du vertige.

Le *limaçon* (*fig.* 245) est un tube enroulé en spirale à la façon d'une coquille d'Escargot; il est divisé en deux, par une cloison, et ces deux parties ou *rampes* aboutissent l'une au vestibule, l'autre à la fenêtre ronde. Dans cette cloison se trouvent des petites fibres (*fig.* 246) tendues comme les cordes d'un piano. Ces cordes, qui pourront vibrer chacune pour un son différent, sont en relation avec les ramifications du nerf acoustique ; les impressions sonores arriveront ainsi par le nerf acoustique jusqu'au cerveau.

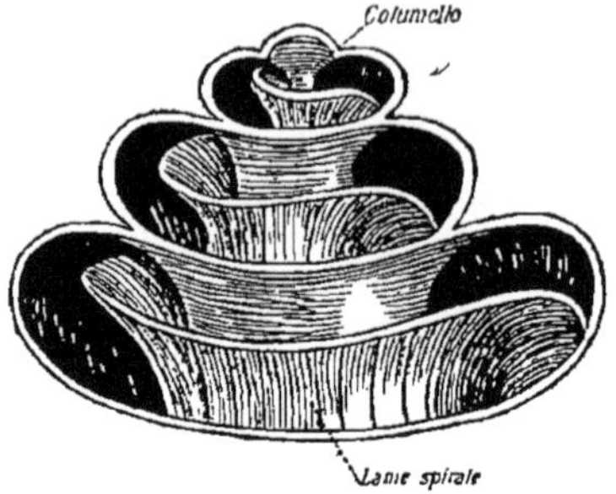

FIG. 245. — Le limaçon ouvert.

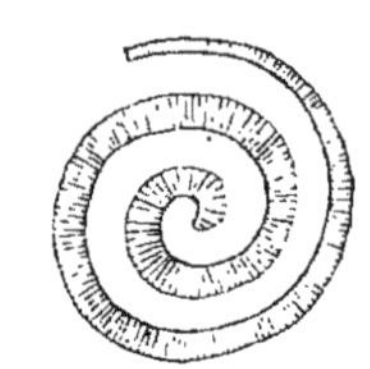
FIG. 246. — Les fibres de la cloison du limaçon.

La vue et l'œil. — La *vue* est le sens qui nous fait percevoir la lumière et qui, par conséquent, nous renseigne sur la forme, l'étendue et la couleur des objets ; son organe est l'*œil*.

L'œil. — L'*œil* comprend deux parties : 1° les *parties accessoires*, destinées à protéger l'œil et à ne laisser passer que la lumière ; 2° le *globe de l'œil*, qui est la partie essentielle, sensible à la lumière.

1° *Parties accessoires*. — L'œil est logé dans une cavité du crâne appelée *orbite*. En avant l'œil est abrité par deux *paupières* (*fig.* 247), qui sont des replis de la peau et qui portent sur leur bord des petits poils appelés *cils*, destinés à arrêter les poussières. Au-dessus de l'orbite se trouvent les *sourcils* (*fig.* 248), dont le rôle est de protéger l'œil contre la sueur qui s'écoule du front.

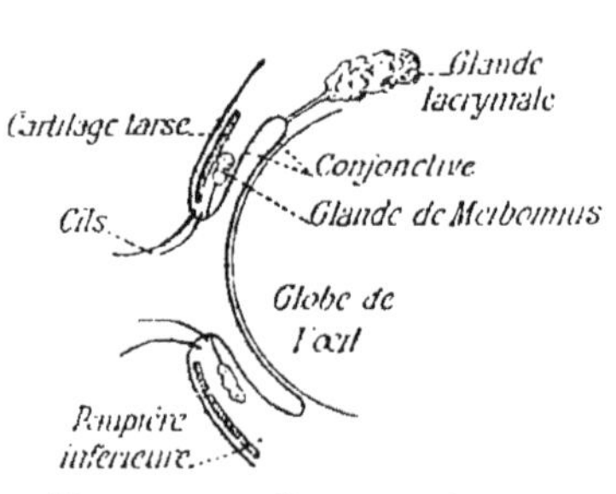

FIG. 247. — Les paupières.

Dans l'angle supérieur et externe de l'orbite se trouve une petite glande, la *glande lacrymale* (*fig.* 249) qui produit les larmes. Les larmes sont formées d'eau contenant en dissolution un peu de sel ; elles se répandent autour de l'œil afin d'éviter son dessèchement. Si elles se forment en trop grande quantité, elles viennent dans le coin interne de l'œil s'écouler par deux conduits qui les amènent dans les fosses nasales : ce qui explique pourquoi les émotions pénibles produisent le nasillement et le besoin de se moucher.

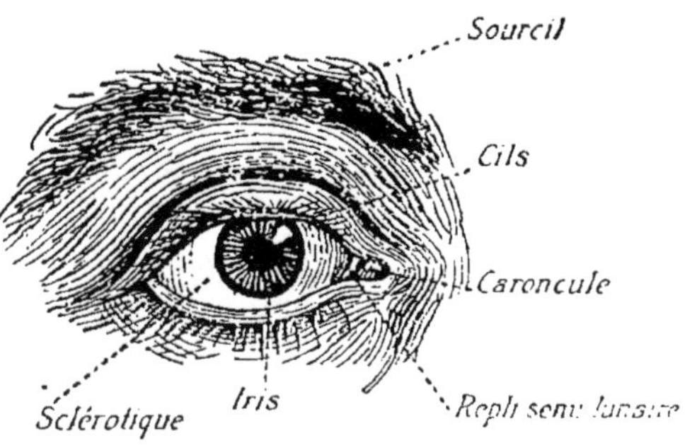

Fig. 248. — Œil droit.

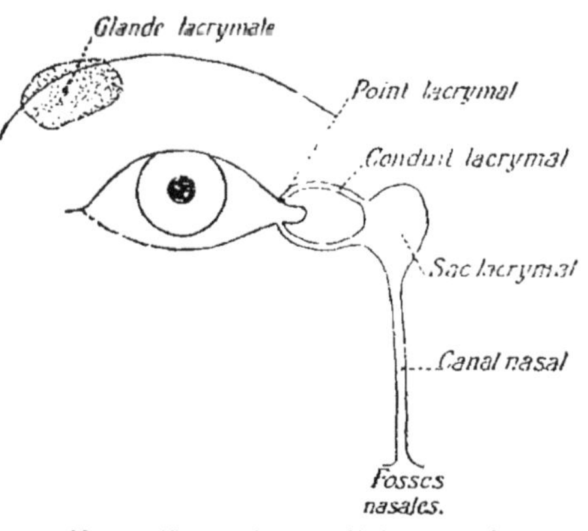

Fig. 249. — Appareil lacrymal.

Les mouvements de l'œil sont très variés. Ils sont obtenus à l'aide de *six muscles* (*fig.* 250) qui viennent s'attacher par une extrémité sur le globe de l'œil, et par l'autre dans le fond de l'orbite. Quatre de ces muscles sont *droits* et dirigent l'œil en haut, en bas, à gauche et à droite : deux autres sont *obliques* et font tourner l'œil sur lui-même. Ce sont ces mouvements des yeux qui contribuent à donner de l'expression à notre physionomie et qui nous permettent d'explorer sans remuer la tête tous les points de l'espace vers lequel la face est tournée.

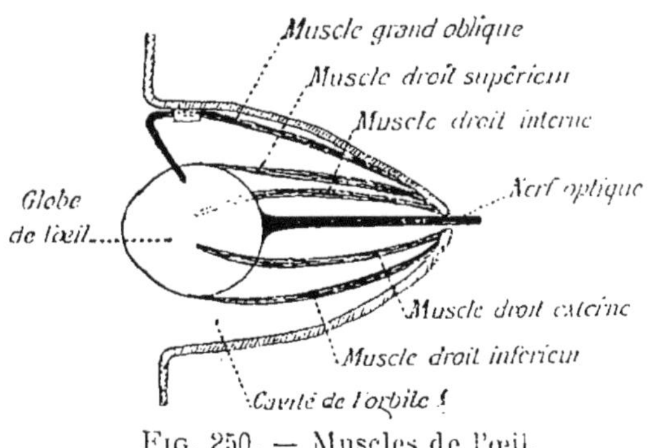

Fig. 250. — Muscles de l'œil.

2° *Globe de l'œil.* — Il est à peu près sphérique (*fig.* 251) ; ses parois sont formées de trois membranes superposées, qui sont, de dehors en dedans : la *sclérotique*, la *choroïde* et la *rétine*.

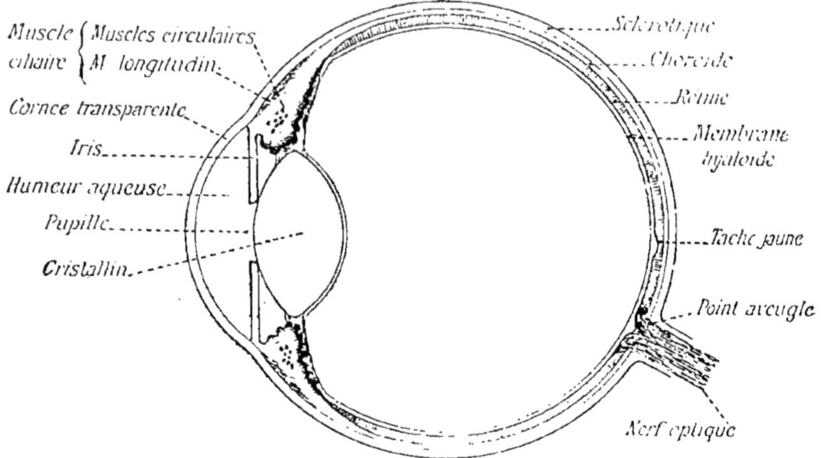

Fig. 251. — Coupe de l'œil.

La *sclérotique* est une membrane fibreuse et résistante qui protège l'œil ; en avant elle devient transparente et sa courbure s'accentue : c'est la *cornée transparente*. La sclérotique forme ce qu'on appelle ordinairement le *blanc de l'œil*.

La *choroïde* est une membrane mince située en dedans de la sclérotique ; elle est colorée en noir et parcourue par de nombreux vaisseaux sanguins. La choroïde transforme l'intérieur de l'œil en une chambre noire semblable à celle d'un appareil photographique. En avant, la choroïde se termine par des muscles qui permettent à l'œil de s'accommoder pour la vision à différentes distances. A l'endroit où la choroïde vient se souder à la sclérotique se trouve une cloison verticale appelée *iris*, percée d'un orifice central appelé *pupille*. L'iris est diversement coloré suivant les individus. La pupille paraît noire, parce que la cavité de l'œil n'est pas éclairée ; pourtant chez les *albinos*, la choroïde n'ayant pas de pigments noirs, la pupille est rouge clair. L'iris règle la quantité de lumière qui pénètre dans l'œil : la pupille, en effet, se rétrécit à la lumière et s'agrandit à l'ombre.

La *rétine*, située en dedans de la choroïde, est la membrane sensible de l'œil, car c'est elle qui contient les terminaisons du *nerf optique*. Toutes les parties de cette membrane ne sont pas également sensibles. La partie où arrive le nerf optique est complètement insensible à la lumière ; c'est pourquoi on l'appelle le *point aveugle*. Au contraire, au fond de l'œil se trouve une petite dépression appelée *tache jaune*, qui est plus sensible que toutes les autres parties.

L'iris partage l'intérieur du globe de l'œil en deux chambres. La chambre antérieure, entre la cornée et l'iris, est remplie d'un liquide semblable à l'eau, l'*humeur aqueuse*. La chambre postérieure contient un organe important, le *cristallin*, et une matière gélatineuse, transparente, l'*humeur vitrée* qui est entourée d'une mince membrane, la *membrane hyaloïde*.

Le *cristallin* est une lentille biconvexe, transparente, destinée à produire les images sur la rétine, en fonctionnant comme la lentille de l'objectif d'un appareil photographique.

La vision. — L'œil fonctionne comme un appareil photographique : les images des objets se font sur la rétine comme elles se font sur la plaque sensible de l'appareil. Ce sont ces images, situées au fond de l'œil et transmises au cerveau par le nerf optique, que nous percevons.

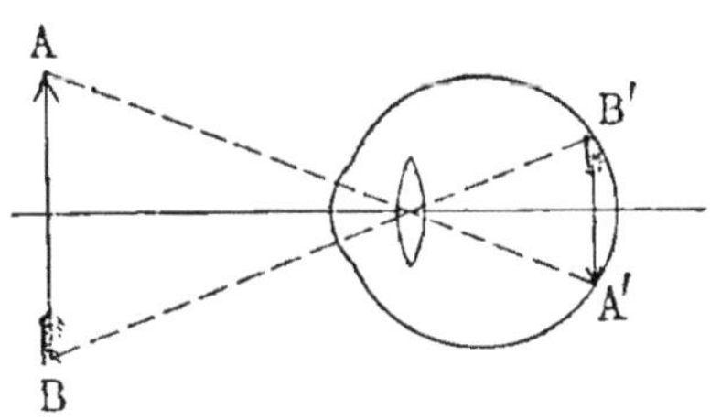

Fig. 252. — Formation des images sur le fond de l'œil.

En somme, les rayons lumineux émis par un objet AB (*fig.* 252) traversent la cornée transparente, l'humeur aqueuse, le cristallin, l'humeur vitrée, et viennent former sur

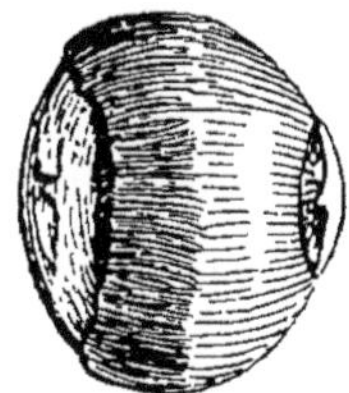

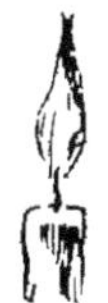

Fig. 253. — Expérience de Magendie.

la rétine une image renversée A'B'. On peut observer ce fait en expérimentant sur un œil de Bœuf (*fig.* 253) dont on enlève la sclérotique et la choroïde dans la moitié postérieure : une bougie placée en face de l'œil se peint renversée sur la rétine.

Dans un œil *normal* (*fig*. 254), la forme du cristallin est telle qu'un objet très éloigné a son image sur la rétine. Mais si l'objet se rapproche de l'œil, l'image va se former en arrière de la rétine ; il faudra alors, pour ramener cette image sur la rétine, que le cristallin augmente sa courbure : il y arrive au moyen des *muscles ciliaires* qui l'entourent et qui le font renfler. Cette propriété du cristallin qui permet de voir nettement des objets plus ou moins éloignés a reçu le nom *d'accommodation*. Mais cette propriété a une limite : si, en effet, l'objet se rapproche de plus en plus de l'œil, il arrive un moment où le cristallin ne peut plus se courber davantage ; l'accommodation n'a donc pas lieu et l'objet n'est plus vu distinctement. La distance en deçà de laquelle nous ne pouvons plus voir les objets nettement est ce qu'on appelle la *distance minimum de la vision distincte* ; elle est de 15 centimètres pour une vue ordinaire.

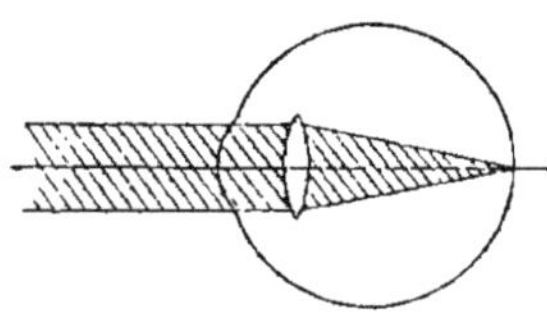

Fig. 254. — Œil normal (l'image se forme sur la rétine).

Chez le vieillard, la puissance d'accommodation de l'œil va en diminuant, car le cristallin perd de son élasticité. Dans ce cas l'œil ne voit pas les objets rapprochés, dont les images se font en arrière de la rétine. Ce défaut, connu sous le nom de *presbytie*, peut être corrigé à l'aide d'une lentille biconvexe, de courbure choisie, qui ramène les images sur la rétine.

Persistance des impressions lumineuses. — Les impressions produites par la lumière sur la rétine ne s'effacent pas immédiatement ; elles persistent pendant un certain temps. L'expérience la plus simple le démontre : le morceau de bois enflammé par un bout que l'enfant fait tourner paraît décrire un cercle lumineux continu. Cela tient à ce que les images visuelles se succèdent plus vite qu'elles ne s'effacent, de sorte qu'on a une sensation unique.

C'est la même raison qui fait que l'étoile filante trace une ligne lumineuse, que la pluie semble rayer le ciel, etc.

Voici un amusement basé sur ce fait physiologique : on dessine une cage sur l'une des faces d'un carton ; sur l'autre, un Oiseau (*fig.* 255). Puis à l'aide d'une ficelle on imprime au carton un mouvement de rotation assez rapide, et l'Oiseau paraît enfermé dans la cage.

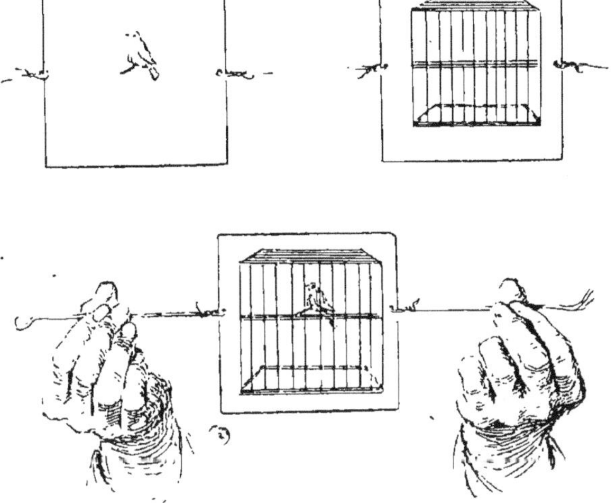

FIG. 255. — Expérience montrant la persistance des impressions lumineuses.

C'est aussi sur ce principe de la persistance des impressions lumineuses qu'est construit le *cinématographe*.

Anomalies de la vision : myopie, hypermétropie, daltonisme. — Dans certains yeux les images des objets éloignés ne se font pas sur la rétine, elles se font en avant ou en arrière. Dès lors, les objets ne sont pas vus nettement. Ces yeux sont comme des appareils photographiques qui ne *seraient pas au point*. C'est le cas des *myopes* et des *hypermétropes*.

Un œil *myope* (*fig.* 256) est celui dans lequel les objets éloignés forment leur image en avant de la rétine et par conséquent ne sont pas vus distinctement. On corrige cette infirmité par l'emploi de lentilles biconcaves, qui reportent l'image en arrière, sur la rétine, si leur courbure est convenablement choisie.

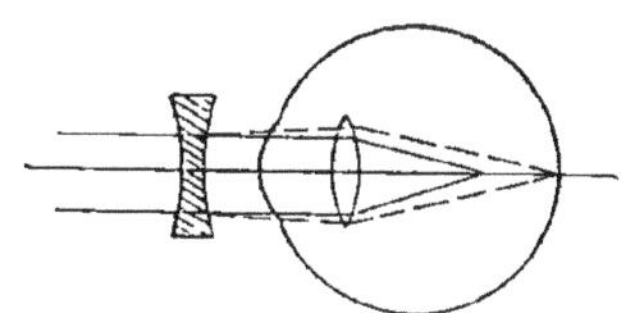

FIG. 256. — Œil myope (l'image est en avant de la rétine).

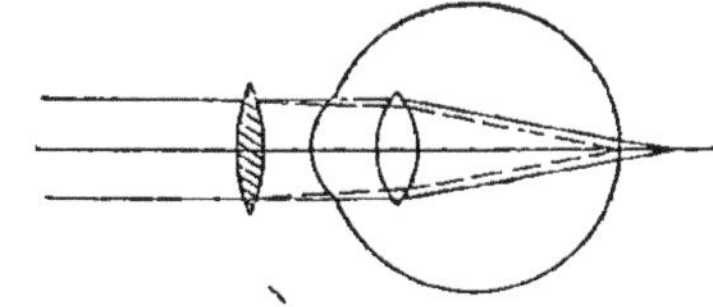

FIG. 257. — Œil hypermétrope (l'image est en arrière de la rétine).

Un œil *hypermétrope* (*fig.* 257) est celui dans lequel les objets éloignés forment leur image en arrière de la rétine. On corrige ce défaut avec des lentilles biconvexes, qui ramènent l'image en avant, sur la rétine, si la courbure est bien choisie.

Une autre imperfection de l'œil est celle qui empêche de distinguer certaines couleurs : c'est ce qu'on appelle le *daltonisme*. Pour certaines personnes, par exemple, le *rouge* semblera *vert* ; pour elles, comme disait Arago, les cerises ne sont jamais mûres. Aussi dans les chemins de fer et dans la marine, où l'on se sert surtout de couleurs comme signaux, les candidats aux emplois qui comportent l'observation des signaux sont-ils l'objet, en ce qui concerne la vue, d'un examen minutieux.

Enfin, la *cécité* ou disparition de la vue peut survenir pour plusieurs raisons : soit parce que la rétine ou le nerf optique sont atteints, soit parce que le cristallin devient opaque et ne laisse plus passer la lumière, c'est la *cataracte*. Dans le premier cas, l'aveugle est incurable ; dans le second, la vue peut lui être rendue par la suppression du cristallin et l'usage de lunettes spéciales, à verres fortement biconvexes, qui remplacent le cristallin.

Illusions d'optique. — L'*œil* ne nous renseigne pas toujours exactement ; il peut nous donner des illusions.

En voici un exemple : on trace deux carrés égaux, l'un blanc sur fond noir, l'autre noir sur fond blanc ; on constate alors que c'est le carré blanc qui semble le plus grand (*fig.* 258). Ce fait

Fig. 258. — Illusions d'optique.

est dû à ce que les objets lumineux sont entourés d'une zone lumineuse. C'est la raison pour laquelle une robe noire rend la taille plus svelte qu'une robe blanche qui irradie de la lumière et qui, par suite, épaissit la taille.

Autre exemple : deux lignes rigoureusement égales, prolongées par des parallèles dirigées en sens inverse, semblent inégales.

La voix et le larynx. — La *voix* chez l'Homme et chez les animaux est une fonction de relation. Son organe est le *larynx*.

Le larynx. — Il est situé à la partie supérieure de la trachée-artère (*fig.* 259), et il communique avec le pharynx par un orifice appelé *glotte*, surmonté d'une languette appelée *épiglotte*.

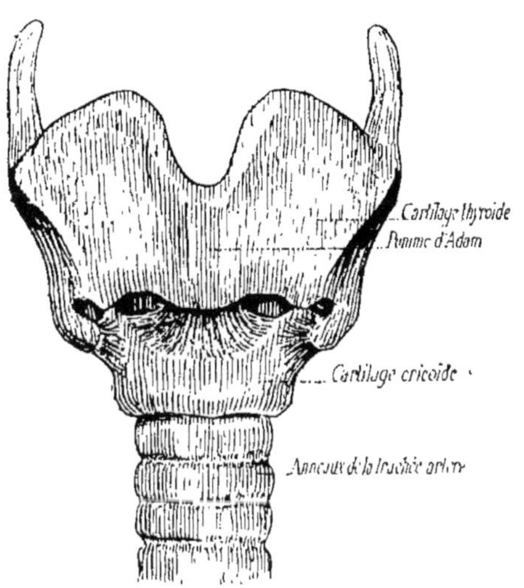

Fig. 259. — Face antérieure du larynx.

La paroi du larynx est maintenue par deux anneaux cartilagineux qui rappellent ceux de la trachée-artère : en haut, le *cartilage thyroïde*, qui est le plus développé et qui forme en avant une saillie connue sous le nom de *Pomme d'Adam* ; au-dessous, le *cartilage cricoïde*, qui a la forme d'une bague dont le chaton serait en arrière.

La cavité du larynx (*fig.* 260) présente une dilatation, le *vestibule*, puis deux replis, les *cordes vocales supérieures* et *inférieures*. Ces dernières seules jouent un rôle important dans la production des sons. L'air qui vient des poumons fait vibrer les cordes vocales inférieures ; mais grâce aux muscles des parois du larynx, ces cordes vocales sont plus ou moins tendues, et comme d'autre part elles peuvent être plus ou moins longues et épaisses, on s'explique les modulations merveilleuses de la voix humaine.

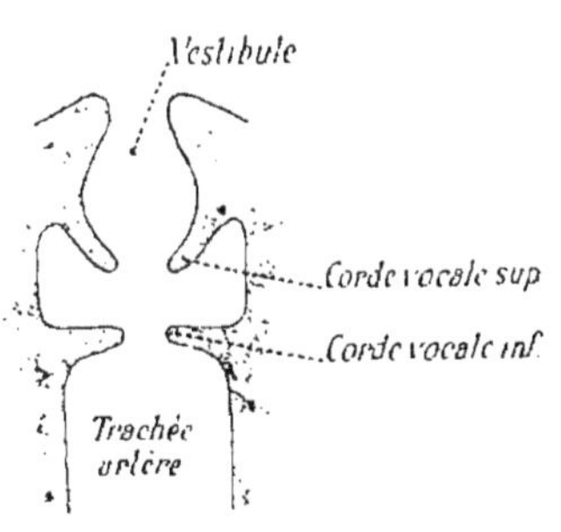

Fig. 260. — Coupe du larynx.

Voyons comment varient les qualités des sons émis par le larynx, c'est-à-dire l'*intensité*, la *hauteur* et le *timbre*.

L'*intensité* dépend de l'amplitude des vibrations des cordes vocales, par suite de la force du courant d'air expiré et du développement de la poitrine.

La *hauteur* dépend de la longueur, de la tension et de la

finesse des cordes vocales. Plus les cordes sont courtes, minces et tendues, plus le son est aigu. Aussi chez l'enfant et chez la femme, dont les cordes vocales sont courtes et minces, la voix est-elle aiguë. Chez l'Homme les cordes vocales s'allongent et s'épaississent avec l'âge : par suite la voix devient de plus en plus grave. En vieillissant, le ténor peut donc devenir baryton et enfin basse.

Le *timbre* dépend de la forme du larynx, de la bouche et des fosses nasales.

L'Homme exprime sa pensée au moyen du *langage articulé*. Pour cela, il associe des sons de deux sortes : les *voyelles* et les *consonnes* ; il constitue ainsi des syllabes, puis des mots.

Les *voyelles* sont des sons simples dont chacun exige une forme spéciale du larynx et de la bouche.

Les *consonnes* sont des bruits accompagnant l'émission des voyelles et produits par le courant d'air qui vient se briser contre les lèvres ou la langue.

L'Homme a encore d'autres moyens d'exprimer sa pensée que par le langage articulé. Ainsi l'enfant se fait comprendre par des gestes, des signes ; il *mime* sa pensée. Plus tard, il représente les mots par des lettres, et l'écriture devient alors la représentation graphique des idées.

Hygiène des organes des sens.

Disposés à considérer comme justes les idées que nous acquérons par nos organes des sens, nous devons veiller à ce que ces organes nous renseignent le plus exactement possible : d'autre part, rien ne peut remplacer les notions données par nos sens ; aucune description ne peut donner idée de la lumière, il faut la voir. Nous devons donc chercher à améliorer le fonctionnement des organes des sens par l'*éducation*, et à les conserver dans un bon état par l'*hygiène*.

Éducation des sens. — Il y a bien des degrés dans la façon de sentir, dans la manière de voir et d'entendre. Ainsi chez le nouveau-né les sensations sont vagues et confuses, tandis qu'elles se précisent et s'affinent à mesure que l'éducation fait son œuvre. Au début de la vie nous avons la sensation du bruit ou du silence, de la lumière ou de l'obscurité, rien de plus. Plus tard, au contraire, nous saisissons les hauteurs et les timbres des sons, les diverses couleurs et même les nuances de la même couleur. En somme, on apprend à écouter et à regarder.

L'*éducation des sens* est donc utile, car sans elle notre connaissance de la nature serait bien vague et bien incertaine. Ainsi la vue que l'on rendrait à un aveugle de naissance ne lui serait pas d'un grand secours si, par le toucher qui est son guide sûr, et par l'éducation, il ne rectifiait ses erreurs d'interprétation. Le perfectionnement des sens, ainsi que nous allons le montrer pour chacun d'eux, exige des exercices méthodiques et progressifs.

Le toucher. — Alors que chez l'enfant, il est réparti sur toute la surface du corps, il se spécialise ensuite dans la main.

Le pied aurait la même délicatesse que la main s'il ne devenait un simple pilier du corps et si on ne l'atrophiait en l'emprisonnant dans des chaussures. Voyez le pied du jeune enfant, ses articulations sont aussi mobiles que celles de la main ; mais cette égalité cesse vite dès qu'il marche : le pied va s'engourdir et la main se délier. La différence qui s'établit ensuite est la même que celle qui existe entre les doigts du pianiste, qui sont indépendants, et la main du terrassier, qui saisit la pelle avec tous les doigts et n'est plus qu'un organe grossier de préhension.

Le travail manuel est le seul moyen de faire l'éducation de la main. Les travaux d'aiguille, les instruments de musique, le maniement d'outils délicats sont favorables à l'affinement de la main.

Par l'exercice continu l'aveugle arrive à acquérir une habileté extraordinaire qui lui permet d'apprécier des rugosités imperceptibles pour d'autres. Les employés des postes, par l'habitude, arrivent aussi à apprécier nettement le poids des lettres, mais seulement dans une certaine limite. Au delà de cette limite il faudrait une éducation nouvelle pour acquérir une plus grande habileté.

Le goût et l'odorat. — Ce sont des sens qui nous renseignent sur la composition des aliments et de l'air ; ils sont donc comme les gardiens des voies digestives et respiratoires, nous avertissant du danger qu'il peut y avoir à manger un aliment putréfié ou à respirer un air vicié.

Par l'exercice du goût et de l'odorat, certains dégustateurs arrivent à déterminer d'une façon précise la nature, le lieu d'origine, l'âge des vins. De même les forestiers, les chasseurs arrivent à reconnaître par l'odorat certains gibiers à une grande distance.

L'usage du tabac et l'abus de mets trop épicés détruisent la délicatesse du goût; de même la finesse de l'odorat est émoussée par les parfums trop concentrés.

L'ouïe. — La sensation du son varie depuis le bruit jusqu'aux nuances les plus délicates de la musique.

Le campagnard, l'Homme qui vit dans les bois, distinguent facilement un bruit lointain ; mais le citadin, par le tapage des rues et des usines, a perdu cette faculté.

Pour perfectionner le sens de l'ouïe l'attention est nécessaire. Sans elle la sensation s'émousse ; ce qui explique pourquoi un bruit continu finit par ne plus être entendu. On connaît à ce propos l'exemple du meunier qui se réveille quand son moulin s'arrête.

Une oreille bien exercée reconnaît facilement la hauteur et le timbre des sons. Une *mélodie* simple jouée par la flûte ou le violon sera comprise par le plus grand nombre : au contraire, pour distinguer les sons émis simultanément dans une *harmonie* il faut l'oreille bien éduquée d'un musicien.

La vue. — Son éducation est encore plus nécessaire que celle des autres sens, car les erreurs d'optique sont nombreuses et l'expérience seule est capable de les rectifier.

Faute d'exercice nous avons perdu la faculté de voir dans une obscurité relative ; il nous faut des éclairages intenses, ce qui a fait diminuer notre *acuité visuelle*, c'est-à-dire notre sensibilité à la lumière.

De même, par une mauvaise éducation de notre œil, nous perdons souvent la faculté d'accommodation. Dès notre jeune âge nous sommes habitués à regarder un horizon borné, et enfermés dans les classes, la tête penchée sur notre livre, nous nous habituons à regarder de trop près. Nous ne savons plus accommoder pour de grandes distances, nous devenons *myopes*. L'enfant trop incliné sur son cahier (*fig*. 261) peut donc devenir myope ; nous avons appris qu'il pouvait aussi devenir bossu.

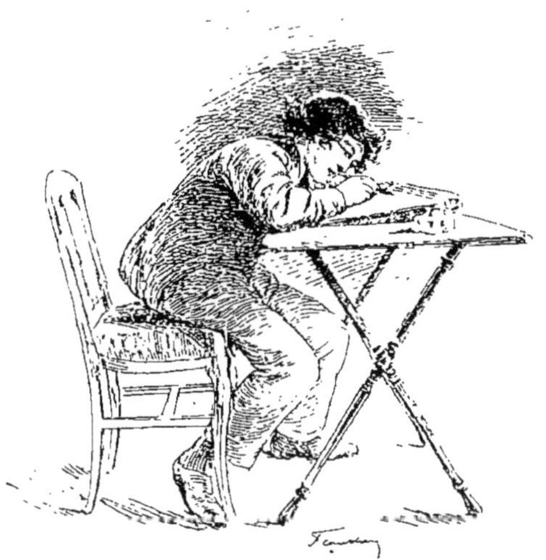

FIG. 261. — Écolier trop incliné sur son cahier et recevant une mauvaise lumière venant de droite.

Il est donc utile d'habituer les yeux à regarder des objets éloignés. La preuve de l'avantage que l'on retire de cet exercice nous est donnée par ce fait que la myopie est presque inconnue chez les marins et les habitants des campagnes. Au contraire elle est fréquente chez les personnes qui ont fait de longues études.

Il est difficile de bien voir les objets *en mouvement* : aussi la plupart des représentations de sujets animés dans les œuvres de peinture et de sculpture sont-elles erronées. C'est qu'elles ont été dessinées par les artistes sur des modèles immobiles. Or, on ne peut poser le mouvement, il faut le saisir et pour cela le voir. On connaîtra alors l'attitude vraie (*fig*. 262), qui peut être contrôlée par la photographie. Il est curieux de constater que les œuvres des artistes grecs et romains figurent des attitudes vraies. C'est que les artistes de cette époque étaient de grands et habiles observateurs et qu'ils faisaient l'éducation de leur œil devant la nature, et non au moyen de dessins antérieurs dans lesquels l'imagination de l'artiste a souvent créé des types faux. Ainsi l'allure des chevaux de Phidias dans la frise du Parthénon, comme celle du Cheval de la colonne Trajane (*fig*. 263), sont l'expression exacte de la vérité.

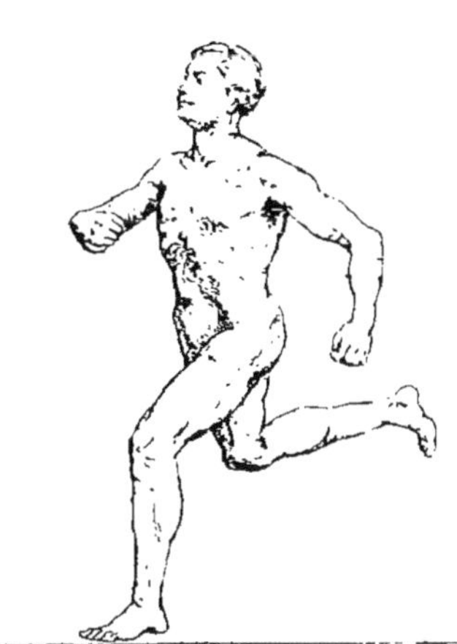

FIG. 225. — Attitude vraie du coureur donnée par la photographie.

Le dessin, tel qu'il est enseigné actuellement, est d'une

grande utilité pour l'éducation de l'œil ; de même certains jeux comme la balle, le tir, l'escrime, etc.

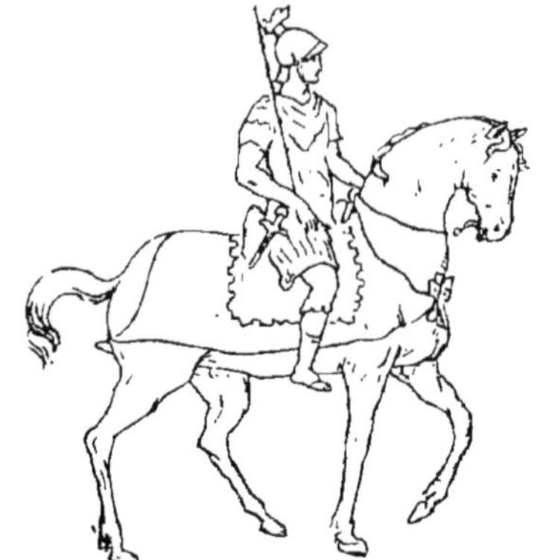

Fig. 263. — Allure exacte d'un cheval de la colonne Trajane.

Le travail manuel et l'éducation des sens. — Les renseignements qui nous sont donnés par nos sens servant de base à nos jugements, il importe qu'ils soient conformes à la réalité et que nous nous exercions à les percevoir nettement. A ce point de vue, le *travail manuel* est recommandable, car non seulement il est un repos pour l'esprit, mais il est un moyen de donner à la main et à l'œil plus d'habileté ; de plus, il établit le lien entre l'idée et la réalité, entre le cerveau qui conçoit et la main qui exécute. Nous sommes convaincus que placé au début de l'éducation, le travail manuel ne peut donner que d'excellents résultats.

Aussi bien nous ne pouvons qu'applaudir à ce fait que le travail manuel vient d'acquérir droit de cité dans les lycées et collèges.

L'an dernier, plusieurs membres du Conseil supérieur de l'Instruction publique avaient émis le vœu suivant :

« Considérant que l'adresse du corps et la finesse des sens ne sont pas des objets négligeables dans une éducation vraiment complète ;

Que non seulement ces qualités ont une importance pratique de premier ordre dans la vie et dans nombre de professions, même libérales ; mais que, d'après de nombreuses observations psychologiques précises, elles vont de pair avec le développement de l'intelligence ;

Qu'en effet, les travaux manuels exercent les facultés d'observation, d'imagination et d'invention, de combinaison et de réflexion ;

Que, plus particulièrement, ils familiarisent l'esprit avec nombre de lois géométriques, mécaniques ou physiques élémentaires... ;

Que, indépendamment de ces différents avantages pratiques ou intellectuels, il n'est peut être pas sans quelque intérêt moral de prémunir les jeunes gens, par la pratique du travail manuel, contre des préjugés encore trop répandus, qui le déconsidèrent au profit trop exclusif de la vie purement intellectuelle, etc.

Les soussignés émettent le vœu que l'Administration veuille bien étudier, favoriser et provoquer l'organisation d'ateliers de travail manuel. »

Heureusement, M. Liard, vice-recteur de l'Académie de Paris, appuya de son autorité cette innovation. « ... Nous étouffons, dit-il dans son rapport, à l'abri de nos cloisons étanches. Je regarde le travail manuel comme une excellente école et je ne puis me persuader qu'on ne sera pas un homme bien élevé parce qu'on saura dresser une planche ou ajuster une serrure. Enfin, il me paraît que le contact de bons ouvriers, de leur respect des choses concrètes, serait un excellent préservatif contre les paradoxes et les quintescences d'abstraction que produit souvent l'abus de l'éducation intellectuelle. »

Voici donc le principe du travail manuel admis officiellement. Et si, par ce fait, quelques-unes des cloisons étanches élevées par la vieille université autour de ses classes se fissurent et craquent, ne nous plaignons pas; car demain peut-être passeront par ces fentes quelques rayons de la vie du dehors apportant avec eux de la vigueur et de l'initiative.

Hygiène des organes des sens. — Il est nécessaire de conserver les organes des sens dans toute leur intégrité si l'on veut que leurs fonctions s'effectuent convenablement. Des soins d'hygiène leur sont donc indispensables.

Le toucher. — Nous avons déjà parlé de l'hygiène de la peau et montré l'importance qu'il y avait à l'entretenir dans la plus grande propreté. Ajoutons seulement que pour conserver à l'épiderme toute sa sensibilité, il faut éviter les blessures, les durillons, les engelures. On a donc raison de protéger les mains par des gants.

L'ouïe. — La propreté la plus scrupuleuse est nécessaire à l'oreille.

Chez le jeune enfant il faut éviter la pénétration dans le conduit auditif externe de l'eau savonneuse déjà salie, et aussi les bruits trop intenses. L'adulte doit veiller à la propreté du conduit auditif où s'accumulent le cérumen et les poussières, et pour cette besogne il ne faut pas se servir d'un cure-oreilles, qui peut blesser le tympan, mais simplement d'un petit tampon d'ouate hydrophile que l'on place au bout d'une allumette.

Il faut veiller aussi à ce que le nez n'amène pas de microbes dans l'oreille moyenne par l'intermédiaire de la trompe d'Eustache. Pour cette raison l'enfant doit apprendre à se moucher. Il ne faut pas pour se moucher, écraser les narines dans son mouchoir et souffler ; par ce procédé, le nez étant clos, les mucosités nasales sont poussées dans la trompe d'Eustache et l'oreille moyenne, où elles peuvent causer des *otites*, c'est-à-dire des maladies de cette région. On doit se moucher en fermant successivement l'une, puis l'autre narine, et en soufflant par la narine restée ouverte.

La vue. — L'œil étant le plus précieux de nos organes des sens, exige des soins constants. Il est nécessaire de se laver les yeux journellement à l'eau chaude ; il faut éviter de les frotter avec les doigts, qui ne sont jamais propres et qui peuvent y apporter les germes de maladies, comme la *conjonctivite* par exemple.

A cause de sa grande sensibilité, il est bon de protéger l'œil contre le froid et l'humidité, contre la chaleur, contre les poussières, et même contre la lumière trop intense. Une lumière trop vive est, en effet, nuisible ; ainsi la lumière solaire réfléchie par les glaciers peut être dangereuse et même produire de la cécité. Aussi est-il prudent que les touristes parcourant les glaciers se protègent les yeux par des lunettes à verres légèrement noircis.

Dans les classes, la lumière doit venir du côté gauche, donnant ainsi l'ombre de la plume à droite ; elle ne doit pas venir directement sur les yeux. De même, le soir, les lampes doivent envoyer de la lumière diffuse ; de cette façon on voit nettement et sans fatigue. Au contraire, lorsqu'une lumière vous éclaire directement, vous n'apercevez plus les objets environnants : vous éprouvez le même effet que celui produit par le fanal d'une locomotive arrivant vers vous dans l'obscurité.

Les personnes qui lisent et écrivent beaucoup doivent éviter de pousser la fatigue de leurs yeux trop loin, car il peut en résulter un affaiblissement général de la vue ou des troubles graves se terminant par la cécité.

La voix. — La voix étant produite par les cordes vocales, qui sont des muscles, on conçoit qu'une fatigue de ces cordes amène des troubles de la voix. On observe en même temps une sorte d'irritation de la muqueuse qui tapisse le larynx ; il en résulte une modification du son. Celui-ci n'est plus net ; on dit qu'il y a *enrouement*. Cet enrouement peut se produire aussi à la suite de changements trop brusques de température, ou bien sous l'influence de microbes qui ont envahi le larynx.

Les idées nouvelles sur l'éducation physique. Comment on fait un « débrouillard ». — Nous ne saurions mieux faire en terminant ce modeste livre dans lequel la question de l'éducation physique tient une large place, que de résumer les idées nouvelles ayant rapport à cette question. Elles ne peuvent qu'intéresser tous ceux qui se préoccupent de l'avenir de la génération actuelle et qui s'efforcent de former des jeunes hommes forts, adroits, entreprenants et physiquement préparés aux exigences de la vie moderne. Jusqu'ici, nous devons l'avouer, l'éducation classique nous préparait peu à la connaissance du monde présent. C'était une lacune à combler, et c'est à cette besogne que visent les récentes réformes universitaires. Mais nous croyons que celles-ci n'aboutiront qu'en faisant une part équitable aux travaux de l'esprit et aux exercices physiques.

Occupons-nous seulement ici de ces derniers. A ce point de vue nous devons nous élever contre ce qu'il y a de monotone et de peu utile dans les anciennes méthodes de gymnastique scolaire, et développer en revanche les jeux et les exercices au plein air. Voici d'ailleurs quelles sont les idées d'un apôtre de l'éducation physique, M. de Coubertin, homme d'expérience, parfaitement initié aux méthodes d'éducation en usage chez les nations voisines. Dans une remarquable conférence faite récemment au *Touring-Club de France*, il a recherché et indiqué le meilleur moyen, selon lui, de former des intelligences supérieures unies à toutes les aptitudes corporelles. D'une façon spirituelle, il fait parler trois personnages imaginaires, qui correspondent aux trois écoles qui se disputent le domaine de l'éducation physique.

Le premier de ces personnages est le professeur Bergeret, qui s'exprime en ces termes : « Vous voyez devant vous, Monsieur un adepte de la Beauté. Or, les spectacles contemporains sont d'une entière laideur ; nos mouvements sont difformes et nos gestes, communs. J'ai beaucoup réfléchi à ces choses parce que j'en ressentais quelque affliction. J'ai consulté Platon, Confucius, Le Dante, Lavoisier, M. Gladstone et l'empereur Guillaume ; aucun d'eux n'a su me donner de solution satisfaisante. J'ai enfin découvert M. Sandow, qui m'a paru un sage. Sur son conseil, j'ai acheté des statues et j'ai entrepris de leur ressembler. Au lever du soleil, à midi et à la chute du jour, j'accomplis les rites de ce culte. Je prends le costume et les attitudes des héros ; j'imite leurs expressions ; je m'incarne leurs âmes et travaille à égaler leurs muscles. La Beauté ! continue M. Bergeret, c'est la seule espérance de notre civilisation. Nous produirons de tels hommes ou bien nous achèverons notre course vers la décrépitude. Et quand on pense qu'il suffirait de quelques exercices bien simples, pratiqués chaque jour, avec une persévérance douce pour... redresser la Société ! »

Le second est le Général Boum : « L'éducation physique ? voilà ce que j'en pense. Faut faire des soldats et rien que des soldats ; ça veut dire des jeunes gens qui marchent et qui tirent — qui marchent toute la journée et encore la nuit sans manger, sans boire, sans rien — et puis qui ont l'œil au fond de leur fusil ; pan-pan ! traversent leur homme à des distances énormes, sans jamais rater, même si l'arme ne vaut rien. Voilà ! Tout le reste, c'est de la blague ! »

Enfin, voici le Dr Ox, le célèbre physiologiste : « La question de l'éducation physique tient tout entière dans un mot : la *santé*. C'est le but unique, tout le reste n'existe point. Or, chacun de nos muscles est organisé en vue de certains mouvements : faites-lui accomplir ces mouvements et il prospère ; faites-lui accomplir des mouvements inverses ou différents, il se détériore ; tenez-le au repos, il s'atrophie. L'éducation physique a donc pour mission d'indiquer le mouvement précis que doit exécuter chaque muscle, et les conditions de durée ou autres dans lesquelles ce mouvement doit être exécuté, étant donnés : le tempérament du sujet, son âge, ses antécédents, son hérédité, l'heure, la saison, la latitude, etc.

Vous comprenez dès lors que ce que vous appelez la gymnastique ne vaut absolument rien, et ce que vous appelez les sports, pas davantage, puisque ces exercices, à côté de mouvements qui peuvent être bons par hasard, en comportent d'autres qui sont nécessairement détestables. Comme vous voyez, c'est très simple. »

En somme, ces trois Écoles sont exclusives et intolérantes. La première, l'École artistique, préconise la recherche de la beauté par l'attitude et le mouvement. La seconde, la militaire, ne veut voir dans l'homme que le soldat. La troisième, la scientifique, s'appuie sur cette idée que l'anatomie et la physiologie nous renseignent d'une façon certaine sur les exercices que nous devons pratiquer.

En réalité, chacune de ces formules contient sa part de vérité, mais chacune est incomplète et ne répond guère aux besoins de notre temps. A notre époque affairée, la foule n'est pas suffisamment éprise de beauté plastique pour se livrer avec persévérance à des exercices « embellissants » et rien qu'à ceux-là, car ils ne le sont pas tous. Ainsi, il est certain que l'équitation et l'escrime, deux sports bien français, ne sauraient produire ces formes opulentes qui, depuis quelques années, s'étalent en chromos sur les murs de Paris pour attirer la clientèle à un établissement de gymnastique ou à un journal de sport. D'autre part, l'idée de la préparation au combat, si noble qu'elle soit, ne suffit pas à hypnotiser la jeunesse au point de lui faire consacrer à l'exercice militaire tous ses loisirs. Quant à la science, nous pouvons craindre que l'exercice réglé et dosé qu'elle recommande ne devienne vite monotone et ennuyeux. Et puis, il nous paraît difficile d'obtenir la pratique des exercices physiques, alors que nous voyons tous les jours des hommes appartenant aux milieux les plus éclairés négliger les lois élémentaires de l'hygiène, cependant si utiles et souvent si faciles à observer. Pour que la culture physique soit spontanée, pour qu'elle entre dans les goûts et dans les habitudes de la foule, il faut qu'elle serve à arriver, car « arriver » est le premier besoin de nos contemporains.

Or, dans notre monde actuel, quels sont ceux qui « arrivent » de préférence aux autres ? « Sont-ce les plus beaux, les plus militants, les plus équilibrés, les plus robustes? Sont-ce même les plus savants et les plus travailleurs ? Ces derniers le mériteraient certes, mais la justice de ce monde a toujours eu une jambe plus courte que l'autre, et même les exercices physiques ne sauraient la rallonger. » Ceux qui arrivent en tête, ce sont toujours et partout les *débrouillards*. Le débrouillard est le roi de notre société moderne. En effet, « où que soit posé le berceau d'un enfant, sous les lambris d'un palais ou sur le seuil d'une chaumière », le succès de cet enfant dépendra de son aptitude à se plier aux exigences de la vie, à profiter des circonstances, à savoir se débrouiller de toutes les manières et dans toutes les situations.

Reste à trouver la formule qui rend débrouillard. Les voyages, la pratique des langues vivantes, l'habitude à donner aux enfants de se tirer d'affaire eux-mêmes dans la petite sphère de l'école ou du lycée, tout cela y contribue. Mais le vrai moyen, selon M. de Coubertin, ce sont *les exercices physiques* et non pas l'exercice. La différence est essentielle : nombre de sportmen, cavaliers, escrimeurs ou chasseurs, sont parfaitement impratiques et maladroits dans la conduite de leurs affaires ou dans l'organisation de leur existence; au contraire, le jeune homme dressé à ne se sentir embarrassé devant aucun exercice sera, en général, un débrouillard.

Une méthode rationnelle d'éducation physique consistera donc à faire acquérir aux enfants la connaissance pratique des instruments de défense et de locomotion dont l'industrie moderne nous a pourvus; elle relèguera au second plan l'ambition qui pousse à l'exploit sportif et l'entraînement qui se spécialise pour y mieux parvenir; elle ne laissera pas l'exercice au choix de chacun, elle l'imposera à tous sous toutes les formes. Et le citoyen éclairé, comme l'écrit M. de Coubertin, dira à son fils : « Si la bicyclette ne te plaît pas, tu ne seras pas obligé d'en faire tes délices, mais il faut que tu saches rouler dessus et en prendre soin. Je ne te demande pas de jouer au *polo*, d'autant que cela me coûterait trop cher, mais il est nécessaire que tu puisses panser, seller, monter ce cheval dont tu auras peut-être à te servir à l'improviste. Je souhaite que tu n'aies de coups d'épée, de coups de poing ou de coups de revolver à échanger avec personne, mais tu vas t'y préparer tout de même. Je veux, en outre, que tu puisses ramer dans ce bateau et le vernir s'il en a besoin, et encore chavirer sans te laisser prendre sous lui... A la première occasion tu t'essaieras à manier une automobile. Puis, au lieu de grimper à une corde lisse dans un gymnase, tu vas accrocher celle-ci à la grille de ma fenêtre et descendre nos deux étages promptement, comme si tu avais à t'en aller d'une maison en flammes. Tant mieux si tout cela t'amuse, et le contraire m'étonnerait, car c'est fort amusant. Mais, si cela t'ennuie, ce sera tout comme. On ne te demande pas tes préférences en littérature, en sciences naturelles, en mathématiques et en langues vivantes. Les éléments de ces choses sont tous considérés comme indispensables à ton instruction générale, et, de même je considère qu'il ne serait pas prudent de te lancer dans la vie sans que tes muscles aient appris les éléments des mouvements usuels. »

Dans une telle éducation physique, le travail manuel tiendrait autant de place que le sport. Avant l'âge de douze ans, tous les jeux que l'on voudra, mais pas d'exercices avec engins, pas d'escrime et surtout pas de bicyclette. A partir de douze ans, nos garçons devraient apprendre le maniement des armes, l'équitation, le cyclisme, l'aviron, la natation, etc.; ils apprendraient aussi à démonter un cycle ou à faire marcher un moteur, à entretenir un harnais, à larguer une voile, à grimper à un arbre ou à l'échelle de cordes d'un navire, etc. Sans doute ils ne seraient pas experts en toutes ces choses, mais ils en sauraient l'alphabet.

Ici se place une objection. Où trouver le temps d'entretenir la connaissance, même rudimentaire, de tous ces exercices? Comment un jeune homme arrivera-t-il, non pas à développer, mais à maintenir seulement ce qu'il aura appris? M. de Coubertin est convaincu qu'il nous suffit, pour conserver le pouvoir d'effectuer certains exercices que nous avons appris, de les répéter de temps à autre. « Il existe, dit-il, une étonnante *mémoire des muscles,* qui présente cette particularité d'enregistrer rapidement ce qu'on lui confie, de le garder assez longtemps et de le perdre tout à coup. » Donc si un homme ne laisse pas à ses muscles le *temps d'oublier* les mouvements qu'ils ont appris, il pourra, le cas échéant, fournir des efforts physiques considérables et variés sans que la moindre trace de fatigue se révèle en lui, sans manifester aucun des symptômes du surmenage physique.

Personnellement, nous sommes avec M. de Coubertin pour les exercices physiques variés, pour les jeux au grand air, un peu pour les sports, très peu, et surtout pour le travail manuel qui fait les doigts habiles et l'esprit agile. Ajoutons, pour compléter le programme de cette école de culture physique, des excursions et des voyages sur le modèle de ceux que le *Club alpin* a créés pour les élèves des lycées de Paris, et nous aurons déjà amélioré considérablement notre système d'éducation physique. Sans doute, il ne sera pas parfait, mais il permettra au moins à nos jeunes écoliers de faire une provision de force et d'énergie que nous avons le devoir de leur fournir et dont ils auront tant besoin dans la lutte qu'ils vont soutenir, si nous voulons leur assurer la victoire. Ils pourront apprendre à connaître par eux-mêmes les beautés de la nature et la variété du monde, à voir et comparer les produits de notre sol et de notre industrie, plutôt que de puiser sans cesse dans les livres les pensées des autres. Ils développeront chez eux les qualités les plus propres à assurer leur succès dans la vie : l'esprit d'initiative et de création. En agissant ainsi nos enfants ne deviendront peut-être pas des penseurs, des rêveurs, mais ils seront des hommes d'action d'une réelle valeur sociale.

R. F.

TABLE DES MATIÈRES

PREMIÈRE PARTIE

Les fonctions de nutrition.

DEUXIÈME PARTIE

Les fonctions de relation.

CHARTRES. — IMPRIMERIE DURAND, RUE FULBERT.

BIBLIOTHEQUE NATIONALE DE FRANCE
3 7531 00256119 0

www.ingramcontent.com/pod-product-compliance
Ingram Content Group UK Ltd.
Pitfield, Milton Keynes, MK11 3LW, UK
UKHW020425200726
13857UKWH00002B/285

9 782012 977426